W

C. G. JUNG

GESAMMELTE WERKE

ERSTER BAND

C. G. JUNG

PSYCHIATRISCHE STUDIEN

WALTER-VERLAG
OLTEN UND FREIBURG IM BREISGAU

HERAUSGEBER:
MARIANNE NIEHUS-JUNG †
DR. LENA HURWITZ-EISNER †
DR. MED. FRANZ RIKLIN
UNTER MITARBEIT VON
LILLY JUNG-MERKER
DR. PHIL. ELISABETH RÜF

MCMLXVI

Satz und Druck: Tschudi & Co. AG, Glarus
Einbandarbeiten: Werkstätten des Walter-Verlags
Printed in Switzerland

ISBN 3 530 40701 1

INHALT

VORWORT DER HERAUSGEBER

Die vollständige deutsche Ausgabe der «Gesammelten Werke von C. G. Jung» erscheint in Übereinstimmung mit der englischen Ausgabe der «Collected Works of C. G. Jung», die in den Vereinigten Staaten von Amerika von der Bollingen Foundation Inc., durch die Pantheon Books Inc., in England von Routledge & Kegan Paul Ltd. veröffentlicht wird.

In der vorliegenden Ausgabe der «Gesammelten Werke» sind einige Schriften des Autors in der von ihm selbst überarbeiteten Fassung enthalten. So ist z. B. die bekannte Schrift «Wandlung und Symbole der Libido» (1912) vom Autor eingehend neu überarbeitet worden und erscheint hier unter dem Titel «Symbole der Wandlung» (1955). Die erstmals in englischer Sprache erschienene Arbeit «Psychologie und Religion» ist in den «Gesammelten Werken» in ihrer deutschen Fassung wiedergegeben. Bisher nicht ins Deutsche übertragene Aufsätze sind in einer neuen deutschen Übersetzung aufgenommen worden.

Es war der Wunsch des Autors, die Anordnungen der «Collected Works» auch für die einzelnen Bände der deutschen Ausgabe einzuhalten, was eine einheitliche wissenschaftliche Verwendung des Werkes in beiden Sprachgebieten erlaubt.

Eine chronologische Einordnung der verschiedenen Schriften ließ sich nicht überall durchführen. Sie hätte den Nachteil sehr uneinheitlicher Einzelbände mit sich gebracht. Psychiatrische Studien wären z. T. mit solchen religionspsychologischen, psychotherapeutischen und alchemistischen Inhalts vermengt worden. Es drängte sich daher eine Ordnung für die «Gesammelten Werke» auf, die es erlaubt, mehr oder weniger geschlossene Forschungsgebiete des Autors zusammenzufassen. Um gleichzeitig der historischen Entwicklung und Entfaltung von JUNGs Schaffen gerecht zu werden, wurde von den Herausgebern eine Verbindung der chronologischen wie der thematischen Ordnung für die «Gesammelten Werke» angestrebt.

C. G. JUNG wurde 1875 in Keßwil im Kanton Thurgau als Sohn eines Pfarres geboren. Seine wissenschaftlichen und philosophischen Interessen neigten zunächst der Archäologie zu. Aus praktischen Erwägungen aber entschloß sich JUNG zum Studium der Medizin, das er 1900 mit Erfolg abschloß. Vorerst galt seine Aufmerksamkeit der Physiologie und der physiologischen Chemie, die ihm eine ausgezeichnete Zukunft versprachen. Überraschend aber wechselte er sein Ziel nachdem das Werk von KRAFFT-EBING «Lehrbuch der Psychiatrie auf klinischer Grundlage» sein Interesse geweckt hatte. Er beschloß, die dort beschriebenen Krankheitsbilder weiter zu erforschen, um ein besseres Verständnis dieser Phänomene zu erlangen.

In Eugen Bleuler, dem damaligen Direktor der Psychiatrischen Universitätsklinik Burghölzli in Zürich fand er eine Persönlichkeit, die ihm Anregung und Unterstützung für seine Forschungen geben konnte. In diese Zeit fallen seine frühen Arbeiten aus dem Gebiet der Psychiatrie.

JUNGs Dissertation: «Zur Psychologie und Pathologie sogenannter okkulter Phänomene» (1902) sowie seine ersten psychiatrischen studien in Band 1 weisen schon deutlich die Zielrichtung der nachfolgenden Forschungen auf. Die beschreibende Psychiatrie allein befriedigte JUNG nicht. Er vollzog einen bedeutungsvollen Schritt, indem er die Erkenntnisse der experimentellen Psychologie in die Psychiatrie einführte. Die umfangreichen Resultate seiner weiteren Forschungen finden sich in Band 2 und 3 der «Gesammelten Werke». Diese grundlegenden experimentellen Arbeiten hatten auf die damalige Psychiatrie einen bedeutsamen Einfluß. Die allein statisch-beschreibende Klassifikation der Krankheitsbilder wich einer dynamisch-interpretierenden, wissenschaftlichen Haltung. Die Monographie «Über die Psychologie der Dementia Praecox» (1907) in Band 3 der «Gesammelten Werke» stellt einen frühen Höhepunkt in JUNGs psychiatrischer Forschung dar.

Die experimentellen Untersuchungen führten JUNG zu einer fruchtbaren, wenn auch spannungsreichen Zusammenarbeit mit SIGMUND FREUD. Der Niederschlag jener Epoche ist in den Schriften in Band 4 zusammengefaßt. Die erste kritische Betrachtung zu FREUDS Psychoanalyse, «Versuch einer Darstellung der psychoanalytischen Theorie» (1913) bildet einen Hauptbestandteil dieses Bandes. «Symbole der Wandlung» erscheint als Band 5 der «Gesammelten Werke», in zwei Teilen, in der neuen Überarbeitung. Das Werk «Psychologische Typen» (1921) wurde fast unverändert in den 6. Band aufgenommen. Es stellt die vollzogene Abkehr von der Psychoanalyse FREUDS dar. Auch «Zwei Schriften über Analystische Psychologie», Band 7, zeigen erneut JUNGS kritische Einstellung gegenüber FREUDS Theorie. Sie sind die wesentlichsten Beiträge zur Begründung der Analytischen Psychologie.

Die fortdauernde Entwicklung, Wandlung und Vertiefung der Analytischen Psychologie ist anhand der häufigen Neuüberarbeitung des bis anhin Veröffentlichten zu erkennen. So erfuhr die erste der «Zwei Schriften über Analytische Psychologie» mehrere voneinander abweichende Bearbeitungen. Erweiterungen finden sich auch in den in Band 12, «Psychologie und Alchemie» (ursprünglich 1935–36) zusammengefaßten Schriften, wie noch bei manchen Aufsätzen anderer Bände.

Nach Erscheinen von «Psychologische Typen» (1921) bis 1946, veröffentlichte JUNG keine größeren Arbeiten. In dieser langen Zeit widmete er sich, neben seiner reichen psychotherapeutischen Arbeit, der Bereinigung seiner Forschungsresultate sowie einer intensiven Lehrtätigkeit. In kleineren Schriften legte er damals seine grundsätzlichen Erkenntnisse fest. Sie sind zur Hauptsache in Band 8, «Struktur und Dynamik der Psyche», zusammengefaßt. Auch der erste Teil von Band 9 enthält vorwiegend Schriften aus dieser Epoche. Sie befassen sich mit der Wirklichkeit des kollektiven Unbewußten und den archetypischen Phänomenen. Den zweiten Teil bildet das spätere Werk «Aion. Untersuchungen zur Symbolgeschichte» (1951). Chronologisch müßte diese Arbeit in einem anderen Band eingeordnet sein; sie wurde aber hier eingefügt, da sie von den archetypischen Gestaltungen und dem Selbst handelt.

Die Bände 10 bis 17 umfassen die Schriften, die sich mit der Anwendung der gewonnenen grundsätzlichen Erkenntnisse befassen. Sie umschließen jeweils mehr oder weniger abgrenzbare Gebiete, wie Zivilisation und Erziehung, westliche und östliche Religion, Alchemie, Psychotherapie und Persönlichkeitsentwicklung. Nach Veröffentlichung einiger kleinerer, bedeutungsvoller Schriften schrieb JUNG in seinen späteren Jahren wieder größere Werke, wie «Aion» und «Mysterium Coniunctionis». Er beschloß seine schöpferische Arbeit mit «Erinnerungen, Träume, Gedanken», als Zeugnis seines Werdens wie seines Werkes, unter Mitarbeit von Aniela Jaffé. Diese Schrift ist auf seinen ausdrücklichen Wunsch nicht in die Gesamtausgabe eingefügt worden. Sie ist erst nach seinem am 6. Juni 1961 erfolgten Tod erschienen. Die auf Band 17 folgenden abschließenden Bände der «Gesammelten Werke» werden eine Auswahl von Seminarberichten, anderen bisher nicht in Buchform veröffentlichten Arbeiten, Vorworten und möglicherweise wissenschaftlichen Briefen enthalten.

Kleinere Aufsätze, Zeitungsartikel und ähnliche Publikationen, die nicht im Anhang der einzelnen Bände untergebracht werden konnten, werden in einem Schlußband eingereiht. Auch ein allgemeiner Index und eine vollständige Bibliographie werden sich anfügen.

Die Texte entsprechen den letzten Veröffentlichung. Die Orthographie ist auf Wunsch des Autors den heute geltenden Regeln angepaßt worden. Frühere Textversionen sind in Fußnoten oder im Anhang aufgeführt. Zitate wurden im Original belassen.

Das gesamte Werk C. G. JUNGS umfaßt eine Zeitspanne von mehr als einem halben Jahrhundert und bearbeitet unerforschtes «Neuland». Es ist daher verständlich, daß die Terminologie nicht durchgehend standardisiert ist. Fachtechnische Begriffe früherer Arbeiten sind von JUNG später ersetzt oder aber in einem neuen, angepaßten Sinn verwendet worden. Wo er diese Begriffe nicht selbst durch andere ersetzte, sind sie im Interesse der historischen Treue in die «Gesammelten Werke» mitübernommen worden.

*

Der vorliegende Band 1 der Gesamtausgabe enthält JUNGS frühe psychiatrische Studien über okkulte Phänomene (Dissertation 1902), hysterisches Verlesen (1904), Kryptomnesie (1905), manische Verstimmung (1903) und einige kasuistische Arbeiten. Aus diesen Schriften werden seine Auseinandersetzungen mit der damaligen Psychiatrie und seine zukünftige Forschungstendenz in ihren Anfängen schon ersichtlich.

In der Zeit der herausgeberischen Vorbereitungen starb Frau Lena Hurwitz-Eisner, Mitherausgeberin, am 4. Januar 1965. Am 15. März 1965 wurde dem Herausgebergremium durch den Hinschied von Frau Marianne Niehus-Jung ein weiteres Mitglied entrissen. Ihnen verdankt die deutsche Ausgabe der «Gesammelten Werke», durch ihre große Hingabe an diese Arbeit, außerordentlich viel. Sie scheuten keine Mühe, die Originalmanuskripte aufzufinden und sie bei der Bearbeitung der Texte heranzuziehen. Als Seele der herausgeberischen Arbeit wirkten sie mit großer Umsicht und verhalfen den «Gesammelten Werken» zum Gelingen. Das Werk ehrt ihr Gedenken.

Für das Erscheinen des vorliegenden Bandes hat uns Frau Lilly Jung-Merker, nach längerer Zusammenarbeit mit Frau Marianne Niehus-Jung, beigestanden. Sie hat diese Arbeit mit der wertvollen Hilfe von Fräulein Dr. Elisabeth Rüf zum Abschluß gebracht. Wir sprechen ihnen dafür unseren herzlichsten Dank aus.

Fräulein Dr. Marie-Louise von Franz und Frau Aniela Jaffé sind wir für ihre Mithilfe bei der Redigierung der Texte, Frau Sophie Baumann-van Royen und Fräulein Marie-Luise Attenhofer für die Ausarbeitung des Index zu Dank verpflichtet.

ZUR PSYCHOLOGIE UND PATHOLOGIE SOGENANNTER OKKULTER PHÄNOMENE

Meiner Braut gewidmet

ZUR PSYCHOLOGIE UND PATHOLOGIE SOGENANNTER OKKULTER PHÄNOMENE[1]

1 Auf jenem großen Gebiete der psychopathischen Minderwertigkeit, von welchem die Wissenschaft die Krankheitsbilder der Epilepsie, Hysterie und Neurasthenie abgrenzte, begegnen wir vereinzelten Beobachtungen, welche seltene Zustände des Bewußtseins betreffen, über deren Deutung die Autoren noch nicht einig sind. Es sind dies jene sporadisch in der Literatur auftauchenden Beobachtungen über Narkolepsie, Lethargie, automatisme ambulatoire, periodische Amnesie, double conscience, Somnambulismus, pathologische Träumerei und pathologische Lüge etc.

2 Die genannten Zustände werden teils der Epilepsie, teils der Hysterie, teils dem Erschöpfungszustande des Nervensystems, der Neurasthenie, zugeteilt, teils wird denselben auch die Dignität einer Krankheit sui generis zuerkannt. Die betreffenden Patienten selbst machen gelegentlich eine ganze Stufenleiter von Diagnosen durch, von Epilepsie aufwärts durch Hysterie bis zur Simulation.

3 Tatsächlich lassen sich einerseits diese Zustände nur mit größter Schwierigkeit, unter Umständen gar nicht von den genannten Neurosen abtrennen, andererseits aber weisen gewisse Züge über das Gebiet der pathologischen Minderwertigkeit hinaus auf eine mehr als bloß analogische Verwandtschaft mit Erscheinungen der normalen Psychologie, ja sogar der Psychologie des Mehrwertigen, des Genies.

4 So verschieden unter sich auch die einzelnen Erscheinungen dieses Gebietes sind, so ist doch gewiß kein Fall, der nicht durch die Brücke

1. [Für die Übersetzung dieser Arbeit in der englischen Gesamtausgabe wurde C. G. Jungs Dissertation benutzt, die sich in der Bodleian Library, Oxford, befindet; in der vorliegenden deutschen Ausgabe handelt es sich um einen etwas späteren Druck der Dissertation, der sich nur dadurch vom ersten Druck unterscheidet, daß das Schlußwort leicht geändert, d. h. etwas allgemeiner gehalten wurde.]

eines Zwischen-Falles nahe mit dem andern typischen Falle verbunden wäre. Diese Verwandtschaft erstreckt sich tief in die Krankheitsbilder der Hysterie und der Epilepsie. Es haben sich sogar neuerdings Stimmen dafür erhoben, daß eine endgültige Grenze zwischen Epilepsie und Hysterie überhaupt nicht vorhanden sei und ein Unterschied erst in den extremen Fällen deutlich werde. So sagt z. B. STEFFENS: «Wir kommen ungezwungen auf den Gedanken, daß das Wesen der Hysterie und Epilepsie überhaupt nicht principiell unter einander verschieden ist, sondern dieselbe Krankheitsursache hier nur in verschiedener Form und in verschiedener Intensität und Nachhaltigkeit in die Erscheinung tritt [2].»

5 Die Abgrenzung der Hysterie und gewisser Grenzformen der Epilepsie gegenüber angeborener und erworbener psychopathischer Minderwertigkeit begegnet ebenfalls den größten Schwierigkeiten. Die Symptome des einen oder andern Krankheitsbildes greifen überall weit in das benachbarte Gebiet ein, so daß man den Tatsachen Gewalt antun muß, wenn man sie gesondert als zu diesem oder jenem Gebiet gehörig betrachten will. Die Abgrenzung der psychopathischen Minderwertigkeit vom Normalen ist vollends ein Ding der Unmöglichkeit. Der Unterschied ist überall nur das «Mehr» oder «Weniger». Auf dieselben Schwierigkeiten stößt die Gruppierung auf dem Gebiete der Minderwertigkeit selber. Man kann hier nur im großen und ganzen gewisse Gruppen herausheben, die sich um einen durch besonders typische Charaktere ausgezeichneten Kern kristallisieren. Sehen wir von den beiden großen Gruppen der Minderwertigkeit des Intellektes und des Gemütes ab, so bleiben uns noch die vorzugsweise hysterisch oder epileptisch (epileptoid) oder neurasthenisch gefärbten Minderwertigkeiten, welche weder durch Minderwertigkeit des Intellektes noch des Gemütes ausgezeichnet sind. Auf diesem, einer sicheren Klassifikation unzugänglichem Gebiete spielen sich vorzugsweise jene oben genannten Zustände ab. Sie können, wie bekannt, als Teilerscheinungen einer typischen Epilepsie oder Hysterie oder als Sonderexistenzen auf dem Gebiete der psychopathischen Minderwertigkeit vorkommen, wo sie ihre Qualifikation als «epileptisch» oder «hysterisch» oft ziemlich unwesentlichen, akzessorischen Nebenerscheinungen verdanken. So pflegt

2. *Über drei Fälle von «Hysteria Magna»*, p. 928.

man in der Regel den Somnambulismus den hysterischen Erkrankungen beizuzählen, weil er gelegentlich Teilerscheinung einer schweren Hysterie ist, oder weil leichtere sogenannte «hysterische» Symptome denselben begleiten. BINET sagt: «Il n'y a pas un somnambulisme, un état nerveux toujours identique à lui-même, il y a des somnambulismes[3].» Als Teilerscheinung einer schweren Hysterie ist der Somnambulismus eine nicht unbekannte Erscheinung, aber als pathologische Sonderexistenz, als Krankheit sui generis, dürfte er, nach der Spärlichkeit der einschlägigen deutschen Literatur zu schließen, ziemlich selten sein. Der sogenannte spontane Somnambulismus auf dem Boden einer hysterisch gefärbten psychopathischen Minderwertigkeit ist keine allzuhäufige Erscheinung, und es lohnt sich, derartige Fälle einem genaueren Studium zu unterwerfen, da sie gelegentlich eine Fülle interessanter Beobachtungen darbieten.

Frl. E., 40 Jahre alt, ledig, Buchhalterin in einem großen Geschäft, 6
ist erblich nicht belastet. Es wäre höchstens zu erwähnen, daß ein Bruder nach Familienunglück und Krankheit leicht nervös geworden ist. Gute Erziehung, munterer, fröhlicher Charakter, lernte nicht sparen, «hatte es immer etwas groß im Kopf». Sie war sehr wohltätig, weich, tat viel für ihre in bescheidenen Verhältnissen lebenden Eltern und für fremde Familien. Trotzdem fühlte sie sich nicht glücklich, weil sie sich nicht recht verstanden glaubte. Nachdem sie früher immer gesund gewesen war, soll sie vor einigen Jahren wegen Magenerweiterung und Bandwurm behandelt worden sein. Während dieser Krankheit wurden ihre Haare in kurzer Zeit weiß. Später machte sie noch Typhus durch. Eine Verlobung fand ihr Ende durch Tod des Bräutigams an Paralyse. Seit etwa eineinhalb Jahren war Patientin sehr nervös. Im Sommer 1897 Luft- und Wasserkur. Sie erzählt selbst, seit ca. einem Jahr habe sie oft bei der Arbeit Momente gehabt, in denen ihre Gedanken wie stillgestanden seien, ohne daß sie einschlief. In ihren Rechnungen machte sie dabei keine Fehler. Auf der Straße ging sie öfters an einen falschen Ort, merkte dann auf einmal, daß sie nicht auf der richtigen Straße war. Schwindel oder Ohnmachtsanfälle seien nicht vorgekommen. Menstruation früher stets regelmäßig, ohne Beschwerden alle

3. *Les Altérations de la personnalité,* p. 2.

vier Wochen; seit sie nervös und überarbeitet sei, alle 14 Tage. Seit langer Zeit leidet sie an habituellem Kopfweh. Die Kranke hatte als Rechnerin und Buchhalterin in einem großen Geschäft eine sehr anstrengende Arbeit, welche sie tüchtig und gewissenhaft leistete. Im letzten Jahr kamen zu den Anstrengungen des Berufes noch allerlei Widerwärtigkeiten: Der Bruder mußte sich plötzlich scheiden lassen; sie führte neben ihrem Beruf dessen Haushaltung, pflegte ihn und sein Kind in schwerer Krankheit usw. Um sich zu erholen, reiste sie am 13. IX. zu einer Freundin in Süddeutschland. Die große Freude, die lang entbehrte Freundin wieder zu sehen, und die Teilnahme an einem Feste machten die nötige Ruhe unmöglich. Am 15. IX. hatte sie ganz gegen ihre Gewohnheit zusammen mit der Freundin einen halben Liter Rotwein getrunken. Nachher spazierten sie auf einen Friedhof. Da begann sie Blumen von den Gräbern abzureißen und die Gräber aufzukratzen. Nachher wußte sie absolut nichts mehr davon. Am 16. IX. blieb sie bei ihrer Freundin, ohne daß etwas Weiteres passierte. Am 17. IX. brachte die Freundin sie nach Zürich. Eine Bekannte kam nun mit ihr in die Anstalt. Unterwegs habe sie immer klar gesprochen, sei aber sehr müde gewesen. Vor der Anstalt begegneten sie drei Knaben, welche sie als die drei Toten bezeichnete, die sie ausgegraben habe. Sie wollte nun nach dem in der Nähe der Anstalt liegenden Friedhof gehen und ließ sich nur mit Überredungskünsten in die Anstalt bringen.

7 Die Kranke ist klein, zart gebaut, leicht anämisch. Die Herzgrenze nach links leicht vergrößert, keine deutlichen Geräusche; einige Doppelschläge. An der Mitralis auffallend starke Töne. Die Leberdämpfung reicht nur bis zum Rand der obersten Rippe. Patellarreflexe etwas verstärkt, sonst keine Sehnenreflexe. Keine Anästhesien und Analgesien, keine Lähmungen. Eine grobe Prüfung des Gesichtsfeldes mit den Händen ließ keine Einengung desselben finden. Kopfhaare ganz hell, gelblich weiß. Im übrigen sieht die Kranke ihrem Alter entsprechend aus. Die Patientin erzählt über ihr Vorleben und die Vorkommnisse in der letzten Zeit ganz klar, nur an die Vorkommnisse auf dem Friedhof in C. und vor der Anstalt hat sie gar keine Erinnerung. In der Nacht vom 17. auf den 18. IX. sprach sie mit der Wärterin, äußerte sich, sie sehe das ganze Zimmer voll Tote, die als Skelette erschienen. Sie war dabei durchaus nicht ängstlich, wunderte sich viel-

mehr darüber, daß die Wärterin sie nicht auch sah. Einmal lief sie zum Fenster. Sonst war sie ruhig. Am folgenden Vormittag im Bett sah sie immer wieder Gerippe; nachmittags nicht mehr. In der folgenden Nacht um vier Uhr erwachte sie und hörte die toten Kinder vom nahen Kirchhof rufen, sie seien lebendig begraben. Sie wollte hinaus, um sie auszugraben, ließ sich aber zurückhalten. Morgens um sieben Uhr war sie noch in deliriösem Zustande und erinnerte sich nun genau an die Ereignisse auf dem Friedhofe in C. und bei der Annäherung an die Anstalt. Sie erzählte, daß sie in C. die toten Kinder, welche ihr riefen, ausgraben wollte. Die Blumen habe sie nur weggerissen, um die Gräber freizulegen und öffnen zu können. Es wurde ihr nun in diesem Zustande von Herrn Professor BLEULER erklärt, daß sie sich auch nachher im normalen Zustande an alles erinnern werde. Die Kranke schlief am Vormittag noch einige Zeit, war nachher ganz klar und fühlte sich relativ wohl. Sie erinnerte sich nun wirklich an die Anfälle, verhielt sich aber auffallend gleichgültig denselben gegenüber. In den folgenden Nächten, mit Ausnahme derjenigen vom 22. auf den 23. und vom 25. auf den 26. September, hatte sie wieder kürzere Anfälle deliriösen Inhaltes, in denen sie mit Toten zu tun hatte; in den Details waren die einzelnen Anfälle unter sich verschieden. Zweimal sah sie die Toten in ihrem Bett; sie schien sich aber nicht vor ihnen zu fürchten, sie ging vielmehr aus dem Bett, um die Toten nicht zu «genieren». Mehrmals wollte sie auch das Zimmer verlassen.

Nach einigen freien Nächten folgte in der Nacht vom 30. IX. auf 8
den 1. X. wieder ein kurzer Anfall, in welchem sie am Fenster den Toten rief. Während des Tages war sie in dieser Zeit immer ganz klar gewesen. Am 3. X. sah sie, wie sie nachher selbst erzählte, im Salon bei vollem Bewußtsein eine ganze Menge Gerippe. Obschon sie an der Wirklichkeit der Skelette zweifelte, habe sie sich doch nicht davon überzeugen können, daß sie halluzinierte. In der folgenden Nacht hatte sie zwischen zwölf und ein Uhr – schon die früheren Anfälle waren meistens um diese Zeit eingetreten – während etwa zehn Minuten mit den Toten zu tun. Sie setzte sich im Bett auf, starrte in eine Ecke und sagte: «Nun kommen sie – es sind aber noch nicht alle da – sie sollen nur kommen, der Saal ist groß genug, es haben alle Platz. Wenn alle da sein werden, komme ich auch mit.» Dann legte sie sich mit den Worten: «So, jetzt sind alle da», nieder und schlief wieder. An alle diese

nächtlichen Anfälle hatte sie am Morgen nicht die geringste Erinnerung. Ganz kurze Anfälle traten noch in den Nächten vom 4./5., 6./7., 9./10., 13./14., 15./16. Oktober je nachts zwischen zwölf und ein Uhr auf. Die letzten drei fielen in die Zeit des Monatsflusses. Die Wärterin suchte mehrmals mit ihr zu sprechen, zeigte ihr die brennende Straßenlaterne, die Bäume; die Kranke reagierte aber nicht auf diese Anreden. Seither blieben die Anfälle ganz aus, die Kranke klagte über eine Reihe von Beschwerden, die sie schon während des bisherigen Verlaufes gehabt hatte. Namentlich Kopfweh plagte sie viel und steigerte sich am Morgen nach den Anfällen, wie Patientin sagte, ins Unerträgliche. 0,25 Sacch. lactis half prompt dagegen. Dann klagte sie über Schmerzen in beiden Vorderarmen, die sie beschrieb, wie wenn es sich um eine Tendovaginitis handelte. Die Muskelbäuche der Beuger hielt sie für eine Geschwulst und wünschte, massiert zu werden. Objektiv war nichts nachzuweisen, und als man die Klagen ignorierte, besserte sich das Übel. Wegen der Verdickung eines Zehennagels klagte sie auffallend viel und lange, auch noch, nachdem die verdickte Partie abgetragen worden war. Der Schlaf war öfters unruhig. Die Kranke hatte ihre Einwilligung versagt, als sie gegen die nächtlichen Anfälle hypnotisiert werden sollte. Schließlich entschloß sie sich doch, das Kopfweh und die Schlafstörung hypnotisch behandeln zu lassen. Sie erwies sich als leicht beeinflußbar und kam schon in der ersten Sitzung in tiefen Schlaf mit Analgesie und Amnesie.

9 Im November wurde sie wieder gefragt, ob sie sich an den Anfall vom 19. IX., für welchen ihr Erinnerungsfähigkeit suggeriert worden war, entsinne. Es machte ihr schon viel Mühe, sich darauf zu besinnen, und sie konnte schließlich nur die Hauptsache noch erzählen, die Einzelheiten hatte sie vergessen.

10 Es mag hier noch nachgetragen werden, daß die Kranke durchaus nicht abergläubisch ist und sich in gesunden Tagen nie besonders für die übersinnlichen Dinge interessiert hat. Während der ganzen Behandlungsdauer, die am 14. XI. abschloß, fiel die große Gleichgültigkeit der Kranken gegenüber der Krankheit und sogar der Besserung auf. Im nächsten Frühjahr stellte sich die Kranke wieder ein zur ambulanten Behandlung der Kopfschmerzen, welche sich bei angestrengter Arbeit im Laufe der Monate langsam wieder eingestellt hatten. Ihr Befinden ließ im übrigen nichts zu wünschen übrig. Es wurde

nun konstatiert, daß sie gar keine Erinnerung mehr an die Anfälle vom vorigen Herbst hatte, auch nicht an diejenigen vom 19. IX. und früher. Dagegen konnte sie in Hypnose die Vorgänge auf dem Friedhof, vor der Anstalt und während der nächtlichen Störungen noch gut erzählen.

Unser Fall erinnert durch seine eigenartigen Halluzinationen und 11
durch sein Auftreten an die Zustände, welche v. KRAFFT-EBING als «protrahierte Zustände von hysterischem Delirium» beschreibt. Er sagt: Es sind leichtere Fälle von Hysterie, bei denen solche delirante Zustände vorkommen. – Das protrahierte hysterische Delirium steht auf dem Boden einer temporären Erschöpfung. – Gemütsbewegungen scheinen seinen Ausbruch zu befördern. Es rezividiert leicht. – Am häufigsten findet sich Verfolgungs-Delirium mit oft sehr heftiger reaktiver Angst, dann religiöses und erotisches Delirium. Halluzinationen aller Sinne sind nicht selten. Am häufigsten und wichtigsten sind jedenfalls Gesichts-, Geruchs- und Gefühlstäuschungen. Die Gesichtshalluzinationen drehen sich besonders häufig um Tiervisionen, Leichenzüge, phantastische Prozessionen, in welchen es von Toten, Teufeln, Gespenstern und dergleichen wimmelt. – Die Gehörstäuschungen sind einfach Akusmen (Geschrei, Getöse, Knallen) oder wirkliche Halluzinationen, vielfach mit sexuellem Inhalt[4].

Die Leichenvisionen unserer Patientin und das anfallsweise Auftre- 12
ten derselben erinnern an Zustände, wie sie gelegentlich bei Hysteroepilepsie beobachtet werden. Auch dort kommen die spezifischen Visionen vor, und sind, im Unterschied zum protrahierten Delir, an die einzelnen Anfälle gebunden. Ich gebe zwei Beispiele:

Eine 30jährige Dame mit grande hystérie hat deliriöse Dämmerzu- 13
stände, in denen sie sich vorzugsweise mit schreckhaften Halluzinationen beschäftigt: sie sieht, wie ihre Kinder ihr entführt werden, wie wilde Tiere dieselben fressen etc. Patientin hat Amnesie für den Inhalt der einzelnen Anfälle[5].

4. *Lehrbuch für Psychiatrie.*

5. RICHER, *Etudes cliniques sur l'hystéro-épilepsie,* p. 483.

14 17jährige Patientin, ebenfalls schwere Hysterica, sieht in ihren Anfällen jeweilen die Leiche ihrer verstorbenen Mutter, welche sich ihr nähert, um sie an sich zu ziehen. Patientin hat Amnesie für die Anfälle[6].

15 Die zitierten Fälle sind schwere Hysterien, deren Bewußtsein auf tiefer Traumstufe steht. Einzig das Anfallsweise und die Stabilität der Halluzinationen zeigen eine gewisse Verwandtschaft zu unserem Fall, welcher in dieser Beziehung noch mehrfache Analogien zu entsprechenden hysterischen Zuständen hat, so z. B. zu jenen Fällen, in denen ein psychischer Schock (Notzucht etc.) die Veranlassung zum Ausbruch der hysterischen Anfälle war, und wo jeweilen das auslösende Ereignis halluzinatorisch stereotyp wieder erlebt wird. Ein spezifisches Gepräge erhält aber unser Fall durch die Identität des Bewußtseins in den verschiedenen Anfällen. Es handelt sich um einen «état second» mit eigenem Gedächtnis und Abtrennung vom Wachzustande durch eine totale Amnesie. Hierdurch unterscheidet er sich von den bisher erwähnten Dämmerzuständen und nähert sich den sogenannten somnambulen Zuständen.

16 CHARCOT[7] teilt die Somnambulismen in zwei Grundformen ein:

1. Delir mit auffallender Inkoordination der Vorstellungen und Handlungen.

2. Delir mit koordinierten Handlungen. Der Zustand nähert sich dem des Wachseins.

17 Unser Fall gehört zu letzterer Form. Wenn man unter Somnambulismus einen Zustand *systematischen partiellen Wachseins*[8] versteht, müssen bei einer Besprechung dieser Affektion auch jene vereinzelten Fälle von anfallsweiser Amnesie berücksichtigt werden, welche hin und wieder zur Beobachtung gelangen. Es sind dies, abgesehen vom Noctambulismus, die einfachsten Zustände eines systematischen par-

6. l. c., p. 487 ff.; vgl. auch ERLER, *Hysterisches und hystero-epiletisches Irresein,* p. 28; ferner CULLERRE, *Un Cas de somnambulisme hystérique,* p. 356.

7. In: GUINON, *Documents pour servir à l'histoire des somnambulismes.*

8. «Das Schlafwandeln ist als systematisches partielles Wachsein aufzufassen, bei welchem ein begrenzter, logisch zusammenhängender Vorstellungskomplex in das Bewußtsein tritt. Gegenvorstellungen treten nicht ein, zugleich geht die geistige Tätigkeit innerhalb der begrenzten Sphäre des Wachseins mit erhöhter Energie vor sich.» LOEWENFELD, *Der Hypnotismus,* p. 289.

tiellen Wachseins. Allen voran steht in der Literatur gewiß der NAEFsche Fall[9]. Er betrifft einen 32jährigen Herrn, der, schwer belastet, zahlreiche z. T. funktionelle, z. T. anatomische Degenerationszeichen aufweist. Infolge Überanstrengung hatte er schon im 17. Jahre einen eigentümlichen Dämmerzustand mit Wahnideen, der einige Tage dauerte und mit einer summarischen Erinnerung heilte. Später war er häufigen Schwindelanfällen mit Herzklopfen und Erbrechen unterworfen; jedoch waren diese Anfälle nie mit Bewußtseinsverlust verknüpft. Im Anschluß an eine fieberhafte Krankheit reiste der Explorand plötzlich von Australien nach Zürich, verlebte dort einige Wochen sorglos und heiter und kam erst zu sich, als er in der Zeitung die Notiz von seinem plötzlichen Verschwinden in Australien las. Er hatte ein z. T. totale und retrograde Amnesie für die Zeit von mehreren Monaten, welche die Reise nach Australien, den dortigen Aufenthalt und die Rückreise in sich schließt. Einen Fall von periodischer Amnesie veröffentlicht AZAM[10]: Albert X., zwölfeinhalb Jahre alt, mit hysterischen Beschwerden, wird im Verlaufe einiger Jahre mehrmals von amnestischen Zuständen befallen, in denen er Lesen, Schreiben, Rechnen, sogar z. T. die Sprache auf mehrere Wochen vergißt. Dazwischen Intervalle normalen Befindens.

Einen Fall von automatisme ambulatoire auf ausgesprochen hysteri- 18
scher Grundlage, der sich aber vom NAEFschen durch das mehrfache Auftreten von Anfällen unterscheidet, publiziert PROUST: Ein 30jähriger gebildeter Mann zeigt alle Erscheinungen der grande hystérie, ist sehr suggestibel, hat von Zeit zu Zeit oft unter Einfluß von Gemütsbewegungen Anfälle von Amnesie, welche sich auf die Dauer von zwei Tagen bis zu mehreren Wochen erstrecken. In diesen Zuständen wandert er, besucht Verwandte, zerstört verschiedene Gegenstände bei denselben, macht Schulden, wird sogar, «pour acte de filouterie», vor Gericht gestellt und verurteilt[11].

Einen ähnlichen Fall mit Wandertrieb berichtet BOETEAU: Eine 19
22jährige schwer hysterische Witwe erschrickt vor der drohenden Not-

9. NAEF, *Ein Fall von temporärer, totaler, theilweise retrograder Amnesie.*

10. *Hypnotisme, double conscience et altérations de la personnalité.* Ein ähnlicher Fall bei WINSLOW, *Obscure Diseases of the Brain and Disorders of the Mind,* p. 405.

11. *Cas curieux d'automatisme ambulatoire chez un hystérique.*

wendigkeit einer Salpingitisoperation; sie verläßt das Spital, in dem sie sich bis dahin aufgehalten hatte, und verfällt darauf in einen somnambulen Zustand, aus welchem sie nach drei Tagen mit totaler Amnesie erwacht. In diesen drei Tagen hatte sie einen Weg von ca. 60 km zurückgelegt, um ihr Kind zu suchen[12].

20 WILLIAM JAMES teilt einen Fall von der «ambulatory sort» mit: Rev. Ansel Bourne, Wanderprediger, 30 Jahre alt, Psychopath, hatte einige Male Anfälle von einstündiger Bewußtlosigkeit. Eines Tages (17. Januar 1887) verschwindet er plötzlich aus Greene, nachdem er auf einer Bank 551 Dollar abgehoben hat. Zwei Monate bleibt er verschollen. In dieser Zeit führt er als A. J. Brown einen kleinen Kramladen in Norristown, Pennsylvanien, besorgt regelrecht alle Einkäufe, obschon er nie zuvor so etwas betrieben hat. Am 14. März 1887 erwacht er plötzlich und kehrt nach Hause zurück. Völlige Amnesie für das Intervall[13].

21 MESNET publiziert folgenden Fall: 27 Jahre alt, Sergeant der afrikanischen Truppe, wurde bei Bazeilles am Parietale verwundet, hatte ein Jahr lang, bis die Wunde geheilt war, eine Hemiplegie, welche mit der Heilung verschwand. Patient bekam im Verlaufe seiner Krankheit somnambule Anfälle mit starker Einengung des Bewußtseins, sämtliche Sinnesfunktionen mit Ausnahme des Tastsinnes und eines kleinen Teiles des Gesichtssinnes waren gelähmt. Die Bewegungen waren koordiniert, jedoch war die Zweckmäßigkeit derselben bei Überwindung von Hindernissen stark eingeschränkt. Patient zeigte während der Anfälle einen blöden Sammeltrieb. Durch verschiedene Manipulationen konnte man seinem Bewußtsein einen halluzinatorischen Inhalt geben, z. B. gab man ihm einen Stock in die Hand, worauf sich Patient sofort in eine kriegerische Szene versetzt sieht. Er befindet sich auf Vorposten, sieht den Feind kommen etc.[14].

22 GUINON und SOPHIE WOLTKE machten folgende Versuche an Hysterischen: Einer Patientin im hysterischen Anfall wurde ein blaues Glas

12. *Automatisme somnambulique avec dédoublement de la personnalité.*

13. *The Principles of Psychology,* I, p. 391.

14. *De l'Automatisme de la mémoire et du souvenir dans le somnambulisme pathologique.* Zit. in BINET, *Les Altérations,* p. 37. Vgl. auch MESNET, *Somnambulisme spontané dans ses rapports avec l'hystérie.*

vor die Augen gehalten: Sie sah darauf regelmäßig das Bild ihrer Mutter am blauen Himmel. Ein rotes Glas zeigte ihr eine blutende Wunde, ein gelbes Glas eine Orangenhändlerin oder eine Dame mit gelbem Kleid [15].

MESNETS Fall erinnert an die Fälle von anfallsweiser Einengung des 23
Gedächtnisses.

MAC NISH teilt einen entsprechenden Fall mit: Eine anscheinend ge- 24
sunde junge Dame verfällt plötzlich, angeblich ohne Prodromal-Symptome, in einen tiefen, abnorm langen Schlaf. Beim Erwachen hat sie die Worte und die Kenntnis der einfachsten Dinge vergessen. Sie muß wieder lesen, schreiben und rechnen lernen. Sie macht bei der Erlernung dieser Dinge rapide Fortschritte. Nach einer zweiten Schlafattacke erwacht sie wieder in ihrem ersten normalen Zustande ohne Erinnerung an die dazwischengeschobene Episode des zweiten Zustandes. Während mehr als vier Jahren alternieren diese Zustände, in denen das Bewußtsein innerhalb der zwei Zustände Kontinuität zeigt, aber amnestisch getrennt ist vom Bewußtsein des normalen Zustandes [16].

Diese ausgewählten Fälle von verschiedenartigen Bewußtseinsver- 25
änderungen werfen alle ein gewisses Licht auf unsern Fall. Der NAEFsche Fall zeigt zwei hysteriforme Gedächtniseklipsen, von denen die eine durch Auftreten von Wahnideen, die andere durch zeitliche Dauer, Einengung des Bewußtseins und Wandertrieb ausgezeichnet ist. Die eigentümlichen unvermittelten Antriebe sind im PROUSTschen und MESNETschen Falle besonders deutlich. Wir können hierzu das triebartige Abreißen von Blumen, das Aufwühlen der Gräber, wie es in unserem Falle beobachtet wurde, als gleichwertig in Parallele setzen. Die Bewußtseinskontinuität, welche Patientin in den einzelnen Anfällen zeigt, erinnert an das Verhalten des Bewußtseins im Falle MAC NISHS, weshalb unser Fall als ein vorübergehendes Phänomen von alternierendem Bewußtsein aufgefaßt werden darf. Der traumhafte halluzinatorische Inhalt des eingeengten Bewußtseins in unserem Falle

15. *De l'Influence des excitations des organes des sens sur les hallucinations.*
16. *The Philosophy of Sleep.* Zit. in BINET, *Les Altérations,* p. 4 ff.

läßt aber eine unbedingte Zuteilung desselben zu dieser Gruppe der double conscience nicht gerechtfertigt erscheinen. Die Halluzinationen im zweiten Zustande zeigen eine gewisse Produktivität an, welche durch die Autosuggestibilität dieses Zustandes bedingt erscheint. Wir sehen im Falle MESNETS das Auftreten halluzinatorischer Vorgänge auf einfache Tastreize. Das Unterbewußtsein des Patienten verwendet die einfachen Perzeptionen zum automatischen Aufbau komplizierter Szenen, welche dann das eingeengte Bewußtsein gefangen nehmen. Bezüglich der Halluzinationen unserer Patientin haben wir an etwas Ähnliches zu denken, wenigstens scheinen die äußeren Umstände, unter denen das Auftreten der Halluzinationen erfolgte, unsere Vermutungen zu bestärken:

26 Der Spaziergang auf dem Friedhof induziert die Skelett-Vision, die Begegnung mit den drei Knaben erweckt die Halluzination lebendig begrabener Kinder, deren Stimmen die Patientin nachts hört. Patientin kommt auf den Friedhof in somnambulem Zustand, der diesmal infolge des Alkoholgenusses besonders intensiv auftritt; sie begeht triebartige Handlungen, von denen ihr Unterbewußtsein jedenfalls gewisse Eindrücke empfängt. (Die Rolle, die der Alkohol hier spielt, darf nicht unterschätzt werden; er wirkt erfahrungsgemäß auf dergleichen Zustände nicht nur verschlimmernd ein, sondern es darf ihm auch, wie jedem andern Narkotikum, eine gewisse durch ihn bedingte Steigerung der Suggestibilität zugeschrieben werden.) Die im Somnambulismus erhaltenen Eindrücke bilden sich unterbewußt fort als selbständige Vegetationen und treten schließlich als Halluzinationen in die Wahrnehmung. Damit schließt sich unser Fall eng an die somnambulen Traumzustände, welche namentlich in England und Frankreich neuerdings einem eingehenden Studium unterworfen wurden.

27 Die anfänglich anscheinend inhaltlosen Absenzen gewinnen durch zufällige Autosuggestion einen Inhalt, der sich automatisch bis zu einem gewissen Grade weiter bildet, in seiner weiteren Entwicklung aber, wahrscheinlich unter dem Einfluß der beginnenden Besserung, zum Stillstand kommt und schließlich mit eingetretener Genesung überhaupt verschwindet.

28 Über die Einpflanzung von Suggestionen in einem partiellen Schlafzustand haben BINET und FÉRÉ zahlreiche Versuche angestellt. Sie haben z. B. gezeigt, daß es genügt, der anästhetischen Hand einer

Hysterischen einen Bleistift zu geben, um sofort lange automatische Briefe und dergleichen zu erhalten, welche dem Bewußtsein der Patientin durchaus fremd sind. Cutane Reize in anästhetischen Regionen werden unter Umständen als Gesichtsbilder wahrgenommen oder wenigstens als lebhafte, unvermittelt auftauchende Gesichtsvorstellungen. Diese selbständigen Transmutationen einfacher Reize sind als das Urphänomen der Entstehung somnambuler Traumbilder zu betrachten. Noch innerhalb der Sphäre des wachen Bewußtseins kommen in seltenen Fällen analoge Erscheinungen vor. So berichtet z. B. GOETHE, daß er, wenn er mit vornüber geneigtem Kopf dasitze und sich eine Blume lebhaft vorstelle, sehe, wie sich dieselbe selbständig verändere, indem neue Kombinationen der Gestaltung auftreten [17]. Im Halbwachzustande sind dergleichen Erscheinungen verhältnismäßig häufig als sogenannte hypnagogische Halluzinationen. Die Automatismen, welche das Beispiel GOETHES illustriert, unterscheiden sich von den eigentlich somnambulen, insofern die Ausgangsvorstellung in diesem Falle bewußt ist und die weitere Entwicklung des Automatismus sich in den durch die Ausgangsvorstellung bestimmten Grenzen hält, also innerhalb des bloß motorischen oder visuellen Gebietes.

Geht die Ausgangsvorstellung unter oder war sie überhaupt nie 29
bewußt und greift die automatische Entwicklung auf benachbarte Gebiete über, also z. B. gesellt sich zu der Wahrnehmung der Blume die Vorstellung einer Hand, die sie pflückt, oder die Vorstellung des Blumengeruches, so verlieren wir jede Möglichkeit einer Abgrenzung des Wachautomatismus von demjenigen des somnambulen Zustandes. Das einzige Unterscheidungsmerkmal ist dann nur das «Mehr» oder «Weniger». Wir reden dann in dem einen Fall von «Wachhalluzinationen Gesunder», im andern Fall von den «Traumvisionen der Somnambulen». Die Deutung der Anfälle unserer Patientin als hysterische gewinnt durch den Nachweis einer wahrscheinlich psychogenen Entste-

17. *Zur Naturwissenschaft im allgemeinen.* «Ich hatte die Gabe, wenn ich die Augen schloß und mit niedergesenktem Haupte mir in der Mitte des Sehorgans eine Blume dachte, so verharrte sie nicht einen Augenblick in ihrer ersten Gestalt, sondern sie legte sich aus einander, und aus ihrem Innern entfalteten sich wieder neue Blumen aus farbigen, auch wohl grünen Blättern: es waren keine natürlichen Blumen, sondern phantastische, jedoch regelmäßig wie die Rosetten der Bildhauer. Es war unmöglich, die hervorquellende Schöpfung zu fixiren, hingegen dauerte sie so lange, als mir beliebte, ermattete nicht und verstärkte sich nicht» [p. 333].

hung der Halluzinationen an Sicherheit. Unterstützt wird sie noch durch die Beschwerden der Patientin (Kopfweh und «Tendovaginitis»), welche sich einer suggestiven Behandlung zugänglich gezeigt haben. Einzig der ätiologische Faktor findet in der Diagnose «Hysterie» keine genügende Berücksichtigung, und es wäre doch eigentlich a priori zu erwarten, daß im Krankheitsverlaufe, welcher doch so ganz der Heilung einer Erschöpfung durch Ruhe entspricht, hie und da Züge beobachtet würden, welche als Erschöpfungserscheinungen gedeutet werden könnten. Es erhebt sich die Frage, ob nicht etwa die anfangs absence-ähnlichen und später somnambulen Anfälle als Erschöpfungszustände respektive «neurasthenische Krisen» aufgefaßt werden könnten. Wir wissen ja, daß es auf dem Gebiete der psychopathischen Minderwertigkeit zu verschiedenartigen epileptoiden Zufällen kommen kann, deren Zugehörigkeit zur Epilepsie oder Hysterie zum mindesten zweifelhaft ist. C. WESTPHAL sagt wörtlich: «Auf vielfältige Beobachtungen gestützt behaupte ich also, daß die sogenannten epileptoiden Anfälle eines der allgemeinsten und häufigsten Symptome ... in der Gruppe von Erkrankungen bilden, die wir zu den Geisteskrankheiten und Neuropathieen rechnen, und daß weder für den Charakter und die Form der Erkrankung noch für ihren Verlauf und ihre Prognose das bloße Vorhandensein eines oder mehrerer epileptischen oder epileptoiden Anfälle maßgebend ist.... Den Begriff des Epileptoiden habe ich hierbei für den Anfall selbst, wie erwähnt, im weitesten Sinne gebraucht» [18].

Die epileptoiden Momente unseres Falles brauchen nicht erst herausgehoben zu werden; man kann dagegen den Einwand erheben, daß die Färbung des ganzen Bildes eine exquisit hysterische sei. Demgegenüber ist aber darauf hinzuweisen, daß nicht jeder Somnambulismus eo ipso hysterisch ist. Es kommen gelegentlich bei typischer Epilepsie Zustände vor, welche von berufener Seite direkt in Parallele zu somnambulen Zuständen gestellt werden oder welche sich mit Ausnahme des eigentlichen Krampfanfalles von Hysterischen unterscheiden [19].

18. *Agoraphobie,* p. 158.

19. PICK, *Vom Bewußtsein in Zuständen sogenannter Bewußtlosigkeit,* p. 202; ferner PELMAN, *Über das Verhalten des Gedächtnisses bei den verschiedenen Formen des Irreseins,* p. 78.

Wie DIEHL[20] zeigt, kommt es auch auf dem Boden der neurasthenischen Minderwertigkeit zu «Krisen», welche den Diagnostiker oft in Verlegenheit bringen. Ein bestimmter Vorstellungsinhalt kann sich sogar in den einzelnen Krisen stereotyp wiederholen. Neuerdings publiziert auch MÖRCHEN[21] einen Fall von epileptoidem neurasthenischem Dämmerzustand. 31

Der Mitteilung von Herrn Professor BLEULER verdanke ich folgenden Fall: Gebildeter Herr in mittlerem Alter – keine epileptischen Antezedentien – hat sich durch jahrelange übermäßige geistige Arbeit erschöpft. Ohne sonstige prodromale Symptome (keine Depression etc.) begeht er gelegentlich eines Ferienaufenthaltes einen Suizidversuch, indem er sich in einem eigentümlichen Dämmerzustand plötzlich an einer belebten Uferstelle ins Wasser stürzt. Er wird sofort herausgezogen, hat ganz summarische Erinnerung. 32

Mit Rücksicht auf diese Beobachtungen darf man gewiß der Neurasthenie einen erheblichen Anteil an den Zufällen unserer Patientin zuerkennen. Die Kopfschmerzen und die «Tendovaginitis» weisen auf das Bestehen einer relativ leichten Hysterie hin, welche aber gewöhnlich latent, erst unter dem Einfluß der Erschöpfung manifest wird. Die Genese des eigentümlichen Krankheitsbildes erklärt uns dessen oben dargelegte Verwandtschaft zu Epilepsie, Hysterie und Neurasthenie. Fassen wir zusammen: Fräulein Elise K. ist psychopathisch minderwertig mit Tendenzen zu hysterischen Affektionen. Unter dem Einfluß einer nervösen Erschöpfung erkrankt sie an «epileptoiden» Benommenheitsanfällen, deren Deutung vorderhand noch ungewiß ist. Als Folge einer ungewohnt großen Alkoholdosis erweitern sich die Anfälle zu deutlichen Somnambulismen mit Halluzinationen, welche traumhaft an zufällige äußere Wahrnehmungen anknüpfen. Nach der Heilung der nervösen Erschöpfung treten auch die hysteriformen Erscheinungen zurück. 33

Auf dem Gebiete der psychopathischen Minderwertigkeit mit hysterischer Färbung begegnen wir zahlreichen Erscheinungen, die wie der obige Fall zwar die Symptome verschiedener bestimmter Krankheits- 34

20. *Neurasthenische Krisen,* p. 366: «Wenn die Kranken zuerst ihre Krisen schildern, geben sie meist ein Bild, das uns den Gedanken an epileptische Verstimmung naherückt. Ich habe mich in diesem Sinne oft getäuscht . . .»

21. *Über Dämmerzustände,* Fall 32, p. 75.

bilder an sich tragen, aber keinem derselben mit Sicherheit zugeteilt werden können. Zum Teil sind diese Zustände schon als selbständige Krankheitsbilder aufgestellt: so z. B. die pathologische Lüge, die pathologische Träumerei etc. Viele dieser Zustände aber harren noch einer eingehenden wissenschaftlichen Bearbeitung und bewegen sich vorderhand im Gebiete der mehr oder weniger wissenschaftlichen Anekdote. Die Träger dieser Zustände sind der habituelle Halluzinant und der Begeisterte, der bald als Dichter oder Künstler, bald als Heiliger, Prophet oder Sektenstifter die Aufmerksamkeit der Umgebung auf sich zieht.

35 Die Genese der eigentümlichen Geistesverfassung dieser Menschen ist vielfach in absolutes Dunkel gehüllt, da es nur zur Seltenheit einmal gelingt, eine dieser merkwürdigen Figuren einer genauen Beobachtung zu unterwerfen. In Ansehung der oft großen historischen Bedeutung solcher Personen erscheint es wünschenswert, ein wissenschaftliches Material zu besitzen, auf Grund dessen wir imstande wären, nähere Einsichten in die psychologische Entwicklung ihrer Eigentümlichkeit zu gewinnen. Abgesehen von den heutzutage fast wertlosen Produkten der pneumatologischen Richtung im Anfange des 19. Jahrhunderts ist die wissenschaftliche Literatur deutscher Zunge sehr arm an einschlägigen Beobachtungen, ja es scheint sogar eine eigentliche Aversion gegen eine Bearbeitung des erwähnten Gebietes vorhanden zu sein. Was wir an Tatsächlichem auf diesem Gebiete wissen, verdanken wir fast ausschließlich den Arbeiten von Forschern französischer und englischer Zunge. Eine Bereicherung unserer Literatur in dieser Hinsicht erscheint deshalb zum mindesten wünschenswert. Diese Überlegungen haben mich bewogen, einige Beobachtungen zu veröffentlichen, die vielleicht dazu beitragen, unsere Kenntnisse über die Beziehungen hysterischer Dämmerzustände zu geschichtlichen und normalpsychologischen Problemen zu erweitern.

FALL VON SOMNAMBULISMUS BEI EINER BELASTETEN

(Spiritistisches Medium)

Nachstehenden Fall habe ich in den Jahren 1899 und 1900 beobachtet. Da ich in keinem ärztlichen Verhältnis zu Fräulein S. W. stand, konnte eine körperliche Untersuchung auf hysterische Stigmata leider nicht vorgenommen werden. Über die Sitzungen führte ich ein ausführliches Tagebuch, das ich jeweils nach den Sitzungen ergänzte. Der nachstehende Bericht ist eine gedrängte Darstellung an Hand der Aufzeichnungen. Rücksichten auf die Familie und die Person des Fräulein S. W. geboten Änderung unwesentlicher Daten und Weglassung verschiedener Details bei der Darstellung ihrer Romane, welche zum großen Teil aus sehr intimen Angelegenheiten bestehen. 36

Fräulein S. W., fünfzehneinhalb Jahre alt, reformiert. Der Großvater väterlicherseits war sehr intelligent, Geistlicher, hatte häufig Wachhalluzinationen. (Meist waren es Visionen, oft auch ganze dramatische Szenen mit Gesprächen usw.). Ein Bruder des Großvaters imbezill, verschroben, ebenfalls Geisterseher. Eine Schwester des Großvaters seltsam, eigentümlicher Charakter. Die Großmutter väterlicherseits hatte im 20. Jahre nach einer fieberhaften Krankheit (Typhus?) einen Anfall von Scheintod, in welchem sie sich drei Tage lang befand und aus dem sie erst allmählich erwachte, als man ihr den Scheitel mit einem glühenden Eisen brannte. Später hatte sie bei Gemütsbewegungen Ohnmachtsanfälle, welche fast regelmäßig von einem kurzen Somnambulismus gefolgt waren, in welchem sie prophezeite. Vater eigentümliche, originelle Persönlichkeit mit bizarren Ideen. Zwei seiner Brüder ähnlich. Alle drei haben Wachhalluzinationen. (Zweites Gesicht, Ahnungen etc.). Ein dritter Bruder von bizarrem, verschrobenem Charakter, einseitig begabt. Mutter angeboren psychopathisch minderwertig, oft ans Psychotische streifend. Eine Schwester ist hysterisch, visionär, und eine zweite Schwester leidet an «nervösen Herzzufällen». 37

Fräulein S. W. ist sehr zart gebaut, zeigt etwas rachitischen Schädelbau ohne ausgesprochenen Hydrocephalus, etwas blasse Gesichtsfarbe, dunkle Augen mit eigentümlich stechendem Glanz. Fräulein S. W. hat 38 nie erhebliche Krankheiten durchgemacht. In der Schule war sie mittelmäßig, zeigte wenig Interessen, war zerstreut. Im allgemeinen zeigte sie ein etwas zurückhaltendes Benehmen, das aber oft plötzlich ausgelassenster, exaltiertester Freude Platz machen konnte. Sie ist von mittelmäßiger Intelligenz. Besondere Gaben hat sie nicht. Sie ist sehr unmusikalisch. Sie liebt die Bücher nicht, bevorzugt Handarbeiten oder träumerisches Herumsitzen. Schon in der Schule oft wie geistesabwesend, verlas sich oft beim Lautlesen in eigentümlicher Weise, las z. B. statt dem Worte «Ziege»: «Geiß», statt «Treppe»: «Stege», was so häufig vorkam, daß sie deshalb von ihren Geschwistern ausgelacht wurde. Sonst wurden nie irgendwelche Abnormitäten an S. W. beobachtet; namentlich kamen nie schwerere hysterische Erscheinungen vor. Ihre Familie setzt sich aus Handwerkern und Geschäftsleuten zusammen, hat sehr beschränkten Interessenkreis. Bücher mystischen Inhalts waren in der Familie nie geduldet. Die Erziehung des Fräulein S. W. war eine mangelhafte. Abgesehen davon, daß zahlreiche Geschwister vorhanden waren und deshalb die Erziehung in Bausch und Bogen genommen wurde, hatten die Kinder auch viel unter der inkonsequenten, ungebildeten, oft direkt rohen Behandlung seitens der Mutter zu leiden. Der Vater als vielbeschäftigter Geschäftsmann konnte sich nur wenig seinen Kindern widmen und starb zu einer Zeit, als Fräulein S. W. noch unerwachsen war. Bei diesen unerquicklichen Verhältnissen ist es kein Wunder, wenn Fräulcin S. W. sich beengt und unglücklich fühlte. Sie hatte oft Furcht, nach Hause zu gehen und war an jedem andern Orte lieber als zu Hause. Sie trieb sich daher viel mit Gespielinnen herum und wuchs auf diese Weise heran, ohne von der Kultur zu sehr beleckt zu sein. Demgemäß ist ihr Bildungsniveau ein relativ niederes, entsprechend sind ihre Interessen von sehr beschränktem Umfang. Der Umfang ihrer Literaturkenntnisse ist ebenfalls ein sehr beschränkter. Sie kennt die gewöhnlich in den Schulen auswendig gelernten Lieder von Schiller und Goethe und einigen andern Dichtern, ferner einige Gesangbuchlieder und Bruchstücke aus den Psalmen. In Prosa dürfte die Stufe der billigeren Zeitungsromane die obere Grenze bezeichnen. Bücher gebildeteren Inhalts hat sie bis zur Zeit des entwickelten Somnambulismus nicht gelesen.

39 Sie hörte zu Hause und von Freundinnen vom Tischrücken erzählen, wofür sie sich zu interessieren begann. Sie verlangte, an solchen Expe-

rimenten einmal teilnehmen zu dürfen. Der Wunsch der Patientin erfüllte sich bald. Im Juli 1899 beteiligte sich Fräulein S. W. einige Male scherzweise am Tischrücken im Kreise ihrer Freundinnen und Geschwister. Dabei wurde die Entdeckung gemacht, daß sie ein vorzügliches «Medium» sei. Es kamen einige Mitteilungen ernsthaften Charakters, welche mit allgemeinem Erstaunen aufgenommen wurden. Namentlich überraschte der pastorale Ton derselben. Der Geist gab sich als Großvater des Mediums aus. Da ich mit ihrer Familie bekannt war, gelang es mir, an den betreffenden Experimenten teilzunehmen. Anfang August 1899 fanden in meiner Gegenwart die ersten Anfälle von Somnambulismus statt. Dieselben verliefen meist folgendermaßen: Fräulein S. W. sank langsam, unter starkem Erblassen zu Boden oder auf einen Stuhl, schloß die Augen, wurde kataleptisch, tat mehrere tiefe Atemzüge und fing dann an zu sprechen. In diesem Stadium war sie meist völlig schlaff, die Lidreflexe waren erhalten, ebenso die taktile Sensibilität. Sie war für unerwartete Berührungen empfindlich und schreckhaft, besonders im Initialstadium.

Auf Anrufen mit ihrem Vornamen reagierte sie nicht. In ihren 40
somnambulen Gesprächen kopierte sie in äußerst geschickter Weise verstorbene Verwandte und Bekannte mit allen Eigentümlichkeiten derselben, so daß sie selbst auf unbeeinflußte Personen einen nachhaltigen Eindruck machte. Sie kopierte z. B. auch Personen, die sie nur der Beschreibung nach kannte, so treffend, daß jeder Zuhörer ihr zum mindesten ein erhebliches Schauspielertalent nicht abstreiten konnte. Allmählich gesellten sich zu dem bloßen Sprechen auch Gesten hinzu, welche schließlich zu «attitudes passionnelles», ja ganzen dramatischen Szenen führten. Sie nahm betende, verzückte Stellungen an, in denen sie mit strahlenden Augen und leidenschaftlich glühender, geradezu hinreißender Rhetorik sprach. Sie bediente sich dann ausschließlich der schriftdeutschen Sprache, welche sie, ganz im Gegensatz zu ihrem sonstigen durchaus unsicheren und verlegenen Benehmen in wachem Zustande, mit vollendeter Sicherheit und Gewandtheit sprach. Ihre Bewegungen waren durchaus frei und von edler Grazie und versinnlichten in schönster Weise ihre wechselnden Gefühlszustände. Das Verhalten während dieses Stadiums war in den verschiedenen Anfällen ein regellos wechselndes und ungemein mannigfaltiges. Bald lag Fräulein S. W. ruhig mit geschlossenen Augen zehn Minuten bis zwei

Stunden auf dem Sofa oder auf dem Boden, ohne sich zu rühren, bald lag sie in halb sitzender Stellung und sprach mit veränderter Stimme und Sprache, bald war sie in beständiger Bewegung und nahm alle möglichen pantomimischen Stellungen an. Ebenso wechselnd und regellos war der Inhalt ihrer Reden. Bald sprach sie von sich in der ersten Person, aber nie lange, meist nur um ihren nächsten Anfall vorauszusagen, bald sprach sie (das war das Gewöhnliche) von sich in der dritten Person. Sie stellte dann irgend eine andere Person dar, entweder bekannte Verstorbene oder frei erfundene Personen, deren Rolle sie nach den Charakteristika, die sie selber gab, in konsequenter Weise durchführte. Zum Schluß der Ekstase kam meist noch ein kataleptisches Stadium mit flexibilitas cerea, welches allmählich ins Erwachen überging. Fast konstant war das jähe Erblassen bis zu einem geradezu beängstigenden wächsern anämischen Kolorit, das oft schon im Beginn des Anfalls, oft aber auch erst in der zweiten Hälfte desselben erfolgte. Dabei war der Puls schwach aber regelmäßig und von normaler Frequenz, die Atmung leise, oberflächlich, oft fast unmerklich. Wie schon bemerkt, sagte Fräulein W. ihre Anfälle oft voraus. Unmittelbar vor den Anfällen befielen sie eigentümliche Gefühle, sie war aufgeregt, etwas ängstlich, und gelegentlich äußerte sie Sterbegedanken: sie werde wahrscheinlich einmal in diesen Anfällen sterben, ihre Seele hänge im Anfall sowieso nur mit einem ganz dünnen Faden am Körper, so daß der Körper oft kaum mehr leben könne. Einmal wurde nach dem kataleptischen Stadium Tachypnoe von zwei Minuten Dauer mit einer Frequenz von 100 Atemzügen pro Minute beobachtet. Anfangs traten die Anfälle spontan auf, später konnte S. W. dieselben provozieren, indem sie sich in eine dunkle Ecke setzte und das Gesicht mit den Händen bedeckte. Häufig gelang ihr dieses Experiment aber nicht. Sie hatte sogenannte «gute» und «schlechte» Tage.

41 Die Frage der Amnesie nach den Anfällen ist leider sehr unklar. So viel ist sicher, daß sie nach jedem Anfall ganz genau darüber orientiert war, was sie «in der Entzückung» speziell erlebt hatte. Unsicher dagegen ist, wie weit sie sich an die Gespräche, in welchen sie als Medium diente, und an die Veränderungen in ihrer Umgebung während des Anfalls erinnerte. Es hatte oft den Anschein, als ob sie eine summarische Erinnerung dafür besitze. Denn sehr oft sagte sie unmittelbar nach dem Erwachen: «Wer war da? War nicht der X. oder Z.

da? Was hat er gesprochen?» Sie zeigte sich auch oberflächlich orientiert über den Inhalt der Gespräche. Sie bemerkte dann oft, die Geister hätten ihr vor dem Erwachen noch mitgeteilt, was man gesprochen hätte. Häufig war dies aber durchaus nicht der Fall. Wenn man ihr auf Verlangen den Inhalt der Trancereden wiedergab, so war sie sehr oft entrüstet über denselben. Sie war deshalb oft stundenlang traurig verstimmt, namentlich wenn unangenehme Indiskretionen vorgekommen waren. Sie konnte dann geradezu schimpfen und versicherte oft, sie werde ihren Führer das nächste Mal bitten, solche Geister von ihr fern zu halten. Ihre Entrüstung war eine ungeheuchelte, denn in wachem Zustande konnte sie sich und ihre Affekte nur ganz mangelhaft beherrschen, so daß sich jede Verstimmung sofort auf ihrem Gesichte malte. Über die äußeren Vorgänge während des Anfalls schien sie jeweilen kaum oder gar nicht orientiert zu sein. Sie bemerkte selten, daß jemand das Zimmer verließ oder daß jemand hereinkam. So verbot sie mir z. B. einmal, das Zimmer zu betreten, als sie besondere Mitteilungen erwartete, die sie vor mir verheimlichen wollte. Ich begab mich aber trotzdem hinein, setzte mich zu den drei Anwesenden und hörte alles an. Fräulein S. W. hatte die Augen offen und sprach verschiedene der Anwesenden direkt an, ohne mich zu bemerken. Erst als ich zu sprechen begann, bemerkte sie mich, was einen lebhaften Entrüstungssturm zur Folge hatte. Besser, aber auch nur in anscheinend unbestimmten Umrissen erinnerte sie sich an die Äußerungen der Teilnehmer, welche sich auf die Trancereden oder direkt auf sie bezogen. Ein bestimmtes Rapportverhältnis in dieser Beziehung konnte ich nie entdecken.

Neben diesen «großen» Anfällen, welche eine gewisse Gesetzmäßig- 42
keit in ihrem Verlaufe zeigten, wies Fräulein S. W. noch eine große Anzahl anderer Automatismen auf. Ahnungen, Vorgefühle, unberechenbare Stimmungen und plötzlich wechselnde Launen waren an der Tagesordnung. Einfache Schlafzustände habe ich nie beobachtet. Dagegen fiel es mir bald auf, daß Fräulein S. W. oft mitten im lebhaftesten Gespräch in eigentümlich monotoner Weise ganz verwirrt und sinnlos weiter sprach und dabei träumerisch mit halbgeschlossenen Augen vor sich hinsah. Diese «Absenzen» dauerten meist nur wenige Minuten. Dann fuhr sie plötzlich auf: «So, ja, was haben Sie gesagt?» Anfangs wollte sie keine Auskunft über diese Absenzen geben, ant-

wortete ausweichend: es sei ihr etwas schwindlig gewesen, sie habe Kopfschmerzen etc. Später aber sagte sie einfach: «Sie waren halt wieder da», nämlich ihre Geister. Sie war diesen Absenzen sehr gegen ihren Willen unterworfen, sie wehrte sich oft dagegen, «ich will nicht, ich kann jetzt nicht, sie sollen zu einer andern Zeit kommen, sie glauben, ich sei nur für sie da». Die Absenzen befielen sie nämlich auf der Straße oder im Geschäft, überhaupt in jeder Situation. Wenn sie dieser Zustand auf der Straße befiel, lehnte sie sich an ein Haus und wartete bis der Anfall vorüber war. Während dieser Absenzen, deren Intensität sehr verschieden war, hatte sie regelmäßig Visionen, sehr oft auch, und dies besonders bei denjenigen Anfällen, in welchen sie stark erbleichte, «wanderte» sie, d. h. sie verließ, wie sie angab, ihren Körper und versetzte sich nach fernen Orten, wohin sie von ihren Geistern geführt wurde. Weite Reisen in der Ekstase strengten sie besonders stark an. Sie war nachher oft stundenlang völlig erschöpft und beklagte sich manchmal, die Geister hätten ihr wieder viel Kraft entzogen, solche Anstrengungen seien ihr jetzt bald zu viel, die Geister sollten ein anderes Medium suchen etc. Einmal war sie nach einer derartigen Ekstase eine halbe Stunde lang hysterisch blind. Ihr Gang war schwankend, tastend, sie mußte geführt werden, sie sah das Licht nicht, das auf dem Tische stand. Die Pupillen reagierten.

43 Visionen kamen auch ohne eigentliche Absenzen vor (wenn wir mit diesem Wort nur die höhergradigen Aufmerksamkeitsstörungen bezeichnen) und zwar in großer Anzahl. Anfangs beschränkten sich die Visionen auf den Beginn des Schlafes. Einige Zeit, nachdem Fräulein S. W. zu Bette gegangen war, erhellte sich das Zimmer, und aus der allgemeinen nebelhaften Helligkeit lösten sich weiße, glänzende Gestalten ab. Sie waren durchweg in weiße, schleierartige Gewänder gehüllt, die Frauen trugen eine turbanartige Kopfbedeckung und einen Gürtel. Später (dies alles nach den Angaben des Fräulein S. W.) «standen die Geister oft schon bereit», wenn Fräulein S. W. zu Bette gehen wollte. Schließlich sah sie die Gestalten auch am hellen Tage, jedoch nur undeutlich und kurze Zeit, solange nicht eine eigentliche absence eintrat, womit dann allerdings die Gestalten sich zu greifbarer Natürlichkeit verdichteten. Fräulein S. W. bevorzugte aber stets das Dunkel. Der Inhalt der Visionen scheint nach den Angaben des Fräulein S. W. zum größten Teil höchst angenehmen Charakters gewesen zu sein.

Sie empfand im Anschauen der schönen Gestalten ein Gefühl wonniger Beseligung. Viel seltener waren schreckhafte Visionen dämonischen Charakters. Sie beschränkten sich ganz auf die Nacht oder auf dunkle Räume. S. W. sah gelegentlich schwarze Gestalten auf der nächtlichen Straße oder in ihrem Zimmer; auf dem dunkeln Hausflur erschreckte sie einmal ein furchtbares kupferrotes Gesicht, das sie plötzlich von Angesicht zu Angesicht anstierte. Über das erste Auftreten der Visionen konnte ich nichts Befriedigendes erfahren. S. W. gibt an, in ihrem fünften und sechsten Jahre einmal nachts ihren Führer, den Großvater (den sie bei Lebzeiten nicht mehr gekannt hatte) gesehen zu haben. Objektive Anhaltspunkte für diese Früh-Vision konnte ich bei den Verwandten von S. W. nicht erhalten. Später soll nie mehr etwas derartiges vorgekommen sein bis zu der ersten Sitzung. Mit Ausnahme der hypnagogischen Helligkeit und des Funkensehens kamen nie elementare Halluzinationen vor, sondern dieselben waren von Anfang an systematischer Natur und betrafen sämtliche Sinnesgebiete in gleicher Weise. Was die intellektuelle Reaktion auf diese Erscheinungen anbelangt, so ist bemerkenswert, mit welcher verblüffenden Selbstverständlichkeit S. W. ihre Träume aufnahm. Ihre ganze Entwicklung zur Somnambulen, ihre zahllosen rätselhaften Erlebnisse erschienen ihr durchaus natürlich. Sie sah ihre ganze Vergangenheit nur in diesem Lichte. Jedes etwas auffallende Ereignis der früheren Jahre stand in einer notwendigen und klaren Beziehung zu ihrem jetzigen Zustand. Sie war glücklich in dem Bewußtsein, ihre wahre Lebensaufgabe gefunden zu haben. Sie war natürlich unerschütterlich überzeugt von der Realität ihrer Visionen. Ich versuchte oft, ihr eine kritische Erklärung nahe zu legen, sie verhielt sich aber stets ablehnend, indem sie in ihrem gewöhnlichen Zustand eine vernünftige Erklärung nicht recht verstand und im hemisomnambulen Zustand dieselbe als unsinnig, den Tatsachen direkt ins Gesicht schlagend, empfand. So sagte sie einmal: «Ich weiß nicht, ob das, was mir die Geister sagen und was sie mich lehren, wahr ist, ich weiß schließlich auch nicht, ob sie diejenigen sind, mit deren Namen sie sich nennen, aber daß meine Geister existieren, ist keine Frage. Ich sehe sie vor mir, ich kann sie betasten, ich rede mit ihnen über alles, was ich will, so laut und so natürlich, wie ich jetzt rede. Es kann nicht anders sein, als daß sie wirklich sind.» Von einer Krankhaftigkeit ihrer Erscheinungen wollte sie vollends gar nichts wissen. Überhaupt betrübten sie Zweifel an ihrer Gesundheit oder an der Wirklichkeit ihrer Traumwelten aufs tiefste; auch beeinträchtigten sie meine Beobachtungen, indem S. W. sich vor mir verschloß und sich oft längere Zeit weigerte, in meiner Gegenwart zu experimentieren; ich hütete mich daher, zu viele Zweifel und Bedenken laut werden zu lassen. Dafür genoß S. W. einer um so ungeteilteren Verehrung und Bewunderung seitens ihrer näheren Verwandten und Bekannten, welche sich bei ihr in allen möglichen Dingen Rat holten. Sie erlangte mit der Zeit einen solchen Einfluß auf ihre Anhänger, daß drei ihrer Geschwister ebenfalls zu halluzinieren begannen und zwar in analoger Weise. Meist begannen diese Halluzinationen als nächtliche Träume von sehr lebhaftem, dramatisch geschlossenem Charakter, welche allmählich ins Wachsein herübertraten, z. T. hypnagogisch, z. T. hypnopompisch. Namentlich eine verheiratete Schwester von Fräulein S. W. bekam ungemein lebhafte Träume, welche sich von Nacht zu Nacht konsequent erweiterten und schließlich auch ins Wachbewußtsein zuerst als undeutliche Illusionen, dann als wirkliche Halluzinationen eintraten, aber nie die plastische Deutlichkeit der Visionen des Fräulein S. W. erlangten. So sah sie z. B. im Traume eine schwarze dämonische Gestalt an ihr Bett treten in lebhaftem Wortwechsel mit einer weißen, schönen Gestalt, welche den Schwarzen zurückzuhalten versuchte; der Schwarze griff sie aber trotzdem an und würgte sie, wobei sie erwachte. Sie sah dabei über sich gebeugt einen schwarzen Schatten mit menschlichen Umrissen und daneben eine weiße nebelhafte Gestalt. Die Vision verschwand erst, als sie ein Licht anzündete. Solche und ähnliche Visionen wiederholten sich Dutzende von Malen. Die Visionen der beiden andern Geschwister waren ähnlicher Natur, nur an Intensität geringer.

44 Der beschriebene Typus der Anfälle samt der Fülle phantastischer Visionen und Ideen hatte sich im Laufe von nicht ganz einem Monat zur vollen Höhe entwickelt, welche später nie überschritten wurde. Was später noch dazu kam, war nur Ausbau aller jener Gedanken und Visionszyklen, die gewissermaßen programmatisch schon ganz im Anfang angedeutet worden waren. Neben den «großen» Anfällen und den kleinen, aber inhaltlich gleichwertigen «absence»-Zuständen ist noch eine dritte Kategorie von Zuständen bemerkenswert. Es sind dies die *hemi-somnambulen Zustände.* Dieselben traten auf im Beginn oder

am Ende der «großen» Anfälle, kamen aber auch unabhängig von den großen Anfällen für sich vor. Sie entwickelten sich allmählich im Laufe des ersten Monats. Eine genauere Angabe des Datums ihres Auftretens ist nicht möglich. In diesem Zustand fallen der starre Ausdruck des Gesichtes, die glänzenden Augen und eine gewisse Würde und Gemessenheit der Bewegungen auf. Fräulein S. W. ist in diesem Zustand sie selbst, resp. ihr somnambules Ich. Sie ist dabei vollkommen orientiert über die Außenwelt, steht dabei aber gewissermaßen mit einem Fuß in ihrer Traumwelt. Sie sieht und hört ihre Geister, sie sieht, wie dieselben im Zimmer unter den Zirkelteilnehmern herumgehen, wie sie bald bei diesem, bald bei jenem stehen. Sie verfügt über eine klare Erinnerung an ihre gehabten Visionen, an ihre Reisen und ihre empfangenen Belehrungen. Sie spricht ruhig, klar und bestimmt und ist stets von ernster, fast feierlicher Stimmung. Ihr Wesen verrät eine tiefe Religiosität, frei von allem pietistischen Beigeschmack, namentlich ist ihre Sprache in keiner Weise vom Bibel- und Traktätchenjargon ihres Führers beeinflußt. Ihr feierliches Benehmen hat einen leidenden Zug, etwas Wehmütiges. Sie empfindet schmerzhaft den großen Unterschied zwischen ihrer nächtlichen idealen Welt und der rauhen Alltäglichkeit. Dieser Zustand steht in schroffem Gegensatz zu ihrem wachen Dasein: es findet sich darin keine Spur von jenem unsicheren und unharmonischen Wesen, von jenem sprunghaften, nervösen Temperament, das für ihr sonstiges Verhalten so charakteristisch ist. Wenn man mit ihr spricht, so hat man das Gefühl, als spreche man mit einer um viele Jahre älteren Person, die durch zahlreiche Lebenserfahrungen zu einem sicheren, komponierten Benehmen gelangt ist. In diesem Zustande auch ergaben sich die besten Resultate, während ihre Romane meist den Gegenstand ihres wachen Interesses beanspruchten. Der Hemi-Somnambulismus trat meist spontan auf, in der Regel während der Tischexperimente, was sich jeweilen dadurch ankündigte, daß S. W. anfing, jede automatische Mitteilung des Tisches vorauszuwissen. Sie hörte dann gewöhnlich mit den Tischbewegungen auf und ging nach kurzer Zeit mehr oder weniger plötzlich in Ekstase über. Fräulein S. W. erwies sich als sehr feinfühlig. Sie konnte einfachere Fragen, welche sich ein Zirkelteilnehmer dachte, der selber nicht «Medium» war, erraten und beantworten. Es genügte, die Hand auf den Tisch oder auf ihre Hände zu legen, um ihr die nötigen Anhaltspunkte zu geben. Mentale Gedankenübertragung konnte nie erzielt werden. Neben der offenbaren Erweiterung ihrer ganzen Persönlichkeit war das Weiterbestehen ihrer früheren, gewöhnlichen Natur umso auffallender. Fräulein S. W. teilte mit unverhohlenem Vergnügen alle die kleinen kindischen Erlebnisse, die Liebeleien und Herzensgeheimnisse, alle Unarten und Erziehungsmängel ihrer Alters- und Standesgenossinnen. Sie war für jedermann, der ihr Geheimnis nicht kannte, ein Mädchen von fünfzehneinhalb Jahren, das in keinem Punkte von Tausenden seiner Art abwich. Umso größer war auch das Erstaunen, wenn man sie von der andern Seite kennen lernte. Ihre näheren Verwandten konnten diese Wandlung anfangs nicht fassen; zum Teil begriffen sie dieselbe überhaupt nie, so daß es oft zu bitterem Streit in der Familie kam, da der eine Teil für und der andere Teil gegen Fräulein S. W. Partei ergriff, die einen in schwärmerischer Überschätzung, die andern in verächtlicher Beurteilung des «Aberglaubens». So führte Fräulein S. W., so lange ich sie näher kannte, ein seltsames, widerspruchsvolles Dasein, ein eigentliches Doppelleben zweier neben- oder nacheinander existierender Persönlichkeiten, die sich beständig den Rang streitig machten. Es folgen nun einige der interessantesten Sitzungsberichte in chronologischer Reihenfolge.

Sitzungsberichte

45 *Erste und zweite Sitzung,* August 1899. Fräulein S. W. übernahm sofort die Führung der «Kommunikationen». Der «Psychograph», in diesem Fall ein umgestülptes Trinkglas, worauf zwei Finger der rechten Hand gelegt wurden, bewegte sich blitzschnell von Buchstaben zu Buchstaben. (Man hatte mit Buchstaben und Zahlen bezeichnete Zettel im Kreise um das Glas herumgelegt.) Es wurde die Mitteilung gemacht, daß der Großvater des «Mediums» sich hier befinde und mit uns sprechen werde. Es erfolgten nun zahlreiche Mitteilungen in rascher Folge, von meist religiös erbaulichem Inhalt, z. T. in richtig geformten Worten, z. T. mit Buchstabenumstellungen und z. T. in umgekehrter Reihenfolge der Buchstaben. Letztere Worte und Sätze wurden oft so rasch produziert, daß man dem Inhalt nicht folgen, sondern denselben erst nachträglich durch Umstellung der Buchstaben erken-

nen konnte. Die Kommunikationen wurden einmal in brüsker Weise unterbrochen durch eine neue Kommunikation, welche die Gegenwart des Großvaters des Schreibenden ankündigte. Bei dieser Gelegenheit wurde die scherzhafte Bemerkung gemacht: «offenbar vertrügen sich die beiden ‚spirits' sehr schlecht.» – Während dieser Versuche war die Dämmerung hereingebrochen. Plötzlich wurde Fräulein S. W. unruhig, sprang ängstlich auf, fiel auf die Knie nieder und rief: «Da, da, seht ihr nicht dieses Licht, diesen Stern da?» und deutete in eine dunkle Ecke des Zimmers. Sie wurde immer aufgeregter und verlangte ängstlich nach Licht. Sie war bleich, weinte, «es sei ihr so eigentümlich, sie wisse gar nicht, was mit ihr sei». Als Licht gebracht wurde, beruhigte sie sich. Die Versuche wurden aufgehoben.

In der nächsten Sitzung, die nach ein paar Tagen, auch wieder 46
abends, stattfand, wurden ähnliche Kommunikationen des Großvaters der S. W. erzielt. Bei Einbruch der Dunkelheit lehnte sich S. W. plötzlich auf dem Sofa zurück, wurde bleich, schloß die Augen bis auf eine kleine Spalte und lag regungslos da. Die Bulbi waren nach oben gerollt, der Lidreflex war vorhanden, ebenso die taktile Sensibilität. Die Atmung war leise, fast unmerklich. Der Puls schwach, weich. Dieser Zustand dauerte ca. eine halbe Stunde, worauf sich S. W. plötzlich mit einem Seufzer erhob. Die starke Blässe des Gesichts, welche während des ganzen Anfalls vorhanden gewesen war, machte wieder der früheren blaßroten Färbung Platz. S. W. war etwas verwirrt und verlegen, deutete an, sie habe allerhand gesehen, wollte aber nicht erzählen. Erst auf eindringliches Befragen erzählte sie, sie habe in einem merkwürdigen wachen Zustande ihren Großvater gesehen, mit dem Großvater des Schreibenden, Arm in Arm. Dann seien dieselben plötzlich in einer offenen Kutsche nebeneinandersitzend vorbeigefahren.

Dritte Sitzung. In der dritten, nach einigen Tagen stattfindenden 47
Sitzung erfolgte sofort ein dem früheren analoger Anfall von etwas mehr wie halbstündiger Dauer. S. W. erzählte nachher von zahlreichen weißen, verklärten Gestalten, die ihr jede eine Blume von besonderer symbolischer Bedeutung überreicht hätten. Meist waren es verstorbene Verwandte. Über den genaueren Inhalt der Gespräche beobachtete sie ein hartnäckiges Schweigen.

Vierte Sitzung. Nachdem Fräulein S. W. in Somnambulismus ge- 48
kommen war, fing sie an, eigentümliche Lippenbewegungen zu ma-

chen, dabei gab sie schluckende und gurgelnde Geräusche von sich. Dann flüsterte sie sehr leise und unverständlich. Nachdem diese Erscheinung einige Minuten gedauert hatte, fing sie plötzlich mit veränderter und tiefer Stimme zu sprechen an. Sie redete von sich in der dritten Person: «Sie ist nicht hier, sie ist fort.» Es folgten dann noch mehrere Sätze religiösen Inhaltes. Aus dem Inhalt und der Sprache war mit Leichtigkeit zu schließen, daß ihr Großvater, der Geistlicher gewesen war, kopiert wurde. Der Inhalt der Rede ging nicht über das geistige Niveau der «Kommunikationen» hinaus. Der Ton der Stimme hatte etwas Gemachtes und Gezwungenes und bekam erst Natürlichkeit, als die Stimme im Laufe des Gespräches sich immer mehr derjenigen des Mediums genähert hatte. (In späteren Sitzungen war die Stimme nur noch dann vorübergehend verändert, wenn ein neuer spirit sich manifestierte.) Nachher Amnesie für die Trancerede. Andeutungen über einen Aufenthalt im Jenseits. Sie sprach von einer ungeahnten Seligkeit, die sie empfunden. Es muß noch bemerkt werden, daß das Sprechen im Anfall absolut spontan erfolgte und keine diesbezügliche Suggestion vorausgegangen war.

49 Unmittelbar nach dieser Sitzung wurde S. W. mit dem Buche JUSTINUS KERNERS, *Die Seherin von Prevorst* [22] bekannt. S. W. fing in der Folge an, gegen das Ende des Anfalls sich selbst zu magnetisieren, teils durch regelrechte Passes, teils durch seltsame kreis- und achtförmige Touren, welche sie mit beiden Armen zugleich in symmetrischer Weise ausführte. Sie tat dies, wie sie selbst angab, zur Vertreibung der nach den Anfällen sich einstellenden starken Kopfschmerzen. In den (hier nicht referierten) Sitzungen im August gesellten sich zum Großvater noch zahlreiche andere geistesverwandte spirits, welche nichts Bemerkenswertes produzierten. Jedesmal, wenn ein Neuer auftrat, veränderte sich die Bewegung des Glases in auffallender Weise: es lief meist der Buchstabenreihe entlang, stieß den einen und andern Buchstaben an, ohne daß ein Sinn dabei herausgekommen wäre. Die Orthographie war eine ganz unsichere und willkürliche, und die ersten Sätze waren häufig unvollständig oder von ganz sinnlosen Buchstabengemengseln unterbrochen. Meist setzte dann die flotte Schreibweise plötzlich ein. Einige Male wurde bei vollständiger Dunkelheit automatisches

22. Erstausgabe 1829.

Schreiben versucht. Die Schreibbewegungen begannen mit heftigen ruckweisen Stößen des ganzen Armes, so daß das Papier vom Bleistift durchstoßen wurde. Die erste Schriftprobe bestand aus zahlreichen Anstrichen und Zickzacklinien von ca. acht Zentimeter Höhe. Bei den weiteren Proben kamen zuerst sehr groß geschriebene unleserliche Worte, und allmählich erst wurde die Handschrift kleiner und deutlicher. Sie war nicht wesentlich von der des Mediums verschieden. Der kontrollierende Geist war wieder der Großvater.

Fünfte Sitzung. Somnambule Anfälle aus dem September 1899. S. W. 50
setzt sich auf das Sofa, lehnt sich zurück, schließt die Augen, atmet leise und regelmäßig. Allmählich wird sie kataleptisch. Die Katalepsie verschwindet nach ca. zwei Minuten wieder, worauf S. W. in anscheinend ruhigem Schlaf mit vollständiger Erschlaffung der Muskulatur daliegt. Sie beginnt plötzlich mit gedämpfter Stimme zu sprechen: «Nein, nimm du das Rote, ich nehme das Weiße, – du kannst das Grüne nehmen und du das Blaue. – Seid ihr bereit? – Wir wollen jetzt gehen.» (Pause von mehreren Minuten, in welcher sich das Gesicht mit leichenähnlicher Blässe bedeckt. Ihre Hände fühlen sich kalt an und sind ebenfalls tief anämisch.) Plötzlich ruft sie mit lauter, feierlicher Stimme: «Albert, Albert, Albert – (dann flüsternd): so, jetzt sprich du», worauf eine längere Pause folgt, in der die Blässe des Gesichts den denkbar höchsten Grad erreicht. (Wieder mit lauter feierlicher Stimme:) «Albert, Albert, du glaubst deinem Vater nicht? – Ich sage dir, in der N'schen Lehre sind viele Irrtümer enthalten. – Denk daran.» – Pause. Die Blässe des Gesichtes nimmt ab. «So, er ist sehr erschrocken, er konnte gar nicht mehr sprechen.» (Diese Worte erfolgen in gewöhnlichem Konversationston.) – Pause. – «Er wird gewiß daran denken.» – S. W. spricht nun im gleichen Konversationston weiter in einem fremden Idiom, das ähnlich dem Französischen und Italienischen klingt und bald an dieses bald an jenes erinnert. Sie spricht fließend und mit Grazie in sehr schnellem Tempo, so daß man eben noch einige Worte versteht, ohne sie aber alle bei ihrer Fremdartigkeit im Gedächtnis behalten zu können. Von Zeit zu Zeit kehren beständig Worte wieder, wie: *wena, wenes, wenai, wene* etc. Verblüffend wirkt namentlich die absolute Natürlichkeit des Vortrages. Von Zeit zu Zeit macht S. W. Pausen, wie wenn jemand ihr antwortete. Plötzlich sagt sie deutsch: «Ach, ist es schon Zeit?» (Mit betrübter Stimme)

«Muß ich schon gehen? – Lebt wohl, lebt wohl!» Bei den letzten Worten geht über ihr Gesicht ein unbeschreiblicher Ausdruck ekstatischer Seligkeit. Sie hebt ihre Arme empor, ihre bis dahin geschlossenen Augen öffnen sich, sie sieht mit strahlenden Blicken nach oben. Einen Augenblick verharrt sie in dieser Stellung, dann sinken ihre Arme schlaff herab, die Augen schließen sich, der Ausdruck des Gesichtes wird müde und erschöpft. Nach einem kurzen kataleptischen Stadium erwacht sie mit einem Seufzer. Sie sieht sich erstaunt um: «Nicht wahr, ich habe wieder geschlafen?» Es wird ihr erzählt, sie habe während des Schlafes gesprochen, worüber sie in lebhafte Entrüstung gerät, die sich noch steigert, als sie erfährt, sie habe in fremder Sprache gesprochen. «Ich habe den Geistern doch gesagt, ich wolle nicht, es könne nicht sein, es strenge mich zu sehr an.» (Beginnt zu weinen.) «Ach Gott, muß denn alles, alles wiederkommen wie das letzte Mal, wird mir nichts erlassen?»

51 Am folgenden Tage um die gleiche Zeit fand wieder ein Anfall statt: Nachdem S. W. eingeschlafen ist, meldet sich plötzlich Ulrich von Gerbenstein. U. v. G. zeigt sich als launiger Schwätzer, er spricht sehr gewandt, in hochdeutscher Sprache mit norddeutschem Akzent. Darnach gefragt, was jetzt Fräulein S. W. mache, gesteht er nach langen Umschweifen, sie sei weit fort, und er sei unterdessen hier, um ihren Körper zu besorgen, den Blutumlauf, die Atmung etc. Er müsse auch aufpassen, daß unterdessen kein Schwarzer sich ihrer bemächtige und ihr Schaden zufüge. Auf eindringliches Befragen erzählt er, Fräulein S. W. sei mit den andern nach Japan gegangen, um dort einem entfernten Verwandten zu erscheinen und ihn von einer dummen Heirat abzuhalten. Er gibt dann mit flüsternder Stimme den Moment an, in dem die Erscheinung stattfindet, verbietet auf einige Minuten jedes Gespräch, weist auf das soeben stattfindende jähe Erblassen der S. W. hin, indem er bemerkt, die Materialisation auf so große Entfernungen koste entsprechend viel Kraft. Er verordnet sodann kalte Umschläge auf ihren Kopf, um das starke Kopfweh, das sie nachher befallen werde, zu mildern. Mit der allmählich sich wieder belebenden Gesichtsfarbe wird das Gespräch lebhafter. Es dreht sich um alle möglichen kindischen Scherze und Kleinigkeiten; plötzlich sagt U. v. G.: «Ich sehe sie kommen, sie sind allerdings noch sehr weit, ich sehe sie dort wie ein Sternchen.» S. W. deutet nach Norden. Man fragt natür-

lich erstaunt, warum sie nicht von Osten kämen, worauf U. v. G. lächelnd bemerkt: «Ja sie kommen eben den direkten Weg über den Nordpol. Ich gehe jetzt; lebt wohl.» Unmittelbar darauf seufzt S. W., erwacht, ist mißmutig, klagt über heftige Kopfschmerzen. Sie habe gesehen, daß U. v. G. bei ihrem Körper gestanden habe; was er erzählt habe? Sie ärgert sich über das «dumme Geschwätz», das er nun einmal nicht lassen könne.

Sechste Sitzung. Beginn wie gewöhnlich. Tiefes Erblassen. Liegt 52
ausgestreckt, kaum atmend da. Plötzlich spricht sie mit lauter, feierlicher Stimme: «Ja erschrecke nur, ich bin's. – Ich warne dich vor der N'schen Lehre. Sieh, im Hoffen ist alles enthalten, was zum Glauben gehört. – Du möchtest wissen, wer ich bin? Gott gibt, wo du es am wenigsten vermutest. – Kennst du mich nicht?» – Daraufhin Flüstern, unverständlich. Nach wenigen Augenblicken Erwachen.

Siebente Sitzung. Fräulein S. W. gerät bald in Schlaf, liegt ausge- 53
streckt auf dem Sofa. Ist sehr blaß. Spricht nichts, seufzt von Zeit zu Zeit tief auf. Schlägt die Augen auf, erhebt sich, setzt sich auf das Sofa, beugt sich nach vorn über, spricht dazu leise: «Du hast schwer gesündigt, bist tief gefallen.» Beugt sich dazu nach vorn, wie wenn sie mit jemandem spräche, der vor ihr kniete. Sie steht auf, wendet sich nach rechts, streckt die Hand aus und zeigt auf die Stelle, über die sie sich vorhin beugte: «Willst du ihr vergeben?» fragt sie laut. «Vergib nicht dem Menschen, sondern ihrem Geiste. Nicht sie, ihr Mensch hat gesündigt.» Sie kniet darauf nieder, verharrt ca. zehn Minuten in betender Stellung. Darauf erhebt sie sich plötzlich, sieht mit ekstatischem Ausdruck zum Himmel und wirft sich dann in kniender Stellung mit auf die Hände gelegtem Gesicht nieder, flüstert unverständliche Worte. Sie verharrt regungslos in dieser Stellung mehrere Minuten. Darauf erhebt sie sich, sieht wieder verklärten Gesichtes nach oben und legt sich auf das Sofa, erwacht bald darauf.

Entwicklung der somnambulen Persönlichkeiten

Zu Beginn vieler Sitzungen ließ man das Glas spontan laufen, wor- 54
auf jeweilen in stereotyper Weise die Aufforderung erfolgte: «Ihr müßt fragen.» Da mehrfach überzeugte Spiritisten an den Sitzungen

teilnahmen, wurde natürlich sofort nach allen spiritistischen Merkwürdigkeiten gefragt, vor allem nach den «Schutzgeistern». Auf diese Fragen wurden z. T. Namen bekannter Verstorbener, z. T. unbekannte Namen produziert, wie: Berthe de Valours, Elisabeth von Thierfelsenburg, Ulrich von Gerbenstein etc. Der kontrollierende spirit war fast ausschließlich der Großvater des Mediums, welcher einmal erklärte, er liebe sie am meisten von dieser Welt, weil er sie von Kindheit auf beschützt habe und alle ihre Gedanken wisse. Diese Persönlichkeit produzierte eine Flut von Bibelsprüchen, erbaulichen Betrachtungen und Gesangbuchliedern, z. T. auch selbstgemachte (?) Verse wie:

Sei treu im Glauben,
An Deinem Gotte halte fest,
Laß Dir den Himmelstrost nicht rauben,
Der nie zu Schanden werden läßt.
Den Himmelstrost, vor Gott zu treten,
Wenn Erdennot die Seele drückt.
Wer beten kann, von Herzen beten,
Der kann auch tragen, was Gott schickt.

55 Zahlreiche ähnliche Elaborate verleugnen nicht ihre Abstammung aus irgend einem Traktätchen durch ihren banalen, salbungsvollen Inhalt. Seitdem S. W. in der Ekstase angefangen hatte zu reden, entwickelten sich lebhafte Zwiegespräche zwischen den Zirkelteilnehmern und der somnambulen Persönlichkeit. Der Inhalt der erhaltenen Antworten ist im wesentlichen ganz derselbe banale und allgemein erbauliche wie derjenige der psychographischen Mitteilungen. Der Charakter dieser Persönlichkeit ist gekennzeichnet durch trockenen, geradezu langweiligen Ernst, rigorose Sittlichkeit und pietistische Frömmigkeit (was mit der historischen Wirklichkeit nicht stimmt). Der Großvater ist der Führer und Hüter des Mediums. Er gibt während der Ekstase allerhand Ratschläge, sagt spätere Anfälle, Erscheinungen beim Erwachen voraus etc. Er verordnet kalte Umschläge, gibt Anweisungen, die Lagerung des Mediums oder die Anordnungen der Sitzungen betreffend etc. Sein Verhältnis zum Medium ist ein überaus zärtliches. In lebhaf-

testem Gegensatz zu dieser schwerfälligen Traumperson steht eine Persönlichkeit, die schon in den psychographischen Mitteilungen der ersten Sitzungen sporadisch auftaucht. Sie enthüllt sich bald als der verstorbene Bruder eines Herrn R., der damals an den Sitzungen teilnahm. Dieser verstorbene Bruder, ein Herr P. R., äußerte seinem lebenden Bruder gegenüber Allgemeinheiten über brüderliche Liebe etc. Speziellen Fragen wich er auf jede Weise aus. Dafür entwickelte er aber eine geradezu erstaunliche Beredsamkeit den Damen des Zirkels gegenüber, wobei er namentlich einer Dame, die den lebenden Herrn P. R. nie gekannt hatte, seine Huldigungen darbrachte. Er behauptete, schon bei Lebzeiten für sie geschwärmt zu haben, sei ihr öfters auf der Straße begegnet, ohne sie zu kennen und sei jetzt ungemein erfreut, sie auf diese ungewöhnliche Weise kennen zu lernen. Mit faden Komplimenten, schnippischen Bemerkungen den Herren gegenüber, harmlosen kindischen Spässen etc. füllte er einen großen Teil der Sitzungen aus. Mehrere Zirkelteilnehmer hielten sich auf über den Leichtsinn und die Banalität dieses «spirit», worauf derselbe für ein oder zwei Sitzungen verschwand, aber bald darauf wieder, zuerst zahm, oft sogar mit christlichen Phrasen, auftrat und auch bald wieder in den alten Ton verfiel.

Neben diesen beiden scharf getrennten Persönlichkeiten traten noch andere auf, welche nur wenig vom Typus des Großvaters variierten, meist waren es verstorbene Verwandte des Mediums. Dementsprechend war der Gesamthabitus der Sitzungen der ersten zwei Monate ein feierlich-erbaulicher, der nur von Zeit zu Zeit durch das triviale Geplauder des Herrn P. R. gestört wurde. Einige Wochen nach Beginn der Sitzungen verließ Herr R. unsern Zirkel, worauf eine bemerkenswerte Änderung im Verhalten des P. R. auftrat. Er wurde einsilbiger, kam weniger oft, und nach einigen Sitzungen verschwand er ganz, um später nur noch selten und zwar meist nur, wenn das Medium mit der betreffenden Dame allein war, zu erscheinen. Dafür drängte sich eine neue Persönlichkeit in den Vordergrund, welche sich im Gegensatz zu Herrn P. R., der stets Dialekt sprach, einer affektierten, norddeutsch akzentuierten Sprache bediente. Im übrigen war er die genaue Kopie des Herrn P. R. Seine Beredsamkeit war insofern bemerkenswert, als Fräulein S. W. nur über ein sehr mangelhaftes Hochdeutsch verfügt, während die neue Persönlichkeit, die sich Ulrich von Gerbenstein nannte, ein beinahe tadelloses, an liebenswürdigen Phrasen und Komplimenten reiches Deutsch sprach[23].

57 U. v. Gerbenstein ist ein witziger, schlagfertiger Schwätzer, ein Flaneur, großer Verehrer der Damen, leichtsinnig und von größter Oberflächlichkeit. Im Laufe des Winters 1899/1900 beherrschte er die Situation allmählich immer mehr, übernahm nach und nach alle oben angedeuteten Funktionen des Großvaters, der ernsthafte Charakter der Sitzungen schwand unter seinem Einfluß zusehends. Alle Gegensuggestionen erwiesen sich als machtlos, und schließlich mußten die Sitzungen deshalb auf immer länger werdende Zeiträume suspendiert werden.

58 Folgender Umstand, der für alle diese somnambulen Persönlichkeiten gilt, ist erwähnenswert. Sie verfügen über das ganze Gedächtnis des Mediums, auch über den unbewußten Teil desselben, sie sind auch orientiert über die Visionen, die das Medium in der Ekstase hat, sie haben aber nur *eine ganz oberflächliche Kenntnis der Phantasie des Mediums in der Ekstase.* Sie wissen nur soviel von den somnambulen Träumereien, als sie gelegentlich von den Zirkelteilnehmern erfahren. Sie können über fragliche Punkte nie Auskunft geben oder nur eine solche, welche im Widerspruch zu den Erklärungen des Mediums steht. Die stereotype Antwort auf diesbezügliche Fragen lautet: «Fraget Ivenes, Ivenes weiß es[24].» Aus den oben zitierten Beispielen von verschiedenen Ekstasen ist zu ersehen, daß das Bewußtsein des Mediums während der Trance durchaus nicht untätig ist, sondern eine ungemein mannigfaltige phantastische Tätigkeit entwickelt. Bei der Rekonstruktion des somnambulen Ich des Fräulein S. W. sind wir ganz auf ihre nachträglichen Erzählungen angewiesen, denn erstens sind die spontanen Äußerungen ihres mit dem Wachzustand zusammenhängenden Ich spärlich und meist unzusammenhängend, und zweitens verlaufen sehr viele Ekstasen ohne Pantomime und ohne Sprechen, so daß aus der äußeren Erscheinung kein Rückschluß auf innere Vorgänge gemacht werden kann. Fräulein S. W. ist meist *total amnestisch für die automatischen Phänomene während der Ekstase, soweit sie in den Bereich der ihrem Ich fremden Persönlichkeiten fallen. Für alle andern Phänomene,*

23. Es ist zu bemerken, daß im Hause des Frl. S. W. ein Herr verkehrt, der norddeutsch spricht.

24. Ivenes ist der mystische Name des somnambulen Ich des Mediums.

wie lautes Reden, Zungenreden etc., welche direkt mit ihrem Ich zusammenhängen, besteht in der Regel klare Erinnerung. Doch besteht in allen Fällen eine totale Amnesie sicher nur in den ersten Augenblicken nach der Ekstase. Innerhalb der ersten halben Stunde, während welcher meist noch eine Art Hemi-Somnambulismus mit träumerischem Wesen, Halluzinationen etc. vorhanden ist, schwindet die Amnesie allmählich, indem bruchstückweise Erinnerungen an das Vorgefallene auftauchen, jedoch in ganz regelloser und willkürlicher Weise.

Die späteren Sitzungen wurden meist damit begonnen, daß man die 59
Hände auf dem Tisch vereinigte, worauf der Tisch sofort in Bewegung geriet. Unterdessen kam Fräulein S. W. allmählich in somnambulen Zustand, wobei sie die Hände vom Tisch nahm, sich ins Sofa zurücklehnte und in den ekstatischen Schlaf fiel. Nachher erzählte sie jeweilen ihre Erlebnisse, wobei sie sich aber Fremden gegenüber sehr zurückhaltend zeigte. Schon nach den ersten Ekstasen deutete sie an, daß sie eine bevorzugte Rolle unter den Geistern spiele; sie führte wie jeder Geist einen besonderen Namen: *Ivenes;* ihr Großvater umgab sie mit ganz besonderer Sorgfalt, in der Ekstase mit der Blumenvision wurden ihr besondere Geheimnisse gelehrt, über die sie sich aber vorderhand noch in tiefes Schweigen hüllte. Während der Sitzungen, in denen ihre Geister sprachen, machte sie weite Reisen, meist zu Verwandten, denen sie erschien; oder sie befand sich im Jenseits, in «jenem Raum zwischen den Gestirnen, von dem man meint, daß er leer sei; es befinden sich aber dort zahlreiche Geisterwelten». In dem ihren Anfällen häufig folgenden hemi-somnambulen Zustande erzählte sie einmal in eigentlich poetischer Weise von einer Landschaft im Jenseits, «einem wunderbaren, mondbeglänzten Tale, das für die noch ungeborenen Geschlechter bestimmt sei». Ihr somnambules Ich schildert sie als eine vom Körper fast ganz befreite Persönlichkeit. Es ist eine erwachsene, aber kleine, schwarzhaarige Frau, von ausgesprochen jüdischem Typus, in weiße Gewänder gehüllt, den Kopf mit einem Turban bedeckt. Sie versteht und spricht die Sprache der Geister, denn die Geister sprechen noch aus menschlicher Angewöhnung unter sich, obschon sie dies eigentlich nicht nötig haben, da sie sich ihre Gedanken gegenseitig ansehen. Sie «spreche eigentlich auch nicht immer mit den Geistern, sondern sehe sie bloß an, wobei sie die Gedanken der Geister verstehe». Sie reist in Begleitung von vier bis fünf Geistern, verstor-

benen Verwandten, und besucht ihre lebenden Verwandten und Bekannten, um ihr Leben und ihre Sinnesart zu erforschen, sie besucht ferner alle Orte, welche im Rufe des Gespensterspukes stehen. Nach der Bekanntschaft mit dem Buche KERNERS ist ihre Bestimmung, die schwarzen Geister, welche an gewisse Orte gebannt sind oder sich z. T. unter der Erdoberfläche befinden, zu belehren und zu bessern. (Analog der Seherin von Prevorst.) Diese Tätigkeit verursacht ihr viele Beschwerden und Schmerzen, sie klagt in und nach den Ekstasen über erstickende Gefühle, heftige Kopfschmerzen etc. Am Mittwoch, alle vierzehn Tage, darf sie aber dafür die ganze Nacht in den Gärten des Jenseits zubringen in Gesellschaft seliger Geister. Dort wird sie belehrt über die Kräfte der Welt und über die unendlich komplizierten Verwandtschaftsverhältnisse der Menschen, ferner über die Gesetze der Reinkarnation, über die Sternbewohner etc. Leider gelangte nur das System der Weltkräfte und der Reinkarnation zu einiger Ausbildung. Über die andern Gegenstände ließ Fräulein S. W. nur gelegentlich Bemerkungen fallen. So kam sie z. B. einmal von einer Eisenbahnfahrt in höchster Aufregung zurück. Man meinte zuerst, es sei ihr irgend etwas Unangenehmes zugestoßen, bis sie sich endlich fassen konnte und erzählte, es sei ihr ein Sternbewohner in der Eisenbahn gegenübergesessen. Aus der Beschreibung, die sie von diesem Wesen gab, erkannte ich einen mir zufällig bekannten, älteren Kaufmann, der ein etwas unsympathisches Gesicht hat. Im Anschluß an dieses Ereignis erzählte sie allerhand Seltsamkeiten von den Sternbewohnern, daß sie nämlich keine göttliche Seele wie die Menschen haben, daß sie keine Wissenschaften betreiben, keine Philosophie, dafür aber in den technischen Künsten viel weiter seien als die Menschen. So sei auf dem Mars schon lange die Flugmaschine eingeführt, der ganze Mars sei kanalisiert, die Marskanäle seien künstlich ausgegrabene Seen und dienten der Bewässerung. Die Kanäle sind ganz flache Gräben, das Wasser darin ist sehr seicht. Die Ausgrabung der Kanäle verursachte den Marsbewohnern keine besonderen Schwierigkeiten, da der Marsboden leichter ist als der der Erde. Die Kanäle sind nirgends überbrückt, auch hindern sie den Verkehr nicht, da alles per Flugmaschine reist. Kriege kommen auf den Gestirnen nicht vor, da es keine Meinungsverschiedenheiten gibt. Die Sternbewohner haben keine menschliche Gestalt, sondern alle möglichen lächerlichen Gestalten, die man sich gar nicht erdenken könne.

Menschliche Geister, die im Jenseits die Erlaubnis zum Reisen bekommen, dürfen die Gestirne nicht betreten. Ebenso dürfen wandernde Sternbewohner die Erde nicht betreten, sondern müssen in einer Entfernung von ca. 25 Metern über der Erdoberfläche bleiben. Übertreten sie das Gebot, so bleiben sie in der Gewalt der Erde und müssen sich als Menschen verkörpern und werden erst nach ihrem natürlichen Tode wieder freigelassen. Als Menschen sind sie kalt, hartherzig und grausam. Fräulein S. W. erkennt sie am eigentümlichen Blicke, in dem das «Seelische» fehle, und am unbehaarten, brauenlosen, scharfgeschnittenen Gesicht. Napoleon I. war ein Sternbewohner.

Bei ihren Reisen sieht sie die Gegenden nicht, die sie durcheilt. Sie 60
hat das Gefühl des Schwebens, und die Geister sagen ihr, wenn sie an Ort und Stelle ist. Dann erblickt sie meist nur das Gesicht und den Oberkörper desjenigen, dem sie erscheinen oder den sie sonst sehen will. Sie konnte selten angeben, in was für einer Umgebung sie die betreffende Person sah. Sie sah gelegentlich mich, aber nur meinen Kopf ohne irgendwelche Umgebung. Sie befaßte sich viel mit der Bannung von Geistern und schrieb zu diesem Behufe Sprüche in einer fremden Sprache auf Zettel, die sie an allen möglichen Orten verbarg. In meiner Wohnung war ihr besonders die Gegenwart eines italienischen Mörders, den sie Conventi nannte, unangenehm. Sie versuchte denselben mehrere Male zu bannen und versteckte, ohne daß ich es wußte, bei mir mehrere solcher Zettel, welche später zufällig gefunden wurden. Ein solcher Zettel ist folgendermaßen beschrieben (mit Rotstift):

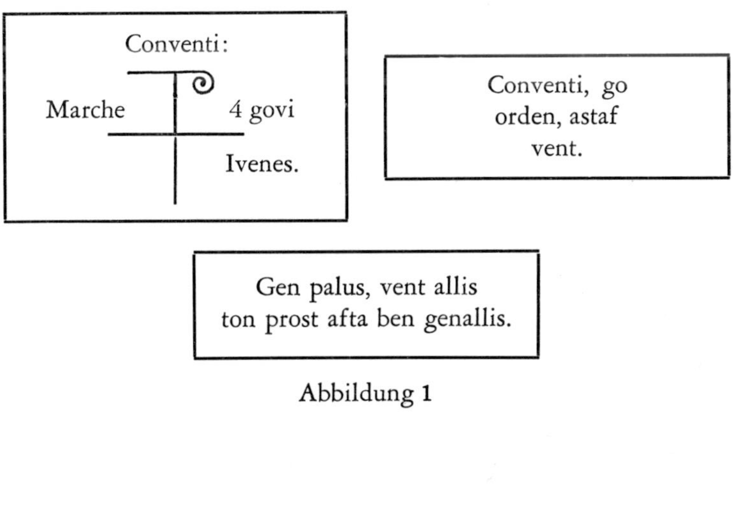

Abbildung 1

61 Eine Übersetzung habe ich leider nie erhalten, denn Fräulein S. W. erwies sich darin ganz unzugänglich.

62 Gelegentlich spricht die somnambule Ivenes direkt zum Publikum. Sie führt stets eine würdige Sprache mit etwas altklugem Beiklang; Ivenes ist aber nicht langweilig-salbungsvoll und nicht ausgelassen-läppisch, wie ihre beiden Führer, sondern sie ist eine ernsthafte, reifere Person von devoter Frömmigkeit, weiblicher Zartheit und großer Bescheidenheit, die sich stets dem Urteil anderer unterwirft. Ein schwärmerisch-elegischer Zug, etwas Melancholisch-Resigniertes ist ihr eigentümlich, sie sehnt sich aus dieser Welt fort, sie kehrt ungern zur Wirklichkeit zurück, sie beklagt ihr hartes Los, ihre unsympathischen Familienverhältnisse. Daneben hat sie etwas Hoheitsvolles, sie gebietet ihren Geistern, verachtet das läppische «Geschwätz» Gerbensteins, tröstet andere, richtet betrübte Menschen auf, warnt und beschützt vor Gefahren des Leibes und der Seele. Sie vermittelt das gesamte intellektuelle Resultat aller Manifestationen, obschon sie dasselbe der Unterrichtung durch die Geister zuschreibt. Ivenes ist es, unter deren ganz direktem Einfluß der hemi-somnambule Zustand der Fräulein S. W. steht.

Die Romane

63 Der im Hemi-Somnambulismus so eigenartig geisterhafte Blick des Fräulein S. W. gab einigen Zirkelteilnehmern Anlaß, sie der Seherin von Prevorst zu vergleichen. Diese Suggestion blieb nicht ohne Folgen. Fräulein S. W. machte Andeutungen von früheren Existenzen, die sie schon erlebt habe, und schon nach wenigen Wochen enthüllte sie auf einen Schlag ein ganzes Reinkarnationssystem, nachdem sie früher nie etwas dergleichen erwähnt hatte. Ivenes ist ein geistiges Wesen, das vor andern Menschengeistern etwas voraus hat. Jeder Menschengeist muß sich im Laufe der Jahrhunderte zweimal verkörpern. Ivenes aber muß sich mindestens alle 200 Jahre einmal verkörpern; außer ihr teilen nur noch zwei Menschen dieses Schicksal; nämlich SWEDENBORG und Miss Florence Cook (das berühmte Medium von CROOKES[25]). Fräulein S. W. nennt diese beiden Persönlichkeiten ihre «Geschwister». Über

25. [SIR WILLIAM CROOKES, Arzt und Seelenforscher (1832–1919)]

deren Präexistenzen machte sie keine Angaben. Ivenes war Anfang des 19. Jahrhunderts Frau Hauffe, die Seherin von Prevorst. Ende des 18. Jahrhunderts eine Pfarrersfrau in Mitteldeutschland (unbestimmt, wo). Als solche wurde sie von Goethe verführt und gebar ihm einen Sohn. Im 15. Jahrhundert war sie eine Gräfin von Sachsen und führte den poetischen Namen Thierfelsenburg. Ulrich von Gerbenstein ist ein Verwandter aus jener Zeit. Die Pause von 300 Jahren, die sie eingelegt hatte, und ihren Fehltritt mit Goethe mußte sie in den Leiden der Seherin von Prevorst büßen. Im 13. Jahrhundert war sie eine Adelige, namens de Valours, im südlichen Frankreich und wurde als Hexe verbrannt. In der Zeit vom 13. Jahrhundert bis zu den Christenverfolgungen unter Nero fanden mehrfache Reinkarnationen statt, ohne daß Fräulein S. W. darüber nähere Angaben macht. An der Christenverfolgung Neros nahm sie als Märtyrerin teil. Dann folgt wieder ein großes Dunkel bis zu Davids Zeiten, wo Ivenes eine gewöhnliche Jüdin war. Nach ihrem damaligen Tode habe sie durch Astaf, einen Engel aus einem höheren Himmel, den Auftrag zu ihrer wunderbaren Laufbahn erhalten. In allen ihren Präexistenzen war sie «Medium» und vermittelte den Verkehr zwischen Jenseits und Diesseits. Ihre «Geschwister» sind gleich alt und haben den gleichen Beruf. In ihren verschiedenen Präexistenzen war sie jeweilen verheiratet und gründete allmählich auf diese Weise einen kolossalen Verwandtschaftsstamm, mit dessen unendlich komplizierten Verhältnissen sie sich in vielen Ekstasen beschäftigte. So war sie z. B. circa im 8. Jahrhundert die Mutter ihres leiblichen Vaters und ferner ihres und meines Großvaters: daher die auffallende Freundschaft der beiden einander sonst fremden alten Herrn. Als Frau de Valours war sie die Mutter des Schreibenden. Als sie als Hexe verbrannt wurde, nahm der Schreibende sich das sehr zu Herzen und ging in ein Kloster in Rouen, trug ein graues Habit, wurde Prior, schrieb ein Werk über Botanik und starb hochbetagt über 80 Jahre alt. Im Refektorium des Klosters hing das Bild der Frau de Valours, auf dem sie in halb sitzender, halb liegender Stellung abgebildet war. (Fräulein S. W. nahm im hemi-somnambulen Zustand oft diese Stellung auf dem Sofa ein. Es entspricht diese Stellung ganz genau derjenigen der Madame de Récamier auf dem bekannten Bilde von David.) Ein Herr, der öfters an den Sitzungen teilnahm und eine entfernte Ähnlichkeit mit dem Schreibenden hat, war ebenfalls einer ihrer Söhne aus jener Zeit. Um diesen Verwandtschaftskern herum gruppierten sich nun in näherer und weiterer Entfernung alle ihr irgendwie verwandten oder bekannten Personen. Der eine war ein Vetter aus dem 15., der andere aus dem 18. Jahrhundert usw.

64 Aus den drei großen Verwandtschaftsstämmen besteht nun weitaus der größte Teil der europäischen Völker. Sie und ihre Geschwister stammen von Adam ab, der durch Materialisation entstand, die übrigen damals schon existierenden Völker, aus deren Mitte Kain seine Frau nahm, stammen vom Affen ab. Fräulein S. W. produzierte aus diesen Verwandtschaftskreisen einen erweiterten Familienklatsch, d. h. eine Hochflut romanhafter Geschichten, pikante Abenteuer etc. Namentlich war die Zielscheibe ihrer Dichtungen eine Dame aus der Bekanntschaft des Schreibenden, welche ihr aus unerfindlichen Gründen ungemein antipathisch war. Sie erklärte diese Dame als die Verkörperung einer berühmten Pariser Giftmischerin, die im 18. Jahrhundert großes Aufsehen erregt habe. Sie behauptete, diese Dame setze auch jetzt noch ihr gefährliches Handwerk fort, aber auf eine weit raffiniertere Weise als früher; sie habe nämlich mittels Inspiration durch sie begleitende böse Geister ein Flüßigkeitsgemisch entdeckt, das man nur an die Luft zu stellen brauche, damit sich herumfliegende Tuberkelbazillen darin sammelten, die dort trefflich wüchsen. Mit dieser Flüßigkeit, die sie dem Essen beizumischen pflege, habe die Dame ihren Mann, der tatsächlich an Tuberkulose gestorben ist, umgebracht, ferner auch einen ihrer Liebhaber und ihren eigenen Bruder, um denselben beerben zu können. Der älteste Sohn dieser Dame sei ein uneheliches Kind von ihrem Liebhaber. Einem andern Liebhaber habe sie in ihrer Witwenzeit ein illegitimes Kind heimlich geboren, und schließlich habe sie in einem unsittlichen Verhältnis zu ihrem eigenen (später vergifteten) Bruder gestanden. Auf diese Weise spann Fräulein S. W. unzählige ähnliche Geschichten, an die sie selber felsenfest glaubte. Die Personen dieser Romane traten auch in ihren Visionen handelnd auf, so z. B. diese Dame in der oben berichteten Vision mit der pantomimischen Beichte und Sündenvergebung. Alles, was irgendwie in ihrer Umgebung an Interessantem passierte, wurde in diese Romansysteme einbezogen und in die Verwandtschaftsverhältnisse eingeordnet, mit mehr oder weniger genauer Angabe der Präexistenzen und der beeinflussenden Geister. Ebenso erging es allen Personen, welche die Bekanntschaft von Fräu-

lein S. W. machten. Sie wurden, je nachdem sie einen markanteren oder unbestimmteren Charakter hatten, als zweite oder erste Verkörperung taxiert. Meist wurden sie auch als verwandt bezeichnet und zwar immer gleich in ganz bestimmter Weise. Erst nachträglich, oft erst nach mehreren Wochen, kam dann plötzlich einmal wieder ein neuer komplizierter Roman nach einer Ekstase zum Vorschein, welcher durch Präexistenzen oder durch illegitime Verhältnisse die auffallende Verwandtschaft erklärte. Personen, die Fräulein S. W. sympathisch waren, waren in der Regel stets sehr nah verwandt. Diese Familienromane waren (mit Ausnahme des oben berichteten) alle sehr vorsichtig abgefaßt, so daß eine Kontrolle durchwegs unmöglich war. Sie wurden aber immer mit ganz verblüffender Sicherheit vorgetragen und überraschten durch eine oft äußerst geschickte Verwertung einzelner Details, die Fräulein S. W. irgendwo vernommen oder beobachtet hatte. Die Romane haben zum großen Teil einen schauerlichen Charakter; Mord mit Gift und Dolch, Verführung und Verstoßung, Testamentsfälschungen etc. spielen darin eine hervorragende Rolle.

Mystische Naturwissenschaft

Fräulein S. W. unterlag in Hinsicht auf naturwissenschaftliche Fra- 65
gen zahlreichen Suggestionen. Meist wurde nach Schluß der Sitzungen über zahlreiche und verschiedenartige Gegenstände naturwissenschaftlicher und spiritistischer Art gesprochen und debattiert. Fräulein S. W. griff nie in die Unterhaltung ein, sondern saß gewöhnlich träumerisch in einer Ecke in hemi-somnambulem Zustande. Sie hörte bald das, bald jenes, das sie halbträumend auffaßte, doch konnte sie nie etwas im Zusammenhange erzählen, wenn man sie darnach fragte, begriff auch Erklärungen nur immer zur Hälfte. Im Laufe des Winters tauchten in verschiedenen Sitzungen Andeutungen auf: Die Geister machten ihr über die Kräfte der Welt und des Jenseits seltsame Offenbarungen, doch könne sie jetzt noch nicht alles sagen. Einmal versuchte sie, eine Darstellung zu geben, sagte aber nur, «auf der einen Seite sei das Licht, auf der andern die Anziehungskraft». Endlich im März 1900, nachdem mehrere Male vorher gar nichts mehr von diesen Dingen in den Sitzungen verlautet hatte, kam sie plötzlich mit freudigem Gesicht, sie

habe jetzt alles von den Geistern erhalten. Sie zog einen langen schmalen Papierstreifen hervor, auf dem zahlreiche Namen standen. Sie gab trotz meines Verlangens den Zettel nicht aus den Händen, sondern diktierte mir folgendes Schema in die Feder:

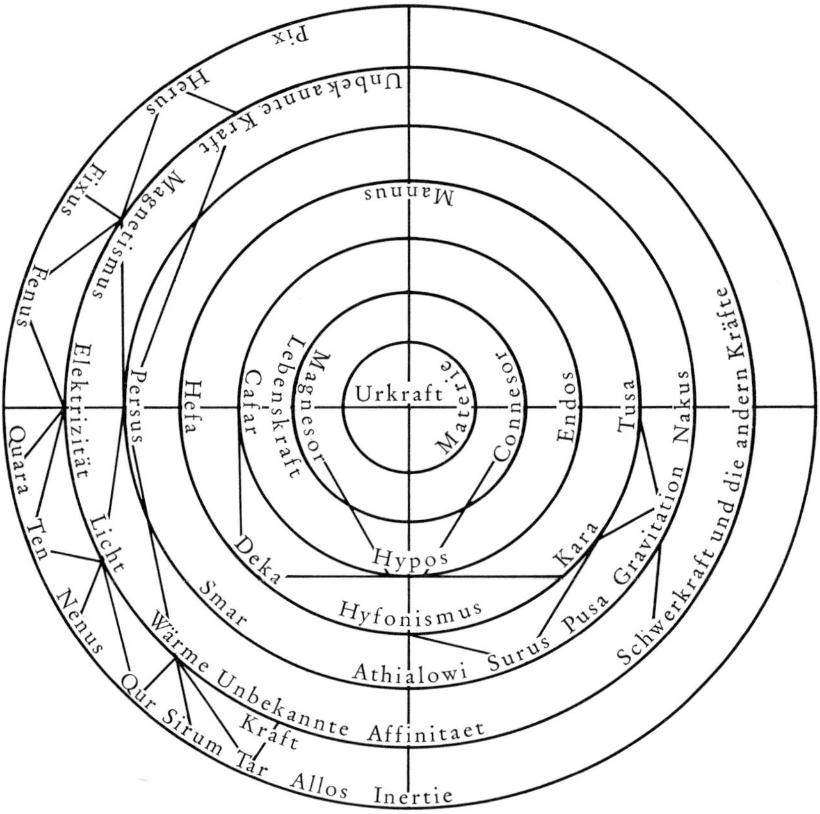

Abbildung 2

66 Ich kann mich genau entsinnen, daß im Laufe des Winters 1899 bis 1900 mehrere Male in Gegenwart von Fräulein S. W. von repulsiven und attraktiven Kräften gesprochen wurde im Anschluß an KANTS *Naturgeschichte des Himmels*[26], ferner vom Gesetze der Erhaltung

26. KANT, *Allgemeine Naturgeschichte und Theorie des Himmels.*

der Energie, von den verschiedenen Formen der Energie und von der Frage, ob die Schwerkraft ebenfalls eine Bewegungsform sei. Aus dem Inhalt dieser Gespräche hat Fräulein S. W. offenbar die Grundlage ihres mystischen Systems geschöpft. Sie gab darüber folgende Erklärungen: Die Kräfte ordnen sich auf sieben Kreisen an. Außerhalb dieser Kreise sind noch drei weitere, auf denen unbekannte Zwischenkräfte zwischen Kräften und Stoffen sich finden. Die Stoffe befinden sich auf sieben Kreisen, welche die zehn inneren umschließen[27]. Im Zentrum steht die Urkraft, sie ist die Ursache der Schöpfung, sie ist eine geistige Kraft. Der erste Kreis, welcher die Urkraft umschließt, ist die Materie, die keine eigentliche Kraft ist und auch nicht von der Urkraft abstammt. Aber sie verbindet sich mit der Urkraft und aus dieser Verbindung gehen in erster Linie die geistigen Kräfte hervor; auf der einen Seite die guten oder Lichtkräfte, auf der andern die dunkeln Kräfte. Am meisten Urkraft enthält die Kraft Magnesor, am wenigsten die Kraft Connesor, in welcher die dunkle Macht der Materie am größten ist. Je weiter die Urkraft nach außen fortschreitet, desto schwächer wird sie, desto schwächer wird aber auch die Kraft der Materie, indem ihre Macht da am größten ist, wo der Zusammenstoß mit der Urkraft am heftigsten ist, nämlich bei der Kraft Connesor. Auf den Kreisen befinden sich immer analog, aber in entgegengesetztem Sinne wirkende und an Intensität gleiche Kräfte. Das System läßt sich auch in eine einzige Reihe schreiben, welche mit Urkraft, Magnesor, Cafar etc. beginnt, (von links nach rechts auf dem Schema fortschreitet) und über Tusa, Endos aufsteigend mit Connesor endet, nur ist dann die Übersicht der Intensitätsgrade erschwert. Jede Kraft auf einem äußeren Kreise setzt sich zusammen aus den wieder zunächst liegenden Kräften des inneren Kreises.

Die Magnesorgruppe. Vom Magnesor stammen in direkter Linie 67
mit nur geringer Beeinflußung von der dunkeln Seite her die sogenannten Lichtkräfte ab. Die Kräfte Magnesor und Cafar bilden in ihrer Gesamtheit die sogenannte Lebenskraft, welche keine einheitliche Kraft, sondern bei Tieren und Pflanzen von verschiedener Zusammen-

27. Auf der Abbildung 2 sind nur die ersten sieben inneren Kreise dargestellt.

setzung ist. Zwischen Magnesor und Cafar steht die Lebenskraft des Menschen. Am meisten Magnesor haben die moralisch guten Menschen und die Medien, welche den Verkehr guter Geister mit der Erde vermitteln. In der Mitte etwa stehen die Lebenskräfte der Tiere und bei Cafar die der Pflanzen. Von Hefa ist nichts bekannt, respektive Fräulein S. W. weiß nichts darüber anzugeben. Persus ist die Grundkraft, welche in den Erscheinungsformen der Bewegungskräfte zu Tage tritt. Ihre erkennbaren Formen sind Wärme, Licht, Elektrizität, Magnetismus und zwei unbekannte Kräfte, von denen die eine nur auf den Kometen vorkommt. Von den Kräften des siebenten Kreises konnte Fräulein S. W. nur Süd- und Nord-Magnetismus und positive und negative Elektrizität bezeichnen. Deka ist unbekannt. Smar ist von besonderer, unten noch zu erläuternder Bedeutung; sie führt hinüber zur

68 *Hyposgruppe.* Hypos und Hyfonismus sind Kräfte, die nur bestimmten Menschen innewohnen und zwar solchen, die imstande sind, einen magnetischen Einfluß auf andere auszuüben. Athialowi ist der Geschlechtstrieb. Von ihm leitet sich direkt die chemische Affinität ab. Auf dem siebenten Kreise unter ihr kommt die Trägheit. Surus und Kara sind unbekannter Bedeutung. Pusa entspricht in umgekehrtem Sinne Smar.

69 *Die Connesorgruppe.* Connesor ist der Gegenpol des Magnesor. Es ist die der guten Lichtkraft an Intensität gleichkommende dunkle und böse Kraft. Was die gute Kraft schafft, verkehrt diese in das Gegenteil. Endos ist eine Grundkraft der mineralischen Stoffe. Von Tusa (unbekannter Bedeutung) leitet sich die Gravitation ab, welche ihrerseits als Grundkraft der in die Erscheinung tretenden Beharrungskräfte bezeichnet wird. (Schwerkraft, Kapillarität, Adhäsion und Kohäsion). Nakus ist die geheime Kraft eines seltenen Steines, der die Wirkung des Schlangengifts aufhebt. Die beiden Kräfte Smar und Pusa haben eine besondere Bedeutung. Nach Fräulein S. W. kommt Smar zur Entwicklung im Momente des Todes moralisch guter Menschen und zwar im Körper derselben. Diese Kraft ermöglicht der Seele den Aufstieg zu den Lichtkräften. Entgegengesetzt verhält sich Pusa, welche Kraft die moralisch schlechte Seele zur dunkeln Seite hinüberführt in den Zustand des Connesor.

Mit dem sechsten Kreise beginnt die sichtbare Welt, welche nur infolge der Mangelhaftigkeit unserer Sinnesorgane so scharf vom Jenseits getrennt zu sein scheint. In Wirklichkeit ist der Übergang ein ganz allmählicher, und es gibt Menschen, welche auf einer höheren Stufe der Welterkenntnis leben, weil ihre Wahrnehmungen und Empfindungen feiner sind als die der andern Menschen. Solche «Seher» vermögen Krafterscheinungen zu sehen, wo gewöhnliche Menschen nichts mehr wahrnehmen. Den Magnesor sieht Fräulein S. W. wie einen weiß oder bläulich leuchtenden Dampf, der hauptsächlich zur Entwicklung kommt, wenn gute Geister in der Nähe sind. Connesor ist ein schwarzes dampfähnliches Fluidum, das ähnlich dem Magnesor bei Erscheinungen «schwarzer» Geister zur Entwicklung kommt. Namentlich nachts vor dem Beginn der großen Visionen lagert sich der leuchtende Magnesordampf in dichten Schwaden um sie, und daraus verdichten sich dann die guten Geister zu sichtbaren, weißen Gestalten. Ebenso verhält es sich mit dem Connesor. Diese beiden Kräfte haben ihre verschiedenen Medien. Fräulein S. W. ist ein Magnesormedium, ebenso wie die Seherin von Prevorst und Swedenborg. Die Materialisationsmedien der Spiritisten sind meist Connesormedien, weil die Materialisation viel leichter durch den Connesor stattfindet wegen seiner nahen Beziehung zu den Eigenschaften des Stoffes. Im Sommer 1900 versuchte Fräulein S. W. mehrere Male, die Kreise der Stoffe zu produzieren, sie kam aber nie über ganz vage und unverständliche Andeutungen hinaus, und in der Folge sprach sie überhaupt nicht mehr davon. 70

Ausgang

Die eigentlich interessanten und inhaltsreichen Sitzungen nahmen mit der Produktion des Kräftesystems ein Ende. Schon vorher machte sich eine allmähliche Abnahme der Lebhaftigkeit der Ekstasen bemerkbar. Ulrich von Gerbenstein trat immer mehr in den Vordergrund und erfüllte die Sitzungen stundenlang mit seinem kindischen Geplauder. Die Visionen, die Fräulein S. W. unterdessen hatte, scheinen ebenfalls bedeutend an Reichtum und Plastizität der Gestaltung eingebüßt zu haben, denn Fräulein S. W. wußte nachher nur mehr von allgemeinen Wonnegefühlen in der Gegenwart guter Geister und von unangeneh- 71 men in Gegenwart böser zu berichten. Irgend etwas Neues wurde nicht mehr produziert. In den Trancereden wurde eine gewisse Unsicherheit, etwas wie Tasten und Forschen über den Eindruck, den sie beim Zuhörer machten, neben der zunehmenden Fadigkeit des Inhaltes beobachtet. Auch im äußeren Benehmen des Fräulein S. W. trat eine auffallende Scheu und Unsicherheit hervor, so daß der Eindruck absichtlicher Täuschung immer lebhafter wurde. Der Schreibende zog sich darum bald von den Sitzungen zurück. Fräulein S. W. experimentierte in der Folgezeit in andern Kreisen und wurde etwa ein halbes Jahr nach Aufhören meiner Beobachtung auf Betrug in flagranti ertappt. Sie wollte nämlich durch eigentlich spiritistische Experimente wie Apport etc. den gesunkenen Glauben an ihre übernatürlichen Fähigkeiten wieder beleben, indem sie verschiedene kleine Gegenstände, die sie in ihrem Oberkleide verborgen hatte, in der Dunkelsitzung in die Luft warf. Damit hatte sie ihre Rolle ausgespielt. Seither sind anderthalb Jahre verflossen, in denen mir Fräulein S. W. aus den Augen gekommen ist. Wie ich von einem Beobachter, der sie aus früherer Zeit kennt, erfahre, hat sie noch hie und da etwas sonderbare Zustände von kürzerer Dauer, in denen sie sehr blaß und schweigsam ist, starren, glänzenden Blick zeigt etc. Von Visionen konnte ich nichts mehr in Erfahrung bringen. Auch soll sie an keinen spiritistischen Sitzungen mehr teilnehmen. Fräulein S. W. ist jetzt Angestellte in einem größeren Geschäft und ist allem Vernehmen nach eine fleißige und pflichttreue Person, die mit Eifer und Geschick und zu allseitiger Zufriedenheit ihre Geschäfte besorgt. Ihr Charakter hat sich nach Bericht zuverlässiger Personen bedeutend gebessert, sie ist im ganzen ruhiger, gesetzter und sympathischer geworden. Irgend welche sonstigen Abnormitäten sind an ihr nicht zu Tage getreten.

72 Dieser Fall enthält trotz seiner Unvollständigkeit eine Fülle psychologischer Probleme, deren nähere Ausführung den Rahmen dieser kleinen Arbeit weit überschritte. Wir müssen uns daher mit einer bloßen Skizzierung der verschiedenen auffallenden Erscheinungen begnügen. Aus Gründen der Übersichtlichkeit erscheint es angezeigt, die einzelnen Zustände von Fräulein S. W. in gesonderter Darstellung zu besprechen.

Der Wachzustand

Die Patientin bietet in wachem Zustand verschiedene Besonderheiten. Sie ist, wie wir gesehen haben, zur Schulzeit oft zerstreut, verliest sich in eigentümlicher Weise, ist launisch, ihr Benehmen wechselt in unbestimmter Weise, bald ist sie still, scheu, zurückgezogen, bald ungemein lebhaft, laut und gesprächig. Sie ist nicht unintelligent zu nennen, jedoch kann sie bald durch Borniertheit, bald durch einzelne intelligente Momente auffallen. Ihr Gedächtnis ist im allgemeinen gut, jedoch durch die bemerkenswerte Zerstreutheit oft sehr beeinträchtigt; so weiß sie trotz vielfacher Unterhaltung und Lektüre über KERNERS *Seherin von Prevorst* nach vielen Wochen noch nicht, ob der Autor «Koerner» oder «Kerner» heißt, auch nicht den Namen der Seherin, wenn sie direkt darnach gefragt wird. Trotzdem erscheint in den automatischen Mitteilungen der Name «Kerner», wenn er gelegentlich einmal vorkommt, richtig geschrieben. Im allgemeinen, kann man sagen, zeigt der Charakter der Patientin etwas ungemein Maßloses, Unbeständiges, beinahe Proteusartiges. Sehen wir von den psychologischen Charakterschwankungen des Pubertätsalters ab, so bleibt ein gewisser pathologischer Rest übrig, der sich in den maßlosen Reaktionen und dem unberechenbaren, bizarren Wesen äußert. Man darf diesen Charakter als «déséquilibré» oder «instable» bezeichnen. Ein spezifisches Gepräge erhält er durch gewisse als hysterisch zu bezeichnende Züge: Als hysterisch ist vor allem die Zerstreutheit und das träumerische Wesen aufzufassen. Wie JANET behauptet, ist die Grundlage der hysterischen Anästhesien die Aufmerksamkeitsstörung. Er konnte bei jugendlichen Hysterischen «eine auffallende Gleichgültigkeit und Zerstreutheit gegen alles, was in den Bereich des Empfindungslebens gehört», konstatieren [28]. Ein bemerkenswertes Moment, das die hysterische Zerstreutheit aufs schönste illustriert, ist das *Verlesen.* Die Psychologie dieses Vorganges darf man sich vielleicht folgendermaßen denken: während des Lautlesens erlahmt die Aufmerksamkeit für diesen Akt und wendet sich irgend einem andern Gegenstand zu. Unterdessen wird mechanisch weiter gelesen, die Sinneseindrücke werden nach wie 73

28. *Der Geisteszustand der Hysterischen.* (Die psychischen Stigmata).

vor aufgenommen; infolge der Zerstreutheit ist aber die Erregbarkeit des Perzeptionszentrums gesunken, so daß die Stärke des Sinneseindruckes nicht mehr hinreicht, um die Aufmerksamkeit so zu fesseln, daß die Perzeption als solche auf die sprachmotorische Bahn weitergeleitet wird, d. h. daß alle zufließenden Assoziationen, welche sich sofort mit jedem neuen Sinneseindruck verbinden, verdrängt werden. Der weitere psychologische Mechanismus läßt nun zwei Erklärungsmöglichkeiten zu.

1. Die Aufnahme des Sinneseindruckes erfolgt infolge der Erhöhung der Reizschwelle im Perzeptionszentrum *unbewußt,* d. h. unterhalb der Reizschwelle des Bewußtseins, und wird infolgedessen nicht von der bewußten Aufmerksamkeit aufgegriffen und als solcher auf die Sprachbahn weiter geleitet, sondern er gelangt erst durch Vermittlung gewisser zunächst liegender Assoziationen, in diesem Falle der Dialektausdrücke für denselben Gegenstand, zur sprachlichen Äußerung.

2. Der Sinneseindruck wird *bewußt* aufgenommen und gelangt erst im Momente des Eintrittes in die Sprachbahn auf ein Territorium, dessen Erregbarkeit durch die Zerstreutheit vermindert ist. An dieser Stelle schiebt sich dem motorischen Sprachbild assoziativ das Dialektwort unter und wird als solches geäußert. Sicher ist in beiden Fällen die akustische Zerstreutheit, welche den Irrtum nicht korrigiert. Welche der beiden Erklärungen die richtige ist, kann in diesem Falle nicht entschieden werden, wahrscheinlich sind beide annähernd richtig, indem die Zerstreutheit eine allgemeine zu sein scheint und jedenfalls mehr als eines der beim Akte des Lautlesens in Betracht kommenden Zentren betrifft.

74 Für unseren Fall hat diese Erscheinung darum einen ganz besonderen Wert, weil es sich um ein durchaus elementares automatisches Phänomen handelt. Man darf dasselbe als hysterisch bezeichnen, insofern im konkreten Falle der Zustand der Ermüdung und der Intoxikation mit ihren parallelen Erscheinungen ausgeschlossen ist. Ein gesunder Mensch läßt sich nur ausnahmsweise derart von einem Objekt fesseln, daß er die Korrektur begangener Zerstreutheitsfehler, namentlich solcher, wie der berichteten, unterläßt. Die Häufigkeit dieser Vorkommnisse bei der Patientin weist auf eine erhebliche Einengung des Bewußtseinsfeldes hin, insofern Patientin nur ein relatives Minimum von gleichzeitig zuströmenden Elementarempfindungen bewältigen kann.

Wenn wir den psychologischen Zustand der «psychischen Schattenseite» qualifizieren wollen, so können wir denselben je nach dem Vorherrschen der Passivität oder Aktivität als einen Schlaf- oder Traumzustand bezeichnen. Ein pathologischer Traumzustand von ganz rudimentärer Ausdehnung und Intensität ist allerdings vorhanden; seine Genese ist eine spontane, und spontan entstehende Traumzustände mit automatischer Produktion pflegt man im großen und ganzen als hysterisch zu bezeichnen. Es muß dabei darauf hingewiesen werden, daß solche Fälle von Verlesen bei der Patientin häufig vorkamen und daß aus diesem Grund die Bezeichnung «hysterisch» angebracht ist, indem, so viel uns bekannt, nur auf dem Boden der hysterischen Konstitution häufig spontane partielle Schlaf- oder Traumzustände auftreten.

Die automatische Unterschiebung einer nahe liegenden Assoziation 75
hat BINET an seiner Hysterischen experimentell studiert: wenn er z. B. die anästhetische Hand der Patientin stach, so dachte sie, ohne daß sie die Stiche empfand, an «Punkte», bewegte er ihre anästhetischen Finger, so dachte sie an «Stöcke» oder «Säulen». Oder die anästhetische Hand, die durch einen Schirm dem Blicke der Patientin entzogen ist, schreibt «Salpêtrière»: Patientin sieht vor sich auf schwarzem Grund mit weißer Schrift das Wort «Salpêtrière» [29]. Wir erinnern hier auch an die oben berichteten Experimente von GUINON und SOPHIE WOLTKE.

Wir finden also bei der Patientin schon zu einer Zeit, wo noch nichts 76
die späteren Phänomene andeutete, rudimentäre Automatismen, Bruchstücke von Traumerscheinungen, welche die Möglichkeit in sich tragen, daß eines Tages zwischen die Zerstreutheitsperzeptionen und das Bewußtsein sich mehr als eine Assoziation einschleichen wird. Das Verlesen zeigt uns ferner eine gewisse automatische Selbständigkeit der psychischen Elemente, welche schon bei Gelegenheit einer mehr oder weniger flüchtigen, jedenfalls sonst in keiner Weise auffallenden oder verdächtigen Zerstreutheit eine, wenn auch geringe, Produktivität entfalten, welche derjenigen des physiologischen Traumes am nächsten steht. Das Verlesen kann darum als Prodromalsymptom der späteren Ereignisse aufgefaßt werden, besonders da seine Psychologie prototypisch ist für den Mechanismus der somnambulen Träume, die eigentlich nichts anderes sind als eine vielfache Multiplikation und unend-

29. l. c., p. 187 und p. 185.

lich mannigfaltige Variation des oben besprochenen elementaren Vorganges. Es ist mir nie gelungen, zur Zeit meiner oben dargestellten Beobachtungen ähnliche rudimentäre Automatismen nachzuweisen: es hat den Anschein, als ob sich mit der Zeit die anfänglich geringgradigen Zerstreutheitszustände gewissermaßen unter der Oberfläche des Bewußtseins zu jenen merkwürdigen somnambulen Anfällen ausgewachsen hätten und darum in dem anfallsfreien Wachzustand verschwunden wären. Was die Entwicklung des Charakters der Patientin anbetrifft, so konnte im Verlaufe der beinahe zweijährigen Beobachtungszeit außer einer gewissen, nicht sehr intensiven Reifung keine auffallende Änderung konstatiert werden. Dagegen ist die Beobachtung, daß in den letzten zwei Jahren seit dem Zurücktreten (gänzlichen Aufhören?) der somnambulen Attacken eine erhebliche Veränderung des Charakters stattgefunden hat, bemerkenswert. Wir werden weiter unten noch auf die Bedeutung dieser Beobachtung zu sprechen kommen.

Der Hemi-Somnambulismus

77 In der Darstellung des Falles W. wurde mit dem Namen *«Hemi-Somnambulismus»* folgender Zustand bezeichnet: Patientin befindet sich einige Zeit vor und nach den eigentlich somnambulen Attacken in einem Zustand, dessen hervorstechendste Eigentümlichkeit als «Präokkupation» bezeichnet werden muß. Patientin nimmt nur mit halbem Ohr an der Unterhaltung teil, antwortet zerstreut, ist häufig von allen möglichen Halluzinationen in Anspruch genommen, ihre Miene ist feierlich, der Blick ekstatisch, von stechendem Glanz. Bei näherer Beobachtung zeigt sich eine tiefgreifende Veränderung ihres ganzen Charakters, sie ist ernst, gemessen; wenn sie spricht, so ist das Thema immer ein durchaus ernsthafter Gegenstand. Sie weiß in diesem Zustande ernst, eindringlich und überzeugend zu reden, so daß man sich beinahe fragen muß: ist das noch ein Mädchen von fünfzehneinhalb Jahren? Man gewinnt den Eindruck, daß hier eine reife Frau mit zum mindesten beträchtlichem schauspielerischem Talent dargestellt wird. Die Ernsthaftigkeit und Feierlichkeit des Benehmens ist völlig motiviert durch die Erklärung der Patientin, daß sie in ihrem gegenwärtigen Zustande auf der Grenze zwischen Diesseits und Jenseits stehe und

jetzt ebenso wirklich mit den Geistern der Verstorbenen verkehre wie mit den lebenden Menschen. Tatsächlich ist ihre Unterhaltung durchgehend gespalten zwischen Antworten auf objektiv reale Fragen und solchen auf Halluzinationen. Wenn ich diesen Zustand als *Hemi-Somnambulismus* bezeichne, so geschieht es in Übereinstimmung mit der Definition RICHETS, dem Autor dieses Begriffes. RICHET sagt: «La conscience de cet individu persiste dans son intégrité apparente: toutefois des opérations très compliquées vont s'accomplir en dehors de la conscience; sans que le moi volontaire et conscient paraisse ressentir une modification quelconque. Une autre personne sera en lui, qui agira, pensera, voudra, sans que la conscience, c'est-à-dire le moi réfléchi, conscient en ait la moindre notion[30].»

BINET bemerkt zu dem Begriff *«Hemi-Somnambulismus»:* «Le terme indique la parenté de cet état avec le somnambulisme véritable, et ensuite il laisse comprendre que la vie somnambulique qui se manifeste durant la veille est réduite, déprimée, par la conscience normale qui la recouvre[31].» 78

Die Automatismen

Der Hemi-Somnambulismus ist charakterisiert durch die Kontinuität des Bewußtseins mit dem des Wachzustandes und durch das Auftreten verschiedener Automatismen, welche die vom Selbstbewußtsein unabhängige Tätigkeit eines Unterbewußtseins anzeigen. 79

Die automatischen Phänomene unseres Falles sind folgende: 80

1. Die automatischen Bewegungen des Tisches
2. Die automatische Schrift
3. Die Halluzinationen

1. *Die automatischen Bewegungen des Tisches.* Bevor Patientin in meine Beobachtung kam, stand sie schon unter der Suggestion des «Tischrückens», welches sie als gesellschaftliches Spiel kennen gelernt 81

30. *La Suggestion mentale et le calcul des probabilités,* p. 650.
31. l. c., p. 139.

hatte. Da mit ihrem Eintreten in jenen Zirkel sofort Mitteilungen von Personen ihrer Familie zum Vorschein kamen, so wurde sie auch folgerichtig sofort als das Medium bezeichnet. Ich konnte nur konstatieren, daß, sobald ihre Hände auf dem Tische lagen, auch sofort die typischen Bewegungen auftraten. Der Inhalt der erfolgenden Mitteilungen interessiert uns nicht weiter. Dagegen verdient der automatische Charakter des Aktes selber einige Besprechung, denn es darf hier ohne weiteres der Einspruch erhoben werden, daß es sich um absichtliche und willkürliche Stoß- und Druckbewegungen seitens der Patientin handle.

82 Wie durch die Untersuchungen von CHEVREUL, GLEY, LEHMANN usw. bekannt ist, sind die motorischen Phänomene des Unbewußten nicht nur von häufigem Vorkommen bei Hysterischen oder sonst disponierten pathologischen Personen, sondern sie lassen sich auch bei Gesunden, die sonst niemals spontane Automatismen zeigen, mit einer relativen Leichtigkeit provozieren[32]. Ich habe in dieser Richtung vielfache Versuche angestellt und kann diese Beobachtung nur bestätigen. Es handelt sich bei weitaus den meisten Personen nur um die nötige Geduld, die eventuell eine Stunde ruhigen Wartens erträgt. Wo nicht Konträrsuggestionen hindernd dazwischentreten, können vielleicht bei den meisten Versuchspersonen schließlich die motorischen Automatismen in mehr oder weniger hohem Grade erreicht werden. In einem relativ niedrigen Prozentsatz treten die Erscheinungen spontan ein, d. h. immerhin noch unter dem Einfluß der verbalen Suggestion oder einer von früher her datierten Autosuggestion. Das Beispiel wirkt in diesem Falle in hohem Grade suggestiv. Überhaupt unterliegt die betreffende Disposition allen denjenigen Gesetzen, die auch für die normale Hypnose gelten. Es sind aber immerhin noch gewisse eigentümliche Verhältnisse zu berücksichtigen, welche durch die Spezialität des Falles bedingt sind. Es handelt sich nicht um eine totale Hypnose, sondern um eine partielle, ganz auf die motorische Region des Armes beschränkte, vergleichbar der durch einige magnetische «passes» erzeugten zerebralen Anästhesie einer schmerzhaften Körperstelle. Wir berühren unter verbaler Suggestion oder unter Benützung einer schon vorhandenen Autosuggestion die betreffende Körperstelle und benützen

32. Ausführlich referiert bei BINET, l. c., p. 197 ff.

den erfahrungsgemäß suggestiv wirkenden taktilen Reiz zur Erzielung der gewünschten partiellen Hypnose. Entsprechend diesem Vorgehen können refraktäre Versuchspersonen ziemlich leicht zur Auslösung des Automatismus gebracht werden, indem der Experimentierende absichtlich dem Tisch einen leisen Stoß oder besser eine Reihenfolge rhythmischer, aber sehr leiser Stöße gibt. Nach kurzer Zeit merkt der Experimentierende, daß die Oszillationen stärker werden, daß sie sich fortsetzen, obschon man die absichtlichen Bewegungen unterbricht: das Experiment ist gelungen, die Versuchsperson hat ahnungslos die Suggestion aufgenommen. Man erreicht durch dieses Vorgehen meist weit mehr als durch verbale Suggestion. Bei sehr empfänglichen Personen und in allen jenen Fällen, wo scheinbar spontan die Bewegung auftritt, übernehmen die intendierten Zitterbewegungen, die ja subjektiv nicht wahrnehmbar sind, die Rolle des «agent provocateur» [33]. Dadurch können gelegentlich Personen, die für sich allein niemals automatische Bewegungen gröberen Kalibers erreichen, die unbewußte Leitung der Tischbewegungen übernehmen, vorausgesetzt daß ihre Zitterbewegungen so stark sind, daß das Medium deren Sinn versteht. Das Medium übernimmt in diesem Falle die leisen Oszillationen und gibt sie in erheblichem Grade verstärkt wieder, nur in seltenen Fällen im anscheinend gleichen Momente, meist erst einige Sekunden später, und offenbart auf diesem Wege den bewußten oder unbewußten Gedankeninhalt des «agent». Es können mittelst dieses einfachen Mechanismus oft beim ersten Anblick verblüffende Fälle von Gedankenlesen zustande kommen. Zur Illustration des Gesagten diene ein sehr einfaches Experiment, das in vielen Fällen auch mit ganz ungeübten Personen gelingt: der Experimentierende denkt sich z. B. die Zahl Fünf und wartet dann, die Hände ruhig auf dem Tisch, bis er fühlt, daß der Tisch die erste Neigung macht, um die gedachte Zahl anzugeben. In diesem Moment nimmt er die Hände vom Tisch. Die Zahl Fünf wird richtig an-

33. Bekanntlich sind die Hände und Arme beim wachen Menschen nie ganz ruhig, sondern führen beständig feine Zitterbewegungen aus. PREYER, LEHMANN u. a. haben nachgewiesen, daß diese Bewegungen in hohem Maße von den prädominierenden Vorstellungen beeinflußt sind; so zeigte z. B. PREYER, daß die ausgestreckte Hand kleine mehr oder weniger gelungene Abbildungen derjenigen Figuren zeichnete, welche gerade lebhaft vorgestellt wurden. In sehr einfacher Weise können die intendierten Zitterbewegungen durch die Versuche mit dem pendelnden Lot demonstriert werden.

gegeben. Es empfiehlt sich, zu diesem Experiment den Tisch auf einen weichen, dicken Teppich zu stellen. Bei genauem Aufpassen bemerkt der Experimentierende gelegentlich eine Bewegung des Tisches, welche sich folgendermaßen darstellt:

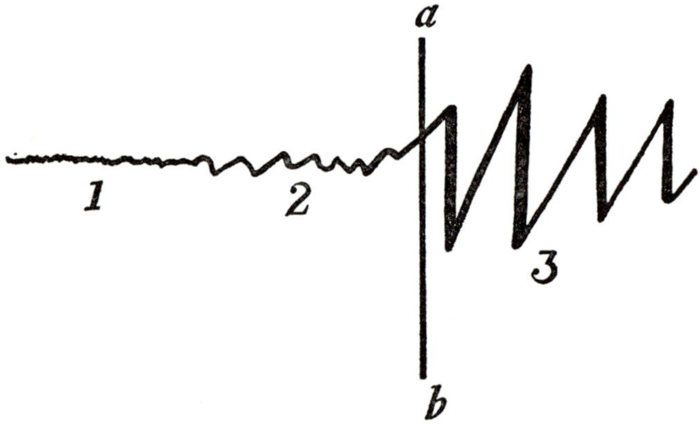

Abbildung 3

83 a) Intendierte Zitterbewegungen, die subjektiv nicht beobachtet werden können.

b) Mehrere minimale, eben noch wahrnehmbare Schwankungen des Tisches, welche das Ansprechen der Versuchsperson auf die intendierten Zitterbewegungen andeuten.

c) Die großen, die gedachte Zahl Fünf objektiv angebenden Bewegungen.

Der Strich bezeichnet den Moment, in dem die Hände weggenommen werden.

84 Dieses Experiment gelingt vorzugsweise bei gut ansprechenden, aber noch ungeübten Versuchspersonen. Schon nach kurzer Übung pflegt das angedeutete Phänomen zu verschwinden, indem durch die Übung schon direkt aus den intendierten Bewegungen die Zahl abgelesen und reproduziert wird [34].

85 Ähnlich wie im oben berichteten Experiment die absichtlichen Stöße, wirken hier beim empfänglichen Medium die intendierten Zitterbewe-

34. Vgl. PREYER, *Die Erklärung des Gedankenlesens.*

gungen des «agent». Sie werden aufgenommen, verstärkt und reproduziert, jedoch sehr leise, gewissermaßen zaghaft. Sie sind aber eben noch vernehmbar und wirken daher als leise taktile Reize suggestiv und lösen durch Steigerung der partiellen Hypnose die großen automatischen Bewegungen aus. Dieses Experiment illustriert aufs deutlichste die stufenweise Steigerung der Autosuggestion. Auf dem Wege dieser Autosuggestion entwickeln sich alle automatischen Phänomene motorischer Art. Wie sich allmählich der intellektuelle Gehalt in das rein Motorische einmischt, braucht nach der obigen Auseinandersetzung kaum mehr erläutert zu werden. Einer speziellen Suggestion zur Hervorrufung intellektueller Phänomene bedarf es gar nicht. Es handelt sich ja von vornherein, wenigstens von Seiten des Experimentators, um Wortvorstellungen. Nach den ersten planlosen motorischen Äußerungen der ungeübten Versuchspersonen werden bald eigene Wortprodukte oder die Intentionen des Experimentators wiedergegeben. Objektiv ist das Hereintreten intellektuellen Inhalts folgendermaßen zu verstehen:

Durch die allmähliche Steigerung der Autosuggestion werden die 86
motorischen Bezirke des Armes isoliert gegen das Bewußtsein, resp. die Perzeption der leisen Bewegungsimpulse wird dem Bewußtsein verschleiert[35]. Durch die auf dem Wege des Bewußtseins aufgenommene Erkenntnis der Möglichkeit intellektuellen Inhaltes erfolgt eine kollaterale Erregung im Sprachgebiet als dem zunächst liegenden Mittel zur intellektuellen Kundgebung. Die Intention zur Kundgebung betrifft notwendigerweise den motorischen Anteil[36] der Wortvorstellung am meisten, wodurch das unbewußte Hinüberfließen von Sprachimpulsen zur motorischen Region[37] und umgekehrt das allmähliche Hinübertreten der partiellen Hypnose auf das Sprachgebiet verständlich wird.

35. Analog gewissen hypnotischen Experimenten im Wachzustand. Vgl. das Experiment JANETS, der durch geflüsterte Suggestionen einen Patienten dazu brachte, daß er sich platt auf den Boden legte, ohne es zu bemerken. In: *L'Automatisme psychologique,* p. 241.

36. CHARCOTsches Schema der Wortbildzusammensetzung: 1. Gehörsbild, 2. Gesichtsbild, 3. Bewegungsbilder, a) Sprechbild, b) Schreibbild. Bei BALLET, *Die innerliche Sprache.*

37. BAIN sagt: Der Gedanke ist ein unterdrücktes Wort oder eine unterdrückte Handlung. In: *The Senses and the Intellect,* p. 358.

87 Ich habe bei zahlreichen Versuchen mit Anfängern in der Regel beim Beginn intellektueller Phänomene eine mehr oder weniger große Anzahl völlig sinnloser Worte, oft auch nur sinnlose Buchstabenfolgen beobachtet. Später werden allerhand Spielereien produziert, z. B. Worte oder ganze Sätze mit regellos versetzten Buchstaben oder mit umgekehrter Anordnung der Buchstaben, also gewissermaßen Spiegelschrift. Das Auftreten des Buchstabens oder Wortes bedeutet eine neue Suggestion; unwillkürlich gesellt sich irgend eine Assoziation dazu, welche sich dann realisiert. Merkwürdigerweise sind dies aber zumeist nicht die bewußten Assoziationen, sondern gänzlich unerwartete. Ein Umstand, der dafür spricht, daß bereits ein erheblicher Teil des Sprachgebietes hypnotisch isoliert ist. Die Erkenntnis dieses Automatismus bildet wiederum eine fruchtbare Suggestion, indem unfehlbar in diesem Moment das Gefühl der Fremdartigkeit auftritt, wenn es nicht schon bei dem rein motorischen Automatismus vorhanden war. Die Frage: Wer tut das? Wer spricht so? ist die Suggestion zur Synthese der unbewußten Persönlichkeit, welche auch in der Regel nicht zu lange auf sich warten läßt. Irgend ein Name stellt sich ein, gewöhnlich ein gefühlsstarker, und die automatische Spaltung der Persönlichkeit ist fertig. Wie zufällig und wie schwankend diese Synthese in ihrem Beginne ist, zeigen folgende Berichte aus der Literatur:

88 Myers teilt folgende interessante Beobachtung eines Herrn A., Mitglied der S. P. R., mit (Herr A. machte an sich selbst Versuche mit automatischem Schreiben):

3. Tag

89 Was ist der Mensch? – Tefi hasl esble lies.
Ist das ein Anagramm? – Ja.
Wie viele Worte enthält es? – Fünf.
Wie lautet das erste Wort? – See.
Wie lautet das zweite Wort? – Eeeee.
See? Soll ich es selber interpretieren? – Versuch's!

90 Herr A. fand als Lösung: Life is less able. Er war erstaunt über diese intellektuelle Kundgebung, welche ihm die Existenz einer von der

seinigen unabhängigen Intelligenz zu beweisen schien. Er fragt deshalb weiter:

Wer bist du? – Clelia.
Bist du eine Frau? – Ja.
Hast du jemals auf der Erde gelebt? – Nein.
Wirst du leben? – Ja.
Wann? – In sechs Jahren.
Warum unterhältst du dich mit mir? – E if Clelia el.
Herr A. interpretiert diese Antwort als: I Clelia feel.

4. Tag

Bin ich es, der die Frage gibt? – Ja. 91
Ist Clelia da? – Nein.
Wer ist denn hier? – Niemand.
Existiert Clelia überhaupt? – Nein.
Mit wem sprach ich denn gestern? – Mit niemand [38].

JANET führt mit dem Unterbewußtsein der Lucie, die unterdessen 92
von einem andern Beobachter in ein Gespräch verwickelt ist, folgendes Gespräch:

(JANET fragt:) M'entendez-vous? (Lucie antwortet mittels automatischer Schrift:) Non.
Mais pour répondre il faut entendre. – Oui, absolument.
Alors, comment faites-vous? – Je ne sais.
Il faut bien qu'il y ait quelqu'un qui m'entende? – Oui.
Qui cela? – Autre que Lucie.
Ah! bien, une autre personne. Voulez-vous que nous lui donnions un nom? – Non!
Si, ce sera plus commode. — Eh bien, Adrienne.
Alors, Adrienne, m'entendez-vous? – Oui [39].

38. MYERS, *Automatic Writing.*
39. *L'Automatisme psychologique,* p. 317 f.

93 Aus diesen Zitaten ersieht man, auf welchem Wege sich die unterbewußte Persönlichkeit konstruiert: sie verdankt ihre Entstehung lediglich Suggestivfragen, denen eine gewisse Disposition des Mediums entgegenkommt. Wir haben diese Disposition aus der Desaggregation der psychischen Komplexe zu erklären, wobei das Gefühl der Fremdartigkeit solcher Automatismen unterstützend mitwirkt, sobald die bewußte Aufmerksamkeit auf den automatischen Akt gerichtet ist. BINET bemerkt zu obigem Experiment JANETS: «Il faut bien remarquer que si la personnalité d'Adrienne a pu se créer, c'est qu'elle a rencontré une possibilité psychologique; en d'autres termes, il y avait là des phénomènes désagrégés vivant séparés de la conscience normale du sujet[40].» Die Individualisierung des Unterbewußtseins bedeutet immer einen beträchtlichen Fortschritt von großem suggestivem Einfluß auf die weitere Gestaltung der Automatismen[41]. Auf diese Weise kann man sich die Entstehung der unbewußten Persönlichkeiten in unserem Falle denken.

94 Der Einwand der «Simulation» des automatischen Tischrückens darf wohl aufgegeben werden, wenn man das Phänomen des Gedankenlesens aus den intendierten Zitterbewegungen, welches die Patientin in reichem Maße dargeboten hat, berücksichtigt. Rasches, bewußtes Gedankenlesen erfordert zum mindesten eine ganz außerordentliche Übung, welche aber der Patientin nachgewiesenermaßen abgeht. Mittels der intendierten Zitterbewegungen können ganze Gespräche geführt werden, wie z. B. in unserem Falle. Auf demselben Wege läßt sich auch die Suggestibilität des Unterbewußtseins objektiv nachweisen, indem z. B. der Agent sich lebhaft vorstellt: «Die Hand des Mediums wird den Tisch oder das Glas nicht mehr bewegen können», – sofort steht gegen aller Erwarten und zum lebhaftesten Erstaunen der Versuchsperson der Tisch unverrückbar still. Natürlich lassen sich auch beliebige andere Suggestionen realisieren, aber nur solche, welche mit ihrer Innervation das Gebiet der partiellen Hypnose nicht überschreiten, womit zugleich auch die Partialität der Hypnose bewiesen ist. Suggestionen auf die Beine oder den andern Arm realisieren sich daher nicht.

40. l. c., p. 132.

41. «Une fois baptisé, le personnage inconscient est plus déterminé et plus net, il montre mieux ses caractères psychologiques.» JANET, *L'Automatisme psychologique*, p. 318.

Das Tischrücken ist nicht ein Automatismus, der etwa ausschließlich dem Hemi-Somnambulismus der Patientin angehörte, im Gegenteil, er tritt in der ausgebildetsten Form im Wachzustand auf und vermittelt erst in den meisten Fällen den Hemi-Somnambulismus, dessen Auftreten sich gewöhnlich durch Halluzinationen ankündigt; so z. B. in der ersten Sitzung. 95

2. *Die automatische Schrift.* Ein zweites automatisches Phänomen, welches einer von vornherein höheren partiellen Hypnose entspricht, ist die automatische Schrift. Sie ist, wenigstens nach meiner Erfahrung, viel seltener und schwieriger zu produzieren als die Tischbewegungen. Es handelt sich wieder wie beim Tischrücken um eine primäre Suggestion, bei erhaltener Sensibilität an das Bewußtsein, bei erloschener an das Unbewußte. Die Suggestion ist aber insofern keine einfache, als sie schon das Element des Intellektuellen in sich trägt: «Schreiben» bedeutet: «Etwas schreiben». Dieser spezielle, über das Motorische hinausreichende Gehalt der Suggestion bedingt häufig ein gewisses Stutzigwerden der Versuchsperson, wodurch leicht Konträrsuggestionen entstehen, welche das Auftreten der Automatismen hindern. Indessen habe ich in einigen Fällen beobachtet, daß die Suggestion sich trotz ihrer relativen Kühnheit (sie ist an das Wachbewußtsein eines sogenannten Gesunden gerichtet!) realisiert, aber in einer eigentümlichen Weise, indem sie nur den rein motorischen Teil des betreffenden zentralen Systems in Hypnose versetzt, während dann die tiefere Hypnose erst durch Autosuggestion aus dem motorischen Phänomen erreicht wird, analog dem oben erläuterten Vorgang beim Tischrücken. Der Versuchsperson wird ein Bleistift in die Hand gegeben. Um ihre Aufmerksamkeit vom Schreiben abzulenken, wird sie zweckmäßig 96

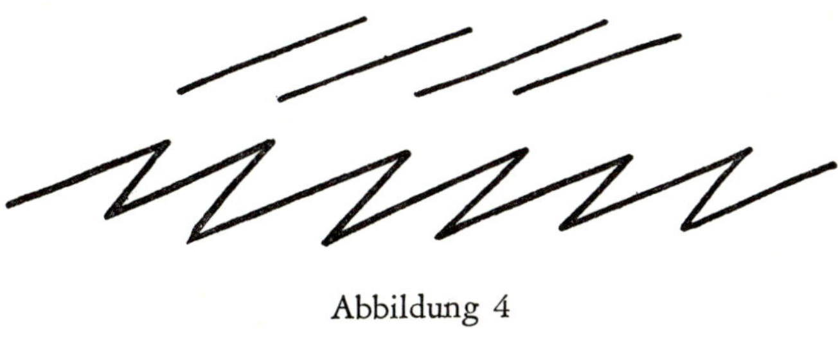

Abbildung 4

in ein Gespräch verwickelt[42]. Die Hand beginnt alsdann Bewegungen zu machen und zwar vorerst teils zahlreiche Aufstriche, teils Zickzacklinien, oder sie macht eine einfache Linie; gelegentlich kommt es auch vor, daß der Bleistift das Papier gar nicht berührt, sondern in die Luft schreibt. Diese Bewegungen sind als rein motorische Phänomene aufzufassen, welche der Äußerung des motorischen Elementes in der Vorstellung «Schreiben» entsprechen. Diese Erscheinung ist ziemlich selten, meist werden von vornherein Buchstaben geschrieben, für deren Zusammensetzung zu Worten und Sätzen dasselbe gilt, wie das beim Tischrücken Gesagte. Hie und da wird auch eigentliche Spiegelschrift beobachtet. Weitaus in den meisten Fällen und vielleicht in allen Erstlingsversuchen, die nicht unter einer ganz speziellen Suggestion stehen, ist die produzierte automatische Schrift diejenige der Versuchsperson. Erst sekundär kann sich gelegentlich ihr Charakter oft in sehr hohem Maße umwandeln[43], was immer als Symptom der eingetretenen Synthese einer unterbewußten Persönlichkeit zu betrachten ist. Wie berichtet, ist das automatische Schreiben der Patientin nie zu sehr hoher Vollkommenheit gediehen. Sie ging bei diesen Versuchen, welche mit ihr in der Dunkelheit angestellt wurden, meist in Hemi-Somnambulismus oder in Ekstase über. Das automatische Schreiben hatte also den gleichen Erfolg wie das präliminarische Tischrücken.

97 3. *Die Halluzinationen.* Die Art des Überganges zum Somnambulismus in der zweiten Sitzung ist von psychologischer Bedeutung. Wie berichtet, waren die automatischen Phänomene im besten Gange, als die Dunkelheit hereinbrach. Das interessierende Ereignis der vorangegangenen Sitzung war die brüske Unterbrechung einer Mitteilung des Großvaters, welche zu verschiedenen Erörterungen unter den Zirkelteilnehmern Anlaß gab. Diese beiden Momente: Dunkelheit und auffallendes Ereignis scheinen den Grund gegeben zu haben zu einer raschen Vertiefung der Hypnose, infolge deren sich dann die Halluzinationen entwickeln konnten. Der psychologische Mechanismus dieses Vorganges scheint folgender zu sein: Der Einfluß der Dunkelheit auf die Sug-

42. Vgl. die entsprechenden Experimente von BINET und FÉRÉ. In: *Les Altérations.*
43. Vgl. entsprechende Proben bei FLOURNOY, *Des Indes à la Planète Mars. Etude sur un cas de somnambulisme avec glossolalie.*

gestibilität, namentlich die der Sinnesorgane, ist bekannt [44]. Ein spezieller Einfluß auf die Hysterischen, nämlich ein unmittelbar Schläfrigkeit erzeugender, wird von BINET [45] angegeben. Wie aus den vorausgegangenen Erläuterungen anzunehmen ist, befand sich die Patientin im Zustand partieller Hypnose und zwar hatte sich eine mit dem Sprachgebiet in nächster Verbindung stehende unterbewußte Persönlichkeit konstituiert. Die automatische Äußerung dieser Persönlichkeit wird in unerwarteter Weise unterbrochen durch eine neue Person, von deren Existenz niemand eine Ahnung hatte. Woher kam diese Spaltung? Offenbar hatte hier die lebhafte Erwartung dieser ersten Sitzung die Patientin sehr beschäftigt. Was sich in ihr von Erinnerungen an meine Person und Familie vorfand, hatte sich wahrscheinlich um diesen Erwartungsaffekt gruppiert und trat plötzlich auf einem Höhepunkt der automatischen Äußerung zu Tage. Der Umstand, daß es gerade die Person meines Großvaters war und nicht irgend eine andere, z. B. die meines verstorbenen Vaters, der, wie die Patientin wußte, mir näher stand als mein Großvater, den ich nie gekannt habe, deutet vielleicht darauf hin, wo die Ursprungsstätte dieser neuen Person zu suchen ist. Es handelt sich wahrscheinlich um eine Abspaltung aus dem Gebiete der schon vorhandenen Persönlichkeit, welche sich des zunächst liegenden Materials, nämlich der meine Person betreffenden Assoziationen zu ihrer Äußerung bemächtigte. Wie viel davon in Parallele zu setzen ist zu den Ergebnissen der Traumforschung FREUDS [46], muß dahingestellt bleiben; denn es entzieht sich unserem Urteil, inwiefern der erwähnte Affekt als «verdrängt» bezeichnet werden dürfte. Aus dem brüsken Einbrechen der neuen Persönlichkeit darf man auf eine große Lebhaftigkeit der betreffenden Vorstellungen und auf eine entsprechend intensive Erwartung schließen, welche vielleicht eine gewisse mädchenhafte Scheu und Befangenheit zu bemeistern versuchte. Dieses Vorkommnis erinnert jedenfalls lebhaft an die Art und Weise, wie der Traum dasjenige, was man sich nie klar und offen im Zusammenhang sagte, plötzlich in mehr oder weniger durchsichtiger Symbolik dem Bewußtsein darstellt. Wann diese Abspaltung der neuen Persönlichkeit

44. Vgl. HAGEN, *Zur Theorie der Hallucination*, p. 10.
45. l. c., p. 157 f.
46. FREUD, *Die Traumdeutung*.

erfolgte, ob sie sich im Unbewußten langsam vorbereitete oder ob sie erst in jener Sitzung zustande kam, wissen wir nicht. Auf jeden Fall bedeutet dieses Ereignis einen erheblichen Fortschritt in der Ausdehnung des durch die Hypnose zugänglich gemachten unbewußten Gebietes. Zugleich darf dieses Ereignis in Hinsicht auf den Eindruck, welchen dasselbe auf das Wachbewußtsein der Patientin machte, als mächtige Suggestion aufgefaßt werden; denn die Wahrnehmung dieses unerwarteten Eingreifens einer neuen Macht mußte das Gefühl der Fremdartigkeit des Automatismus entschieden noch heben und den Gedanken nahelegen, daß hier tatsächlich ein selbständiger Geist sich kund gab. Daraus folgte die begreifliche Assoziation, daß man eventuell diesen Geist sehen könnte.

98 Aus dem Zusammentreffen der durch die Dunkelheit bedingten Steigerung der Suggestibilität mit dieser energischen Suggestion ist die in der zweiten Sitzung erfolgende Situation zu erklären. Die Hypnose und mit ihr die abgespaltenen Vorstellungsreihen brechen zu der visuellen Sphäre durch: die vorher rein motorische Äußerung des Unbewußten objektiviert sich nun auch gemäß der spezifischen Energie des neu betretenen Systems in Gestalt visueller Bilder mit dem Charakter der Halluzination. Und zwar nicht als bloße Begleiterscheinung des Wortautomatismus, sondern geradezu als stellvertretende Funktion: die Erklärung der in der ersten Sitzung entstandenen unerwarteten und vorerst unerklärlichen Situation stellt sich nun nicht mehr in Worten, sondern als erklärende allegorische Vision dar. Der Satz: «Sie hassen sich nicht, sondern sind Freunde» ist im Bilde ausgedrückt. Wir begegnen bei Somnambulen derartigen Ereignissen häufig: das Denken der Somnambulen spielt sich in plastischen Vorstellungen ab, welche beständig bald in dieses, bald in jenes Sinnesgebiet einbrechen und als Halluzinationen sich objektivieren. Der Überlegungsprozeß versinkt ins Unterbewußtsein, und nur dessen Endglieder kommen als lebhaft sinnlich gefärbte Vorstellungen oder direkt als Halluzinationen zum Bewußtsein. Es handelt sich in unserem Falle um das nämliche wie bei der Patientin, welche BINET neunmal in die anästhetische Hand sticht und die dabei lebhaft an die Zahl Neun denken muß, oder wenn FLOURNOYS[47] Hélène Smith in ihrem Geschäfte bei der Frage nach einem

47. l. c., p. 55.

gewissen Muster plötzlich die Zahl der Tage (18), die dasselbe schon ausgeliehen ist, in 20 cm Höhe vor sich sieht. Es erhebt sich die weitere Frage: warum brach der Automatismus zur visuellen Sphäre durch und nicht zur akustischen? Für diese Wahl des Visuellen sprechen verschiedene Gründe:

a) Patientin ist akustisch schlecht veranlagt, sie ist z. B. sehr unmu- 99
sikalisch.

b) Die der Dunkelheit entsprechende Stille, welche das Auftreten von Akusmen begünstigt hätte, war nicht vorhanden, denn es wurde lebhaft gesprochen.

c) Die durch das Gefühl der Fremdartigkeit des Automatismus gestärkte Überzeugung vom nahen Dasein der Geister kann sehr wohl die Idee erwecken, daß ein Geist könnte gesehen werden, wodurch eine leise Miterregung der Sehsphäre gegeben ist.

d) *Die entoptischen Erscheinungen in der Dunkelheit begünstigen das Auftreten von Halluzinationen.*

Die sub c und d angeführten Gründe, die entoptischen Erschei- 100
nungen in der Dunkelheit und die wahrscheinlich vorhandene Erregung der Sehsphäre, sind von ausschlaggebender Bedeutung für das Auftreten der Halluzinationen. Die entoptischen Erscheinungen spielen in diesem Falle die gleiche Rolle in der autosuggestiven Hervorrufung des Automatismus, wie die leisen taktilen Reize bei der Hypnose der motorischen Zentren. Wie berichtet, ging dem ersten halluzinatorischen Dämmerzustand ein Funkensehen in der ersten Sitzung voraus. Offenbar war schon damals die Aufmerksamkeit gespannt auf Gesichtswahrnehmungen gerichtet, so daß die sonst sehr schwachen Eigenlichterscheinungen der Netzhaut in solcher Intensität gesehen wurden. Die Rolle, welche entoptische Lichtwahrnehmungen bei der Entstehung von Halluzinationen spielen, verdient etwas näher beleuchtet zu werden. SCHÜLE sagt: «Das Licht- und das Farbengewimmel, welches das nächtliche Sehfeld im Dunkel erregt und belebt, gibt ... das Zeug zu den phantastischen Luftfiguren vor dem Einschlafen[48]». Bekanntlich sieht man nie ein absolutes Dunkel, immer sind einige Partien

48. *Handbuch der Geisteskrankheiten,* p. 134.

des dunkeln Sehfeldes matt erhellt; die Lichtflecken tauchen bald da, bald dort auf, kombinieren sich zu allen möglichen Gestalten, und eine nur einigermaßen lebhafte Phantasie formt daraus, wie aus den Wolkengebilden des Himmels, leicht gewisse bekannte Figuren. Die mit dem Einschlafen schwindende Urteilskraft läßt der Phantasie freien Spielraum, so daß es zu lebhafterer Gestaltenbildung kommen kann. An die Stelle der Lichtflecken, Nebel und wandelnden Farben des dunkeln Sehfeldes treten bestimmte Gegenstandsumrisse[49]. Auf diesem Wege entsteht die hypnagogische Halluzination. Der Hauptanteil fällt natürlich der Phantasie zu, weshalb auch vorzugsweise phantasiereiche Leute hypnagogischen Halluzinationen unterworfen sind[50]. Die hypnopompischen (MYERS) sind natürlich den hypnagogischen Halluzinationen gleichzusetzen.

101 Es ist sehr wahrscheinlich, daß die hypnagogischen Bilder identisch sind mit den Traumbildern des normalen Schlafes, resp. deren visuelle Grundlage bilden. So hat MAURY durch Selbstbeobachtung nachgewiesen, daß die gleichen Bilder, die ihn hypnagogisch umschwebten, auch Gegenstand seiner darauffolgenden Träume waren[51]. Noch überzeugender bewies dasselbe G. TRUMBULL LADD. Durch Übung brachte er es dahin, daß er sich zwei bis fünf Minuten nach dem Einschlafen plötzlich aufwecken konnte. Bei dieser Gelegenheit bemerkte er jeweilen, daß die leuchtenden Figuren der Retina gleichsam die Umrisse der eben geträumten Bilder darstellten. Er nimmt sogar an, daß fast jeder visuelle Traum das Formale aus den Eigenlichterscheinungen der Netzhaut bezieht[52]. In unserem Falle begünstigte die Situation das Zustandekommen phantastischer Umdeutung. Einen nicht geringen Einfluß darf man auch der gespannten Erwartung zuschreiben, welche das

49. J. MÜLLER, *Über die phantastischen Gesichtserscheinungen.* Zit. in: HAGEN, *Zur Theorie der Hallucination,* p. 41.

50. Spinoza sah hypnopompisch einen «nigrum et scabiosum Brasilianum», in: HAGEN, l. c., p. 49.

In den *Wahlverwandtschaften* GOETHES, p. 375, sieht Ottilie jeweilen im Halbdunkel die Gestalt Eduards in einem matt erhellten Raume. Vgl. auch CARDANUS: «imagines uidebam ab imo lecti quasi è paruis annulis aereisque constantes, arborum, belluarum, hominum, oppidorum, instructarum acierum, bellicorum et musicorum instrumentorum, aliorumque huiusce generis ascendentes, uicissimque descendentes, aliis atque aliis succedentibus». *De subtilitate,* p. 358.

51. *Le Sommeil et les rêves,* p. 134.

52. LADD, *Contribution to the Psychology of Visual Dreams.*

matte Retinalicht in gesteigerter Intensität erscheinen ließ[53]. Die weitere Gestaltung der Retinaerscheinungen erfolgt konform den prädominierenden Vorstellungen. Diese Art des Auftretens der Halluzinationen wurde auch bei andern Visionären beobachtet: Jeanne d'Arc sah zuerst eine Lichtwolke und erst nach einiger Zeit traten daraus St. Michael, S. Catharina und S. Margaretha hervor[54]. Swedenborg sah einst eine Stunde lang nichts als leuchtende Kugeln und hellbrennende Flammen. Dabei spürte er im Gehirn eine gewaltige Veränderung, die ihm wie eine «Lichtentbindung» vorkam. Nach Verlauf einer Stunde aber sah er plötzlich wirkliche Gestalten, die er für Engel und Geister hielt[55]. Die Sonnenvision des Benvenuto Cellini[56] in der Engelsburg dürfte vielleicht ebenfalls hierher gehören. Ein Student, der öfters Erscheinungen hatte, gab an: «Wenn diese Erscheinungen kommen, so sehe ich zuerst immer nur einzelne Lichtmassen und zugleich vernehme ich in den Ohren ein dumpfes Geräusch. Nach und nach aber werden diese Umrisse zu wirklichen Gestalten[57]...» In ganz klassischer Weise gestaltet sich das Auftreten der Halluzinationen bei FLOURNOYS Hélène Smith. Ich setze die betreffenden Stellen aus den Protokollen wörtlich hierher:

«18 mars. Tentative d'expérience dans l'obscurité:... Mlle. Smith 102
voit un ballon tantôt lumineux, tantôt s'obscurcissant...

25 mars... Mlle. Smith commence à distinguer de vagues lueurs, de 103
longs rubans blancs s'agitant du plancher au plafond, puis enfin une magnifique étoile qui dans l'obscurité s'est montrée à elle seule pendant toute la séance...

1er avril... Mlle. Smith se sent très agitée; elle a des frissons, est 104
partiellement glacée. Elle est très inquiète et voit tout à coup, se balançant au dessus de la table, une figure grimaçante et très laide avec de longs cheveux rouges.... Elle voit alors... un magnifique bouquet de roses de nuances diverses; tout à coup elle voit sortir de dessous le

53. HECKER sagt von derartigen Zuständen: «Es giebt eine einfache, elementare Vision durch Spannung der geistigen Thätigkeit ohne Bildnerei der Phantasie, selbst ohne sinnliche Vorstellung: es ist die Vision des gestaltlosen Lichtes, eine Lebenserscheinung des innerlich erregten Sehorgans...» *Über Visionen,* p. 16.

54. QUICHERAT [Hg.], *Procès de condamnation et de réhabilitation de Jeanne d'Arc, dite la pucelle...* V, p. 116 ff.

55. HAGEN, *Zur Theorie der Hallucination,* p. 57.

56. *Autobiographie.* Übersetzt von GOETHE, I, p. 306 ff.

57. HAGEN, l. c., p. 57.

bouquet un petit serpent qui, rampant doucement, vient sentir les fleurs, les regarde...» etc.[58].

105 Über die Entstehung ihrer Marsvisionen sagt Hélène Smith: «la lueur rouge persista autour de moi, et je me suis trouvée entourée de fleurs extraordinaires...[59].»

106 Von jeher nahmen die komplexen Halluzinationen der Visionäre eine besondere Stellung ein gegenüber der wissenschaftlichen Beurteilung: so trennt sie z.B. schon MACARIO als sogenannte intuitive von den übrigen Halluzinationen ab, indem er von ihnen behauptet, daß sie bei Individuen von lebhaftem Geiste, tiefem Verstande und hoher, nervöser Erregbarkeit vorkommen[60]. Ähnlich, aber noch enthusiastischer drückt sich HECKER aus: er nimmt an, ihre Bedingung sei «die angeborene hohe Ausbildung des Seelenorgans, welche das Eigenleben der Phantasie durch ursprüngliche Thätigkeit zu einem beweglichen freien Spiele einladet[61]». Diese Halluzinationen sind «Vorboten oder auch Zeichen einer mächtigen Geisteskraft». Die Vision ist geradezu «eine höhere Erregung, die sich in die vollkommenste Gesundheit des Geistes wie des Körpers harmonisch einfüge». Die komplexen Halluzinationen gehören nicht dem wachen Zustand an, sondern vollziehen sich in der Regel in einem partiellen Wachzustand: der Visionär ist in sein Gesicht vertieft bis zur völligen Versunkenheit. Auch FLOURNOY hat während der Visionen der H.S. immer «un certain degré d'obnubilation» konstatieren können[62]. In unserem Falle kompliziert sich die Vision mit einem Schlafzustand, dessen Eigentümlichkeiten wir weiter unten besprechen werden.

Die Charakterveränderung

107 Das hervorragendste Charakteristikum des zweiten Zustandes ist in unserem Falle die *Veränderung des Charakters.* Wir begegnen in der Literatur mehreren Fällen, welche das Symptom spontaner Charakterver-

58. l. c., p. 32 ff.
59. l. c., p. 162.
60. *Des Hallucinations. Nach der Besprechung in der Allg. Z. f. Psychiat.* IV (1847) p. 139.
61. Hecker, l. c., p. 6.
62. l. c., p. 51.

änderung dargeboten haben. Der erste, durch wissenschaftliche Publikation bekannt gewordene Fall ist derjenige der Mary Reynolds, welchen Weir Mitchell publizierte[63]. Es handelt sich um eine jugendliche Frauensperson, welche um 1811 in Pennsylvanien wohnte. Nach einem tiefen Schlafe von ca. 20 Stunden hatte sie ihre ganze Vergangenheit und alles Erlernte total vergessen, sogar die Worte, die sie äußerte, hatten ihren Sinn verloren. Ihre Angehörigen kannte sie nicht mehr. Sie lernte langsam wieder lesen und schreiben, wobei sie von rechts nach links schrieb. Am auffallendsten aber war ihre Charakterveränderung: «Instead of being melancholy she was now cheerful to extremity. Instead of being reserved she was buoyant and social. Formerly taciturn and retiring, she was now merry and jocose. Her disposition was totally and absolutely changed[64].»

Sie gab in diesem Zustand ihr früheres zurückgezogenes Leben ganz 108
auf und liebte es, durch Wald und Gebirge kühne Streifzüge unbewaffnet zu Fuß und zu Pferd zu unternehmen. Bei einer dieser Touren kam ihr einmal ein großer schwarzer Bär entgegen, den sie für ein Schwein hielt. Der Bär richtete sich auf die Hinterfüße auf und fletschte die Zähne gegen sie. Da sie ihr Pferd nicht mehr weiter treiben konnte, ging sie mit einem gewöhnlichen Stock auf den Bären los und schlug ihn in die Flucht. Nach fünf Wochen kam sie nach einem tiefen Schlaf wieder in den früheren Zustand mit Amnesie für das Intervall. Diese Zustände alternierten ca. 16 Jahre. *Die letzten 25 Jahre aber brachte Mary Reynolds ausschließlich in ihrem zweiten Zustande zu.*

Schroeder van der Kolk[65] berichtet über folgenden Fall: Die 109
Patientin erkrankt im Alter von 16 Jahren, nach einer drei Jahre vorausgegangenen langwierigen Krankheit, an periodischer Amnesie. Jeweilen morgens nach dem Erwachen macht sie einen eigentümlichen choreatischen Zustand durch, in welchem sie mit den Armen taktmäßig schlagende Bewegungen macht. Darauf zeigt sie den ganzen Tag ein

63. *Mary Reynolds: A Case of Double Consciousness.* Ebenso in *Harper's* Mag., 1860. Ausführlich referiert bei James, *The Principles of Psychology,* p. 381 ff.

64. Emminghaus, *Allgemeine Psychopathologie,* p. 129. Fall Ogier Ward.

65. *Pathologie und Therapie der Geisteskrankheiten,* p. 31. Zit. in: *Allg. Z. f. Psychiat.* XXII (1865) p. 405 f.

kindisches, blödes Benehmen, hat alle ihre ausgebildeten Fähigkeiten verloren. (Im normalen Zustande ist sie sehr intelligent, belesen, spricht sehr gut Französisch.) Im zweiten Zustand fängt sie an, mangelhaft Französisch zu lernen. Am zweiten Tag ist die Patientin jeweilen wieder normal. Die beiden Zustände sind durch Amnesie völlig getrennt [66].

110 HÖFELT berichtet über einen Fall von spontanem Somnambulismus bei einer Magd, die im normalen Zustande sonst unterwürfig und bescheiden war, im Somnambulismus aber frech, grob und gewalttätig wurde [67]. AZAMS Félida war im normalen Zustand deprimiert, gehemmt, zaghaft; im zweiten Zustand heiter, sicher, unternehmend bis zum Leichtsinn. *Der zweite Zustand wurde allmählich der vorherrschende und verdrängte schließlich den ersten soweit, daß die Patientin ihren nur noch kurz andauernden normalen Zustand «Krise» nannte.* Die amnestischen Anfälle waren mit vierzehneinhalb Jahren aufgetreten. Mit der Zeit wurde der zweite Zustand gemäßigter; es trat eine gewisse Annäherung im Charakter der beiden Zustände ein [68]. Ein sehr schönes Beispiel von Charakterveränderung ist auch der von CAMUSET, RIBOT, LEGRAND DU SAULLE, RICHER, VOISIN und zusammenfassend von BOURRU und BUROT bearbeitete Fall des Louis V., einer schweren männlichen Hysterie mit amnestisch alternierendem Charakter. Im ersten Zustand ist er unhöflich, frech, querulant, naschhaft, diebisch, rücksichtslos. Im zweiten Zustand zeigt er einen angenehmen sympathischen Charakter und ist fleißig, gelehrig und gehorsam [69]. Literarisch wurde die amnestische Charakterveränderung von PAUL LINDAU verwendet in seinem Schauspiel: *Der Andere* [70]. Einen Parallelfall zu LINDAUS verbrecherischem Staatsanwalt berichtet RIEGER [71]. Man kann zu unserem Falle auch die unterbewußten Persönlich-

66. Vgl. DONATH, *Über Suggestibilität.* Zit. in: *Arch. f. Psychiat. u. Nervenkr.* XXXII (1899) p. 353.

67. *Ein Fall von spontanem Somnambulismus.*

68. AZAM, l. c., p. 63 ff.

69. BOURRU ET BUROT, *La Suggestion mentale et les variations de la personnalité.*

70. Vgl. MOLL, *Die Bewußtseinsspaltung in Paul Lindaus neuem Schauspiel,* p. 306 ff.

71. *Der Hypnotismus,* p. 109 ff.

keiten von JANETS Lucie und Léonie[72] oder diejenigen der Patientin MORTON PRINCES[73] in Parallele setzen; jedoch sind dies therapeutische Kunstprodukte, deren Hauptbedeutung auf dem Gebiete der Bewußtseins- und Gedächtnisspaltung liegt.

In den berichteten Fällen ist der zweite Zustand vom ersten stets durch eine amnestische Spaltung geschieden, und die Charakterveränderung ist jeweils auch von einer Unterbrechung der Bewußtseinskontinuität begleitet. In unserem Falle fehlt jegliche amnestische Störung; der Übergang des ersten in den zweiten Zustand erfolgt ganz allmählich, und die Kontinuität des Bewußtseins bleibt erhalten, so daß die Patientin alles, was sie durch Halluzinationen im zweiten Zustand aus dem ihr sonst unbekannten Gebiet ihres Unbewußten erfährt, in den Wachzustand herüber nimmt. 111

Periodische Persönlichkeitsveränderungen ohne amnestische Spaltung finden sich auf dem Gebiete des *zirkulären Irreseins;* zur Seltenheit kommen sie jedoch auch auf dem Gebiete der Hysterie vor, wie der RENAUDINsche Fall zeigt: Ein junger Mann, dessen Betragen jederzeit musterhaft gewesen war, begann plötzlich die schlechtesten Neigungen an den Tag zu legen. Symptome des Irrsinns waren nicht zu bemerken, dagegen zeigte es sich, daß die Körperoberfläche total anästhetisch war. Dieser Zustand zeigte periodische Unterbrechungen, und auf gleiche Weise war auch der Charakter des Patienten Schwankungen unterworfen. Sobald die Anästhesie verschwand, war er fügsam und freundlich. Trat die Anästhesie wieder auf, so beherrschten ihn sofort die schlimmsten Triebe, die sich, wie beobachtet wurde, bis zur Mordlust steigern konnten[74]. 112

Wenn wir uns daran erinnern, daß das Alter unserer Patientin im Momente des Auftretens jener Störungen fünfzehneinhalb Jahre beträgt, also das Alter der Pubertät eben erreicht ist, so liegt der Gedanke nahe, die *Störungen in eine gewisse Beziehung zu den physiologischen Charakterveränderungen der Pubertätsperiode zu bringen.* «Es erscheint während dieser Lebensperiode im Bewußtsein des Individuums eine neue Gruppe von Empfindungen nebst den daraus entstehenden Ge- 113

72. JANET, *L'Automatisme psychologique.*
73. PRINCE, *An Experimental Study of Visions.*
74. Zit. bei RIBOT, *Die Persönlichkeit.*

fühlen und Ideen, und dieser fortwährende Andrang ungewohnter Geisteszustände, die sich beständig geltend machen, weil ihre Ursache beständig fortwirkt, und die untereinander koordiniert sind, weil sie aus einer und derselben Quelle entspringen, muß nach und nach in der Verfassung des Ichs tiefgreifende Veränderungen herbeiführen[75]». Bekannt sind ja die Stimmungsschwankungen, die unklaren neuen und starken Gefühle, die Neigung zu schwärmerischen Ideen, zu exaltierter Religiosität und zu Mystizismus, daneben die Rückfälle in das Kindische, welche dem reifenden Menschen das so ungemein charakteristische Gepräge verleihen; der Mensch macht in dieser Epoche die ersten ungeschickten Versuche mit seiner Selbständigkeit auf allen Gebieten, er verwendet zum ersten Male mit eigenen Intentionen, was Familie und Schule seiner Kindheit beigebracht haben, er faßt Ideale, konstruiert hochfliegende Pläne für die Zukunft, lebt sich in Träume hinein, deren Inhalt Ehrgeiz und Selbstgefälligkeit sind. Soweit reicht schon das Physiologische. Die Pubertät eines Psychopathen ist eine Krise ernster Bedeutung. Nicht nur verlaufen die physiologisch-psychischen Umwandlungen in oft unerhört stürmischer Weise, sondern es fixieren sich auch die Züge eines hereditär entarteten Charakters, welche beim Kinde entweder gar nicht oder nur sporadisch zum Vorschein kamen. *Wir müssen bei der Erklärung unseres Falles an eine spezifische Pubertätsstörung denken.* Die Gründe für diese Annahme werden sich aus dem weiteren Studium der zweiten Persönlichkeit ergeben. (Der Kürze halber wollen wir die zweite Persönlichkeit *Ivenes* nennen, wie die Patientin ihr höheres Ich taufte).

114 Ivenes ist die gerade Fortsetzung des alltäglichen Ich. Sie umfaßt dessen ganzen Bewußtseinsinhalt. Sie steht im hemi-somnambulen Zustande in einem dem Wachen analogen Verkehr mit der realen Außenwelt, der allerdings durch dazwischentretende Halluzinationen beeinträchtigt ist, jedoch nicht in höherem Grade als derjenige der nichtverwirrten psychotischen Halluzinanten. Die Kontinuität der Ivenes erstreckt sich offenbar auch in den hysterischen Anfall hinein, wo sie dramatische Szenen aufführt, visionäre Erlebnisse hat etc. Im Anfall selber ist sie meist gegen die Außenwelt isoliert, sie bemerkt nicht, was um sie her vorgeht, weiß auch nicht, daß sie laut redet etc. Sie hat aber

75. Ribot, l. c., p. 69.

keine Amnesie für den Traum-Inhalt ihres Anfalles. Die Amnesie für ihre motorischen Äußerungen und die Veränderungen ihrer Umgebung ist nicht immer vorhanden. Daß sie vom Intensitätsgrade der somnambulen Benommenheit und von einem oft partiellen Lähmungszustande einzelner Sinnesorgane abhängt, beweist z. B. jenes Vorkommnis, wo die Patientin, obwohl ihre Augen offen waren und sie höchst wahrscheinlich die übrigen Anwesenden sah, mich nicht bemerkte, sondern meine Anwesenheit erst wahrnahm, als ich zu ihr sprach. Es handelt sich in diesem Fall um eine sogenannte *systematische Anästhesie* (hallucination négative), wie sie bei Hysterischen öfters beobachtet wird.

So berichtet z. B. FLOURNOY von Hélène Smith, daß sie während 115
der Sitzungen plötzlich die Zirkelteilnehmer nicht mehr sah, obschon sie noch deren Stimme hörte und deren Berührung fühlte, oder sie hörte plötzlich nichts mehr, obschon sie sah, wie sich die Lippen der Sprechenden bewegten etc.[76].

So wie Ivenes das wache Ich fortsetzt, so überträgt sie auch ihren 116
ganzen Bewußtseinsinhalt wieder dem wachen Zustande. Dieses merkwürdige Verhalten spricht nun entschieden gegen die Analogie mit den Fällen von double conscience. Die berichteten Eigenschaften der Ivenes stechen in vorteilhafter Weise gegen diejenigen der Patientin ab; die ruhigere, komponiertere Persönlichkeit, ihre angenehme Bescheidenheit und Gemessenheit, ihre gleichmäßigere Intelligenz, ihre sichere Beredsamkeit darf als eine Verbesserung des ganzen Wesens aufgefaßt werden; insofern existiert eine Ähnlichkeit mit JANETS Léonie. Es bleibt aber bei der bloßen Ähnlichkeit. Sie sind getrennt durch einen tiefen psychologischen Unterschied, abgesehen von der Amnesie. Léonie II ist die gesündere, die normalere, sie hat ihre natürlichen Fähigkeiten zurückgewonnen, sie ist die vorübergehende Besserung eines chronisch hysterischen Zustandes. Ivenes aber macht den Eindruck eines mehr künstlichen Produktes, sie hat etwas Erdachtes, sie macht trotz aller Vorzüge den Eindruck einer ausgezeichnet gespielten Rolle; ihre Weltschmerzlichkeit, ihre Sehnsucht nach dem Jenseits dieser Dinge sind nicht mehr bloße Frömmigkeit, sondern das Attribut der Heiligkeit; Ivenes ist nicht mehr ganz Mensch, son-

76. l. c., p. 59.

dern ein mystisches Wesen, das nur zum Teil der realen Wirklichkeit angehört; der wehmütige Zug, die leidensvolle Ergebenheit, ihr geheimnisvolles Schicksal leiten uns auf das historische Vorbild der Ivenes: JUSTINUS KERNERS *Seherin von Prevorst.* Man darf den Inhalt des KERNERschen Buches als bekannt voraussetzen und daher den Hinweis auf die verwandten Züge unterlassen. Ivenes ist jedoch keine Kopie der Seherin: die Resignation und die pietistische Frömmigkeit der letzteren mangeln ihr. Die Seherin ist bloß Vorwurf für ein Original. Die Patientin legt ihre eigene Seele in die Rolle der Seherin, indem sie sich daraus ein Ideal der Tugend und Vollkommenheit zu schaffen sucht, sie antizipiert ihre Zukunft, und in Ivenes verkörpert sich das, was die Patientin in zwanzig Jahren zu sein wünscht, nämlich die sichere, einflußreiche, kluge, graziöse, fromme Frau. In der Konstruktion der zweiten Person liegt der tiefgreifende Unterschied zwischen Léonie II und Ivenes. Beide sind psychogen. Léonie I empfängt aber in Léonie II das, was ihr eigentlich gehörte, unsere Patientin jedoch konstruiert eine Person über sich hinaus. Man kann nicht sagen, «sie lügt sich», sondern «sie träumt sich» in den höheren idealen Zustand hinein[77].

117 Die Realisierung dieses Traumes erinnert lebhaft an die Psychologie des pathologischen Schwindlers. DELBRÜCK[78] und FOREL[79] haben auf die Bedeutung der Autosuggestion bei der Bildung pathologischer Schwindeleien und Träumereien hingewiesen. PICK[80] führt als erstes Symptom der hysterischen Träumer eine intensive Autosuggestibilität an, welche die Realisierung der «Tagträume» ermöglicht. Eine Patientin PICKS träumt sich in eine sittlich gefährliche Situation hinein, und führt schließlich ein Notzuchtattentat an sich selber auf, indem sie

77. *(Les rêves somnambuliques.)* «Sortes de romans de l'imagination subliminale, analogues à ces ‚histoires continues' que tant de gens se racontent à eux-mêmes, et dont ils sont généralement les héros, dans leurs moments de far-niente ou d'occupations routinières qui n'offrent qu'un faible obstacle aux rêveries intérieures. Constructions fantaisistes, mille fois reprises et poursuivies, rarement achevées, où la folle du logis se donne libre carrière et prend sa revanche du terne et plat terre-à-terre des réalités quotidiennes.» FLOURNOY, l. c., p. 8.

78. *Die pathologische Lüge und die psychisch abnormen Schwindler.*

79. *Der Hypnotismus.*

80. *Über pathologische Träumerei und ihre Beziehung zur Hysterie,* p. 280 ff.

sich entblößt auf den Boden legt und sich an Tisch und Stühlen festbindet. Oder es wird eine dramatische Person geschaffen, mit welcher die Patienten in brieflichen Verkehr treten, wie z. B. im BOHNschen[81] Falle, wo eine Patientin sich in ein Verlobungsverhältnis mit einem ganz imaginären Rechtsanwalt in Nizza hineinträumt, von dem sie Briefe empfängt, die sie indessen selber mit verstellter Handschrift geschrieben hat. Dieses pathologische Träumen mit autosuggerierten Erinnerungsfälschungen bis zu eigentlicher Wahnbildung und Halluzination findet sich auch im Leben vieler Heiliger[82]. Von den traumhaften, stark sinnlich gefärbten Vorstellungen zur eigentlich komplexen Halluzination ist nur ein Schritt[83]. So sieht man z. B. im ersten PICKschen Falle, wie die Patientin, die Kaiserin Elisabeth zu sein wähnt, sich allmählich so in ihren Träumen verliert, daß ihr Zustand äußerlich als eigentlicher Dämmerzustand bezeichnet werden muß und später auch wirklich in ein hysterisches Delir übergeht, in welchem ihre Traumphantasien zur typischen Halluzination werden. – Der pathologische Lügner, der sich durch seine Phantasien hinreißen läßt, benimmt sich nicht anders als das Kind, das sich in seinem Spiel verliert[84], oder der Schauspieler, der ganz in seiner Rolle aufgeht. – Der Unterschied zur somnambulen Persönlichkeitsspaltung ist kein prinzipieller, sondern bloß ein Grad-Unterschied und beruht bloß auf der Intensität der primären Autosuggestibilität oder Desaggregation der psychischen Elemente. *Je mehr sich das Bewußtsein dissoziiert, desto größer wird die Plastizität der erträumten Situationen, desto geringer wird auch der Anteil der bewußten Lüge und des Bewußtseins überhaupt.* Dieses Mitgerissensein durch den interessierenden Gegenstand ist das, was FREUD *hysterische Identifizierung* nennt. Es erscheinen z. B. der schwer hysterischen Patientin ERLERS[85] hypnagogisch viele kleine Papierreiter, die ihre Phantasie so gefangen nehmen, daß sie die Empfindung hat, auch als ein solcher mitten unter denselben sich zu befinden. Ähnliche Erscheinungen begegnen uns normalerweise im Traume, wo wir über-

81. BOHN, *Ein Fall von doppeltem Bewußtsein.*
82. GÖRRES, *Die christliche Mystik.*
83. Vgl. BEHR, *Erinnerungsfälschungen und pathologische Traumzustände;* s. auch BALLET, *Le Langage intérieur,* p. 44.
84. Vgl. REDLICH, *Ein Beitrag zur Kenntniss der Pseudologia phantastica,* p. 66.
85. *Hysterisches und hystero-epileptisches Irresein,* p. 21.

haupt «hysterisch» denken [86]. Die absolute Hingabe an die interessierende Vorstellung erklärt uns auch die für bewußte Schauspielerei unerreichbare Natürlichkeit pseudologischer oder somnambuler Darstellungen. Je weniger das wache Bewußtsein überlegend und berechnend eingreift, desto sicherer und überzeugender wird die Objektivation des Traumes [87].

118 Unser Fall hat noch eine Analogie mit der Pseudologia phantastica: *die anfallsweise Weiterbildung*. In der Literatur sind mehrfach Fälle bekannt, wo die pathologischen Lügen anfallsweise, unter verschiedenen hysteriformen Beschwerden, gebildet werden [88]. Unsere Patientin erweitert ihre Systeme ausschließlich im Anfall. Sie ist ganz unfähig, im normalen Zustand irgend welche neuen Ideen oder Aufklärungen zu geben, sie muß sich dazu jeweilen in Somnambulismus versetzen oder das spontane Auftreten eines solchen abwarten. Damit sind die Verwandtschaften zur Pseudologia phantastica und zur pathologischen Träumerei erschöpft.

119 Unsere Patientin unterscheidet sich wesentlich dadurch von den pathologischen Träumern, daß niemals nachgewiesen werden konnte, daß ihre Traumgespinste zuvor den Gegenstand ihres täglichen Interesses gebildet hätten; ihre Träume treten explosiv auf, brechen plötzlich mit einer ganz verblüffenden Fülle aus dem Dunkel des Unbewußten hervor. Ganz das gleiche ist auch bei FLOURNOYS Hélène Smith der Fall. An mehreren Stellen (siehe unten) kann aber die Anknüpfung an Perzeptionen des normalen Zustandes nachgewiesen werden, so daß die Vermutung wahrscheinlich wird, daß die Wurzeln jener Träume ursprünglich gefühlsbetonte Vorstellungen waren, die aber nur kurze Zeit das wache Bewußtsein beschäftigten [89]. Wir müssen

86. BINET: «Les hystériques ne sont pour nous que des sujets d'élection, agrandissant des phénomènes qu'on doit nécessairement retrouver à quelque degré chez une foule d'autres personnes qui ne sont ni atteintes ni même effleurées par la névrose hystérique». p. 79.

87. Man denke z. B. an die Dächer besteigenden Nachtwandler.

88. DELBRÜCK, l. c.; und REDLICH, l. c. Ich erinnere hier auch an die Weiterbildung der Wahnideen im epileptischen Dämmerzustand, wie sie MÖRCHEN, l. c., p. 51 und p. 59, berichtet.

89. Vgl. hierzu die höchst interessante Vermutung FLOURNOYS über die Entstehung des Cycle hindou der H. S. «Je ne serais pas étonné que la remarque de Marlès sur la beauté des femmes du Kanara ait été le clou, l'atome crochu, qui a piqué

annehmen, daß *bei der Entstehung solcher Träume die hysterische Vergeßlichkeit*[90] *eine nicht zu unterschätzende Rolle spielt:* viele Vorstellungen, die als solche wert wären, im Bewußtsein aufbewahrt zu werden, versinken; angeknüpfte Gedankengänge kommen abhanden und spinnen sich, dank der psychischen Dissoziation, im Unbewußten weiter; ein Vorgang, dem wir wiederum bei der Genese unserer Träume begegnen[91]. Auf diese Weise läßt sich das anscheinend plötzliche und unvermittelte Auftreten der Träumereien erklären. Das totale Aufgehen der bewußten Persönlichkeit in der Traumrolle vermittelt indirekt auch die Entwicklung von gleichzeitig bestehenden Automatismen: «Une seconde condition peut amener la division de conscience; ce n'est pas une altération de la sensibilité, c'est une attitude particulière de l'esprit, la concentration de l'attention sur un point unique; il résulte de cet état de concentration que l'esprit devient distrait pour le reste, et en quelque sorte insensible, ce qui ouvre la carrière aux actions automatiques; et ces actions ... peuvent prendre un caractère psychique et constituer des intelligences parasites, vivant côte à côte avec la personnalité normale qui ne les connaît pas[92].»

Über die subjektiven Wurzeln ihrer Träume geben die Romane der 120
Patientin bezeichnende Aufschlüsse. Es wimmelt darin von offenen und

l'attention subliminale et l'a très naturellement rivée sur cet unique passage, avec les deux ou trois lignes consécutives, à l'exclusion de tout le contexte environnant, beaucoup moins intéressant». l. c., p. 285.

90. JANET sagt: Von der Vergeßlichkeit stammen, wenn nicht immer so doch häufig die vermeintlichen Lügen der Hysterischen. So erklären sich auch in gleicher Weise ihre Launen, ihr Stimmungswechsel, ihre Undankbarkeit, mit einem Wort ihre Unbeständigkeit, denn die Verknüpfung von Vergangenheit und Gegenwart, die dem Ganzen Ernst und Gleichmäßigkeit verleiht, hängt zum großen Teil vom Gedächtnis ab. In: *Der Geisteszustand der Hysterischen,* p. 67.

91. «Von unserem bewußten Nachdenken her wissen wir, daß wir bei Anwendung der Aufmerksamkeit einen bestimmten Weg verfolgen. Kommen wir auf diesem Wege an eine Vorstellung, welche der Kritik nicht Stand hält, so brechen wir ab; wir lassen die Aufmerksamkeitsbesetzung fallen. Es scheint nun, daß der begonnene und verlassene Gedankengang sich dann fortspinnen kann, ohne daß sich ihm die Aufmerksamkeit wieder zuwendet, wenn er nicht an einer Stelle eine besonders hohe Intensität erreicht, welche die Aufmerksamkeit erzwingt. Eine anfängliche, etwa mit Bewußtsein erfolgte Verwerfung durch das Urtheil, als unrichtig oder als unbrauchbar für den actuellen Zweck des Denkactes, kann also die Ursache sein, daß ein Denkvorgang vom Bewußtsein unbemerkt sich bis zum Einschlafen fortsetzt». FREUD, l. c., p. 351.

92. BINET, l. c., p. 84.

heimlichen Liebschaften, von illegitimen Geburten und anderen sexuellen Verdächtigungen. Der Mittelpunkt aller dieser zweideutigen Geschichten ist eine ihr antipathische Dame, welche sich allmählich zu ihrem Gegenpol gestaltet, indem Ivenes der Gipfel der Tugend, jene Dame der tiefste Lasterpfuhl ist. *Ihre Reinkarnationslehre aber, in der sie als die Stammutter ungezählter Tausender auftritt, entspringt in ihrer naiven Nacktheit einer exuberanten Phantasie, wie sie eben der Pubertätsepoche eigentümlich ist. Es ist das ahnungsvolle sexuelle Gefühl des Weibes, der Traum der Fruchtbarkeit, welche der Patientin jene ungeheuerlichen Ideen schuf.* Wir werden nicht fehl gehen, wenn wir in der aufkeimenden Sexualität den zureichenden Grund für das seltsame Krankheitsbild suchen. Von diesem Standpunkt aus betrachtet, ist das *ganze Wesen* der Ivenes samt ihrer ungeheuren Familie *nichts anderes als ein erfüllter sexueller Wunschtraum,* welcher sich vom Traum einer Nacht dadurch unterscheidet, daß er sich über Monate und Jahre erstreckt.

Verhältnis zum hysterischen Anfall

121 Es ist bis jetzt ein Punkt in der Geschichte des Fräulein S. W. unerörtert geblieben, und das ist ihr Anfall. In der zweiten Sitzung wird die Patientin plötzlich von einem ohnmachtähnlichen Anfall betroffen, aus dem sie mit Erinnerung an verschiedene Halluzinationen erwacht. Nach ihrer Angabe hatte sie keinen Moment das Bewußtsein verloren. Nach den äußeren Symptomen und dem Verlauf dieser Anfälle könnte man an eine *Narkolepsie resp. Lethargie* denken, wie sie z. B. von LOEWENFELD beschrieben wurde, um so eher, als wir wissen, daß bereits ein Familienglied (die Großmutter) einen Anfall von Lethargie hatte. Es ist denkbar, daß die *lethargische Disposition* (LOEWENFELD) sich auf unsere Patientin vererbt hat. Man beobachtet in spiritistischen Sitzungen häufig hysterische Krampfanfälle. Unsere Patientin zeigte nie Krampferscheinungen, dafür die eigentümlichen Schlafzustände. Ätiologisch kommen in unserem Falle zwei Momente (beim erstmaligen Auftreten) in Betracht:

1. Übergreifen der Hypnose.
2. Psychische Erregung.

1. *Übergreifen der partiellen Hypnose.* JANET beobachtete, daß die unterbewußten Automatismen einen hypnotisierenden Einfluß haben und den totalen Somnambulismus herbeiführen können [93]. Er machte folgendes Experiment: ein zweiter Beobachter verwickelte die völlig wache Patientin in ein Gespräch, unterdessen stellte sich JANET hinter dieselbe und ließ sie durch geflüsterte Suggestionen unbewußt die Hand bewegen, schreiben und durch Zeichen auf Fragen Antwort geben; plötzlich hörte die Patientin mitten im Gespräch auf, kehrte sich um und setzte nun mit ihrem Oberbewußtsein die vorher unterbewußte Unterhaltung mit JANET fort: sie befand sich in hypnotischem Somnambulismus [94]. Wir sehen in diesem Beispiel einen ähnlichen Vorgang wie in unserem Fall. Es ist aber aus gewissen (unten erörterten Gründen) anzunehmen, daß der Schlafzustand nicht als Hypnose aufzufassen ist. Es kommt daher in Frage: 122

2. *Die psychische Erregung.* Von Bettina Brentano wird berichtet, daß sie, als sie zum ersten Mal mit GOETHE zusammentraf, auf dessen Knien plötzlich einschlief [95]. Der ekstatische Schlaf inmitten der größten Qualen, der sogenannte «Hexenschlaf» ist aus der Geschichte der Hexenprozesse bekannt [96]. 123

Bei disponierten Personen genügen schon verhältnismäßig geringfügige Anlässe, um somnambule Zustände auszulösen. So wurde z. B. einer sensiblen Dame ein Splitter aus dem Finger geschnitten. Ohne irgendwelche körperliche Veränderung sah sich dieselbe plötzlich an den Rand eines Baches auf eine schöne Wiese versetzt, wo sie Blumen pflückte. Dieser Zustand dauerte so lange wie die unbedeutende Operation und verschwand dann von selbst ohne besondere Eingriffe [97]. 124

Unbeabsichtigte Veranlassung des hysterischen Lethargus durch 125

93. «Une autre considération rapproche encore ces deux états, c'est que les actes subconscients ont un effet en quelque sorte hypnotisant et contribuant par eux-mêmes à amener le somnambulisme». *L'Automatisme psychologique,* p. 329.

94. l. c., p. 329.

95. Literarisch wurde dieses Einschlafen im Momente höchster Erregung von GUSTAVE FLAUBERT in seinem Roman *Salammbô* verwendet, wo der Held, nachdem er nach vielen Kämpfen Salammbô endlich erobert hat, im Moment, da er ihren jungfräulichen Busen berührt, plötzlich einschläft.

96. Vielleicht gehören hieher die Fälle von Emotionslähmung. Vgl. BAETZ, *Über Emotionslähmung.*

97. HAGEN, *Zur Theorie der Hallucination,* p. 17.

Hypnose hat LOEWENFELD beobachtet[98]. Unser Fall hat gewisse Ähnlichkeiten mit dem hysterischen Lethargus[99], wie ihn LOEWENFELD beschrieben hat: die Oberflächlichkeit der Atmung, das Sinken des Pulses und die Leichenblässe des Gesichtes, ferner die eigentümlichen Sterbegefühle und Todesgedanken[100]. Das Erhaltensein einzelner Sinne spricht nicht gegen Lethargus: so bleibt in gewissen Fällen von Scheintod das Gehör erhalten[101]. Im Falle BONAMAISON[102] war nicht nur das Gefühl erhalten, sondern Gehör und Geruchssinn noch verschärft. Der halluzinatorische Inhalt und das laute Sprechen mit halluzinierten Personen im Lethargus kommt ebenfalls vor[103]. In der Regel besteht totale Amnesie für das lethargische Intervall. LOEWENFELDS[104] Fall D. hatte aber nachher summarische Erinnerung, im Falle BONAMAISON bestand keine Amnesie. Für die gewöhnlichen Weckreize erwiesen sich Lethargische als unzugänglich; LOEWENFELD gelang es aber, bei seiner Patientin St. den Lethargus mittelst mesmerischer Striche in Hypnose umzuwandeln und auf diesem Wege sich mit dem Bewußtseinsrest innerhalb des Anfalls in Verbindung zu setzen[105]. Unsere Patientin erwies sich anfangs im Lethargus absolut unzugänglich, später begann sie spontan zu sprechen, war unablenkbar, wenn ihr somnambules Ich sprach, ablenkbar, wenn eine ihrer automatischen Persönlichkeiten sprach. Für diesen letzteren Fall ist es wahrscheinlich, daß dem hypnotisierenden Einfluß von Seiten der Automatismen eine partielle Umwandlung des Lethargus in Hypnose gelungen war. Wenn man berücksichtigt, daß nach der Ansicht LOEWENFELDS die lethargische Disposition nicht «kurzweg mit dem der Hysterie eigentümlichen Verhalten der Nervenapparate identifiziert» werden darf, so gewinnt die Annahme einer familiären Vererbung der betreffenden Disposition in unserem Falle eine gewisse Wahrscheinlichkeit. Das Krankheitsbild wird durch die Anfälle sehr kompliziert.

126 Wir haben bis jetzt gesehen, daß das Ich-Bewußtsein der Patientin

98. *Über hysterische Schlafzustände,* p. 59.
99. Vgl. FLOURNOY, l. c., p. 65 f.
100. LOEWENFELD, l. c., p. 737.
101. l. c., p. 734.
102. *Un Cas remarquable d'hypnose spontanée,* p. 234.
103. LOEWENFELD, l. c., p. 737.
104. l. c., p. 737.
105. LOEWENFELD, l. c., p. 59 ff.

in allen Zuständen identisch ist. Sekundäre Bewußtseins-Komplexe haben wir bis jetzt zwei besprochen und bis in den somnambulen Anfall verfolgt, wo sie als Vision der zwei Großväter der Patientin gegenübertraten, während sie ihre motorische Äußerung während des Anfalls aufgaben. Diese Komplexe blieben während der nächstfolgenden Anfälle verschwunden für die äußere Erkennung, dagegen entfalteten sie eine um so intensivere Tätigkeit innerhalb des Dämmerzustandes als Visionen. Es scheinen sich schon früh zahlreiche sekundäre Vorstellungsreihen von der primären unbewußten Persönlichkeit abgespalten zu haben, denn schon nach den paar ersten Sitzungen folgten sich die «spirits» dutzendweise. Die Namen waren in ihrer Verschiedenheit unerschöpflich, dagegen waren die Unterschiede zwischen den betreffenden Persönlichkeiten bald erschöpft, und es zeigte sich, daß sie sich alle unter zwei Typen subsumieren ließen, *dem ernsthaft-religiösen und dem heiter-ausgelassenen Typus. Insofern handelte es sich eigentlich nur um zwei verschiedene unterbewußte Persönlichkeiten,* die unter verschiedenen Namen, welche aber keine wesentliche Bedeutung hatten, auftraten. Der ältere Typus, der Großvater, der die Automatismen überhaupt eingeleitet hatte, begann auch zuerst, den Dämmerzustand sich dienstbar zu machen. Ich vermag mich keiner Suggestion zu entsinnen, welche zu dem automatischen Sprechen hätte Anlaß geben können. Nach den früheren Erläuterungen kann der Anfall unter diesen Umständen als eine partielle Autohypnose gedacht werden. Das erhaltene Ich-Bewußtsein, das in Folge der Isolierung gegen die Außenwelt ganz mit seinen Halluzinationen beschäftigt ist, ist der Rest des Wachbewußtseins. Der Automatismus hat daher ein weites Feld für seine Tätigkeit. Die Selbständigkeit der einzelnen zentralen Sphären, die wir bei der Patientin schon anfangs konstatiert haben, läßt uns den automatischen Sprechakt begreiflich erscheinen. Spricht doch auch der Träumer gelegentlich im Schlafe, ja sogar der Wachende begleitet intensive Gedanken mit unbewußtem Flüstern [106]. Die eigentümlichen Bewegungen der Sprechmuskulatur sind bemerkenswert. Sie wurden auch bei andern Somnambulen beobachtet [107]. Diese ungeschickten Ver-

106. Vgl. die Untersuchungen LEHMANNS über unwillkürliches Flüstern. In: *Aberglaube und Zauberei,* p. 386 ff.

107. So schreibt z. B. FLOURNOY: «Dans un premier essai, Léopold (der Kontrollgeist der H. S.) ne réussit qu'à donner ses intonations et sa prononciation à Hélène:

suche sind direkt in Parallele zu stellen mit den unintelligenten und ungeschickten Bewegungen des Tisches oder Glases und entsprechen höchst wahrscheinlich der *präliminarischen Äußerung der motorischen Vorstellungsanteile* resp. einer auf die motorischen Zentren beschränkten Erregung, welche sich vorerst noch keinem höheren System untergeordnet hat. Ob solches auch bei denjenigen Personen, die im Traume reden, vorkommt, weiß ich nicht. Bei Hypnotisierten wurde es aber beobachtet [108].

127 Infolge des bequemen Kommunikationsmittels der Sprache war nun das Studium der unterbewußten Persönlichkeiten erheblich erleichtert. Ihr intellektueller Umfang ist ein verhältnismäßig geringer. Sie verfügen über die Kenntnisse, die den Besitzstand der wachen Patientin bilden, dazu kommen noch einige gelegentliche Detailangaben, wie Geburtsdaten fremder verstorbener Personen und dergleichen, deren Ursprung mehr oder weniger dunkel ist, indem die Patientin nicht weiß, woher ihr die Kenntnis dieser Daten auf natürlichem Wege hätte zukommen können. Es sind dies sogenannte Kryptomnesien, die aber zu unbedeutend sind, als daß sie ausführlichere Erwähnung verdienten. Die Intelligenz der beiden unterbewußten Personen ist sehr gering; sie produzieren fast ausschließlich Banalitäten. Interessant ist *ihr Verhalten zu dem Ich-Bewußtsein der Patientin im somnambulen Zustand.* Sie sind stets unterrichtet von allem, was innerhalb der Ekstase vorkommt, und erstatten gelegentlich von Minute zu Minute genauen Bericht [109]. Die unterbewußten Personen kennen aber nur ganz oberflächlich die phantastischen Gedankengänge der Patientin, sie verstehen sie nicht und können keine einzige Frage, welche diesen Gegenstand betrifft, richtig beantworten; sie verweisen stereotyp auf Ivenes: «fraget Ivenes.» Diese Beobachtung deckt einen schwer zu erklärenden Dualismus im Wesen der unterbewußten Personen auf, denn der Großvater, der sich durch automatisches Sprechen kund tut, erscheint auch

après une séance où elle avait vivement souffert dans la bouche et le cou comme si on lui travaillait ou lui enlevait les organes vocaux, elle se mit à causer très naturellement.» l. c., p. 100.

108. LOEWENFELD, *Über hysterische Schlafzustände,* p. 60.

109. Dieses Verhalten erinnert an die Beobachtungen FLOURNOYS: Während H. S. somnambul als Marie Antoinette spricht, gehören die Arme der H. S. nicht zu der somnambulen Persönlichkeit, sondern zu dem Automatismus «Léopold», welcher sich mittelst Gesten mit dem Beobachter unterhält. l. c., p. 125.

der Ivenes und belehrt sie nach ihrer Angabe über die betreffenden Gegenstände. Warum weiß nun der Großvater, wenn er durch den Mund der Patientin spricht, nichts von diesen Dingen und belehrt Ivenes doch gerade darüber in den Ekstasen?

Wir greifen wieder zurück auf die Erläuterungen des ersten Auftre- 128
tens der Halluzinationen. Wir haben damals die Vision als das Übergreifen der Hypnose auf die visuelle Sphäre geschildert. Jenes Übergreifen führte nicht zu einer «normalen» Hypnose, sondern zu einer «Hysterohypnose», d. h. die einfache Hypnose wurde durch einen hysterischen Anfall kompliziert.

Es ist auf dem Gebiete des Hypnotismus eine nicht seltene Erschei- 129
nung, daß durch das unerwartete Auftreten eines hysterischen Somnambulismus die normale Hypnose gestört resp. ersetzt wird, wodurch in vielen Fällen der Hypnotiseur den Rapport mit den Patienten verliert. In unserem Fall spielt der in der motorischen Region auftretende Automatismus die Rolle des Hypnotiseurs; die von ihm ausgehenden Suggestionen (objektiv Autosuggestionen genannt) hypnotisieren die benachbarten Gebiete, in denen eine gewisse Empfänglichkeit konstatiert wurde. Im Momente des Übergreifens der Hypnose auf die visuelle Sphäre tritt der hysterische Anfall dazwischen, welcher, wie bemerkt, eine sehr tiefgreifende Veränderung in einem großen Teile des psychischen Gebietes bewirkt. Wir müssen uns nun denken, daß der Automatismus dem Anfall gegenübersteht, wie der Hypnotiseur der pathologischen Hypnose: er verliert den Einfluß auf die weitere Gestaltung der Situation. Als seine letzte Einwirkung auf die Persönlichkeit des Somnambulen kann das halluzinatorische Erscheinen der hypnotisierenden Persönlichkeit resp. des suggerierten Gedankens betrachtet werden. Von da an aber wird der Hypnotiseur nur noch zu einer Figur, mit der sich die Persönlichkeit des Somnambulen selbständig beschäftigt; er kann nur noch ungefähr konstatieren, was vorgeht, ist aber nicht mehr die conditio sine qua non des Inhaltes der somnambulen Attacke. Der selbständige Ich-Komplex des Anfalls, in unserem Falle Ivenes, hat jetzt die Oberhand und gruppiert ihre eigenen Geistesprodukte um die nunmehr zum bloßen Bild herabgesunkene Persönlichkeit ihres Hypnotiseurs, des Großvaters. Auf diesem Wege gelangen wir zum Verständnis des Dualismus im Wesen des Großvaters. *Der Großvater I, der direkt zur Umgebung spricht, ist eine*

total andere Person und ein bloßer Zuschauer seines Doppelgängers, des Großvaters II, der als Lehrer der Ivenes auftritt. Der Großvater I unterläßt zwar nicht, energisch zu versichern, daß beide ein und dieselbe Person seien und daß Nummer I alle diejenigen Kenntnisse auch besitze wie Nummer II und nur durch die schwierige Situation des Zungenredens an ihrer Kundgebung verhindert sei. (Die Patientin selber war sich natürlich dieser Spaltung nicht bewußt, sondern hielt beide für dieselbe Person.) Großvater I hat aber, bei Licht betrachtet, doch nicht so unrecht, und er kann sich auf eine Beobachtung berufen, welche anscheinend für die Identität von I und II spricht: wenn I automatisch spricht, so ist II nicht vorhanden, d. h. Ivenes bemerkt dessen Abwesenheit und kann nicht angeben, wo I sich während dieser Ekstase befand, oder sie erfährt bei der Rückkehr von ihren Reisen, daß der Großvater unterdessen ihren Körper gehütet habe. Umgekehrt spricht der Großvater nie, wenn er mit Ivenes auf Reisen geht oder ihr besondere Aufklärungen gibt. Dieses Verhalten ist allerdings beachtenswert. Ist I wirklich der von der Person der Ivenes völlig getrennte Hypnotiseur, so ist kein Grund vorhanden, daß er nicht zugleich objektiv sprechen und sein Bild (II) in der Ekstase auftreten könnte. Trotzdem diese Möglichkeit sehr nahe liegt, wurde sie tatsächlich nie beobachtet. Wie soll nun dieses Dilemma entschieden werden? Allerdings ist eine Identität von I und II vorhanden, sie liegt aber nicht im Bereich der fraglichen Persönlichkeit, sondern in der den beiden zugrunde liegenden gemeinsamen Basis, nämlich in der im tiefsten Wesen doch einen und unteilbaren Persönlichkeit der Patientin.

130 Wir stoßen hier auf das Charakteristikum aller hysterischen Bewußtseinsspaltungen. *Es sind Störungen, welche nur der Oberfläche angehören, und keine derselben reicht so tief, daß sie das festgegliederte Fundament des Ich-Komplexes angriffe.* An irgendeiner, wenn auch oft sehr verborgenen Stelle, finden wir die Brücke, welche die anscheinend unüberschreitbare Kluft überspannt. Von vier Spielkarten wird eine dem Hypnotisierten durch Suggestion unsichtbar gemacht, er nennt demgemäß nur die drei übrigen. Jetzt wird ihm ein Bleistift in die Hand gedrückt, mit der Anweisung, alle Karten, die eben dagelegen, aufzuschreiben; er fügt die vierte richtig hinzu [110]. – Ein Patient

110. Dessoir, *Das Doppel-Ich,* p. 29.

JANETS[111] hatte in der Aura seiner hystero-epileptischen Anfälle stets die Vision einer Feuersbrunst, und jedesmal, wenn er offenes Feuer sah, bekam er einen Anfall; es genügte sogar, ihm ein brennendes Streichholz hinzuhalten, um den Anfall auszulösen. Das Gesichtsfeld des Patienten ist links auf 30 Grad eingeengt, das rechte Auge wird geschlossen. Das linke Auge muß nun die Mitte eines Perimeters fixieren, während auf 80 Grad ein brennendes Streichholz gehalten wird; es tritt sofort ein hystero-epileptischer Anfall ein. Trotz der ausgebreiteten Amnesie in vielen Fällen von Doppelbewußtsein benehmen sich die betreffenden Patienten doch nicht dem Grade ihrer Unkenntnis entsprechend, sondern so, wie wenn noch ein dunkler Instinkt ihre Handlungen entsprechend ihren früheren Kenntnissen leitete. Nicht nur diese relativ leichte amnestische Spaltung, sondern auch die schwere Amnesie des epileptischen Dämmerzustandes, welche früher für ein irreparabile damnum galt, genügt nicht, um die innersten Fäden zu zerschneiden, welche den Ich-Komplex des Dämmerzustandes an den normalen knüpfen. Es ist in einem Falle gelungen, den Inhalt des Dämmerzustandes dem wachen Ich-Komplex anzugliedern[112].

Wenden wir diese Erfahrungen auf unseren Fall an, so gelangen wir 131
zu der erklärenden Annahme, daß die von der Spaltung nicht erreichten Schichten des Unbewußten unter dem Einfluß entsprechender Suggestionen zwar die Einheit der automatischen Persönlichkeit darzustellen sich bestreben, daß aber diese Bemühung scheitert an der *tiefer greifenden und elementareren Störung durch den hysterischen Anfall*[113], welcher eine vollkommenere Synthese hindert durch die Angliederung von Assoziationen, die gewissermaßen ureigenstes Eigentum der oberbewußten Persönlichkeit sind: *Der auftauchende Ivenes-Traum wird den zufällig im Gesichtsfeld befindlichen Figuren in den Mund gelegt und bleibt von nun an mit diesen Personen assoziiert.*

111. *L'Anesthésie hystérique,* p. 69.

112. GRAETER, *Ein Fall von epileptischer Amnesie durch hypnotische Hypermnesie beseitigt,* p. 129.

113. In: *Über Pupillenstarre im hysterischen Anfall,* p. 52, sagt KARPLUS: Der hysterische Anfall ist kein rein psychischer Vorgang. Durch die psychischen Vorgänge wird nur ein präformierter Mechanismus ausgelöst, der an und für sich nichts mit psychischen Vorgängen zu tun hat.

Verhältnis zu den unbewußten Persönlichkeiten

132 Wie wir gesehen haben, gruppieren sich die zahlreichen Persönlichkeiten um zwei Typen, den Großvater und Ulrich von Gerbenstein. Ersterer produziert ausschließlich Pietistisch-Religiöses, gibt massenhaft erbauliche Moralvorschriften etc. Letzterer ist mit einem Wort ein Backfisch, an welchem außer dem Namen nichts Männliches ist. Wir müssen an dieser Stelle anamnestisch ergänzen, daß die Patientin mit fünfzehn Jahren von einem streng pietistischen Pfarrer konfirmiert wurde, daß sie auch zu Hause gelegentlich pietistische Moralpredigten zu hören bekommt. Der Großvater repräsentiert diese Seite ihrer Vergangenheit, Gerbenstein die andere Hälfte, daher der seltsame Kontrast. Wir haben also hier die personifizierten Hauptcharaktere der Vergangenheit; hier der pietistische Zwangserziehungsmensch, dort die ganze Ausgelassenheit eines oft über das Ziel hinausschießenden lebhaften Mädchens von fünfzehn Jahren [114]. An der Patientin selber finden wir die beiden Züge in einem sonderbaren Gemisch, bald ist sie ängstlich, scheu, von übertriebener Zurückhaltung, bald ausgelassen bis zur Grenze des Zulässigen. *Sie empfindet selber diese Gegensätze oft in peinlicher Weise.* Dieser Umstand gibt uns den Schlüssel zum Ursprung der beiden unterbewußten Personen. Die Patientin sucht offenbar einen Mittelweg zwischen den beiden Extremen, sie bemüht sich, dieselben zu verdrängen und nach einem idealeren Zustand zu streben. Dieses Bemühen führt sie zum Pubertäts-Traume der idealen Ivenes, neben dessen Gestalten die unabgeklärten Seiten ihres Charakters in den Hintergrund treten. Sie gehen aber nicht verloren, sondern beginnen als verdrängte Gedanken, analog der Ivenes-Idee, ein selbständiges Dasein als automatische Persönlichkeiten.

133 Dieses Verhalten erinnert lebhaft an die Traumuntersuchungen FREUDS, welche die selbständigen Vegetationen der verdrängten Gedanken aufdecken [115]. Wir begreifen nun auch, warum die halluzinier-

114. Diese Objektivation gewisser einheitlicher Assoziationskomplexe wurde literarisch verwendet von CARL HAUPTMANN in seiner dramatischen Dichtung: *Die Bergschmiede.* Dort ist es sein ganzes besseres Wesen, welches in der unheimlichen Nacht dem Schatzgräber halluzinatorisch gegenübertritt.

115. FREUD, l. c. Vgl. auch BREUER UND FREUD, *Studien über Hysterie,* p. 177 ff.

ten Personen von den automatisch schreibenden und sprechenden geschieden sind. *Erstere* belehren Ivenes über die Geheimnisse des Jenseits, sie erzählen ihr alle jene phantastischen Geschichten über die Außerordentlichkeit ihrer Person, sie schaffen ihr Situationen, in denen Ivenes dramatisch auftreten kann mit den Attributen ihrer Macht, ihrer Klugheit und ihrer Tugend. Es sind nichts anderes als dramatische Spaltungen ihres Traum-Ich. *Letztere* aber sind die zu überwindenden, sie sollen eben keinen Teil haben an Ivenes. Sie haben mit den geisterhaften Gefährten der Ivenes nur den Namen gemeinsam. Es ist a priori nicht zu erwarten, daß in einem Falle wie dem unsrigen, wo nirgends ganz scharfe Trennungen existieren, zwei so prägnante charakterologische Eigentümlichkeiten spurlos aus einem mit dem Wachbewußtsein zusammenhängenden somnambulen Ich-Komplex verschwinden. Tatsächlich begegnen wir denselben zum einen Teil in jenen ekstatischen Buß-Szenen und zum andern Teil in jenen von mehr oder weniger banalem Klatsch strotzenden Romanen. Im ganzen herrscht aber eine bedeutend gemilderte Form vor.

Verlauf

Es sollen nun noch einige Worte über den Verlauf dieser eigentüm- 134
lichen Affektion gesagt werden. Im Verlauf von ein bis zwei Monaten erreichte der Prozeß seinen Höhepunkt. Die von Ivenes und den unterbewußten Persönlichkeiten entworfene Schilderung paßt im allgemeinen auf diesen Zeitpunkt. Von da an machte sich ein allmählicher Niedergang bemerkbar, indem die Ekstasen inhaltlos und die Einflüsse Gerbensteins mächtiger wurden. Die Plastizität der Erscheinungen verflachte immer mehr; es entstand allmählich ein unentwirrbares Gemenge der anfangs gut geschiedenen Charaktere. Die psychologische Ausbeute wurde immer geringer, und schließlich erhielt die ganze Geschichte einen exquisit schwindelhaften Anstrich. Von diesem Niedergang wurde auch Ivenes schwer betroffen, sie wurde peinlich unsicher, sprach vorsichtig tastend und ließ immer unverhüllter den Charakter der Patientin zu Tage treten. Auch die somnambulen Attacken nahmen an Häufigkeit und Intensität ab. Man konnte geradezu alle Stufen vom Somnambulismus bis zur bewußten Lüge beobachten.

135 Damit fiel der Vorhang. Die Patientin ist seither ins Ausland gegangen. Daß ihr Charakter viel angenehmer und stabiler geworden ist, dürfte von nicht zu unterschätzender Bedeutung sein, wenn wir uns an die Fälle erinnern, in denen allmählich der Zustand II den Zustand I ersetzte. Vielleicht handelt es sich hier um eine ähnliche Erscheinung.

136 Wie bekannt, sind somnambule Erscheinungen gerade in der Pubertätszeit besonders häufig[116]. So begann z. B. der Somnambulismusfall von DYCE[117] unmittelbar vor dem Eintritt der Pubertät und dauerte genau bis zum Abschluß derselben. Ebenso steht der Somnambulismus der H. Smith in engem Zusammenhang mit der Pubertät[118]. SCHROEDER VAN DER KOLKS Patientin ist im Moment ihrer Erkrankung sechzehn Jahre alt; Félida X. vierzehneinhalb etc. Wir wissen auch, daß um diese Zeit der zukünftige Charakter sich ausbildet und fixiert. Im Falle der Félida X. und der Mary Reynolds haben wir gesehen, daß der Charakter des Zustand II den des Zustand I allmählich verdrängt und ersetzt. *Es ist daher nicht undenkbar, daß derartige Doppelbewußtseins-Erscheinungen nichts anderes sind als Charakterneubildungen oder Durchbruchsversuche der zukünftigen Persönlichkeit, die infolge besonderer Schwierigkeiten* (Ungunst äußerer Verhältnisse, psychopathische Disposition des Nervensystems etc.) *mit eigentümlichen Störungen des Bewußtseins verknüpft sind.* Unter Umständen erhalten die Somnambulismen gerade in Anbetracht der dem zukünftigen Charakter sich entgegenstellenden Schwierigkeiten eine eminent teleologische Bedeutung, indem sie dem sonst unfehlbar unterliegenden Individuum die Mittel zum Siege verleihen. Ich denke hier vor allem an Jeanne d'Arc, deren außerordentlicher Mut lebhaft an die Taten der Mary Reynolds II erinnert. An dieser Stelle sei auch auf die ähnliche Bedeutung der «hallucination téléologique» hingewiesen, von welcher gelegentlich Fälle zur allgemeinen Kenntnis gelangen, ohne daß sie bis jetzt in wissenschaftlicher Weise verarbeitet worden wären.

116. PELMAN, l. c., p. 74.
117. JESSEN, *Doppeltes Bewußtsein,* p. 407.
118. FLOURNOY, l. c., p. 28.

Die unbewußte Mehrleistung

Wir haben jetzt sämtliche essentielle Erscheinungen, die unser Fall bietet und die für seinen inneren Aufbau von Bedeutung waren, besprochen. Es handelt sich nun noch darum, gewisse Begleiterscheinungen einer kurzen Besprechung zu unterziehen: es sind dies die *unbewußten Mehrleistungen.* Man begegnet auf diesem Gebiete einem nicht unberechtigten Skeptizismus seitens der Vertreter der Wissenschaft. Schon DESSOIRS Auffassung vom zweiten Ich begegnete vielfachem Widerspruch und wurde von verschiedenen Seiten als zu enthusiastisch abgelehnt. Bekanntlich hat sich vorzugsweise der Okkultismus dieses Gebietes bemächtigt und vorzeitige Schlüsse aus zweifelhaften Beobachtungen gezogen. Wir sind tatsächlich noch weit davon entfernt, irgend etwas Abschließendes sagen zu können, indem noch kein ausreichendes Material dazu vorhanden ist. Wenn wir daher das Gebiet der unbewußten Mehrleistung betreten, so geschieht es nur deshalb, um allen Seiten unseres Falles gerecht zu werden. 137

Unter unbewußter Mehrleistung verstehen wir denjenigen automatischen Prozeß, dessen Resultat für die bewußte psychische Tätigkeit des betreffenden Individuums nicht erreichbar ist. Hierher gehört vor allem das Gedankenlesen durch die Bewegungen des Tisches. Ich weiß nicht, ob es Personen gibt, die mittelst induktiver Schlüsse aus Intentionszitterbewegungen längere Gedankenfolgen erraten können. Jedenfalls ist sicher, daß, diese Möglichkeit vorausgesetzt, solche Personen über eine durch unermüdliche Übung erreichte Routine verfügen müssen. Die Routine aber kann für unseren Fall ohne weiteres ausgeschlossen werden, und es bleibt nichts anderes übrig, als vorderhand eben eine primäre, der bewußten um ein Mehrfaches überlegene Empfänglichkeit des Unbewußten anzunehmen. Diese Annahme stützt sich auf zahlreiche Beobachtungen an Somnambulen. Ich erwähne hier nur die Experimente BINETS[119], welcher auf die anästhetische Haut des Handrückens oder des Halses kleine Buchstaben oder sonstige Gegenstände oder auch kleine komplizierte Reliefs legte und die unbewußten Wahr- 138

119. l. c., p. 125. Vgl. auch die hierher gehörigen Angaben LOEWENFELDS, *Hypnotismus.*

nehmungen durch Zeichnungen wiedergeben ließ. Er kommt auf Grund dieser Experimente zu folgendem Schluß: «D'après les calculs que j'ai pu faire, la sensibilité inconsciente d'une hystérique est à certains moments *cinquante fois* plus fine que celle d'une personne normale.» Eine zweite für unseren Fall und für zahlreiche andere Somnambulen in Betracht kommende Mehrleistung ist derjenige Vorgang, den man mit «Kryptomnesie» [120] bezeichnet. Man versteht darunter das Bewußtwerden eines Gedächtnisbildes, welches aber nicht primär als solches erkannt wird, sondern eventuell erst sekundär auf dem Wege der nachträglichen Wiedererkennung oder des abstrakten Räsonnements. Charakteristisch für die Kryptomnesie ist, daß das auftauchende Bild nicht die Merkmale des Gedächtnisbildes an sich trägt, d. h. nicht mit dem betreffenden oberbewußten Ich-Komplex verknüpft ist.

139 Man unterscheidet im allgemeinen drei Wege, auf denen das kryptomnestische Bild dem Bewußtsein zugeführt wird:

1. *Das Bild tritt ohne Vermittlung der Sinnessphären (intrapsychisch) ins Bewußtsein.* Es ist ein Einfall, dessen Kausalkette dem betreffenden Individuum verborgen ist. Insofern ist die Kryptomnesie ein ganz alltägliches Ereignis und berührt sich mit den normalen psychischen Vorgängen aufs innigste. Wie oft verführt sie den Forscher, den Schriftsteller oder den Komponisten, an die Originalität seiner Einfälle zu glauben, und hinterher weist der Kritiker die Quelle nach! Meist wird die individuell gefaßte Darstellung den Autor vor dem Vorwurf des Plagiates schützen und seinen guten Glauben beweisen, aber es können doch Fälle vorkommen, in denen unbewußterweise wörtlich reproduziert wird. Enthält der betreffende Passus eine bemerkenswerte Idee, so ist der Verdacht eines mehr oder weniger bewußten Plagiates berechtigt, denn eine wichtige Idee ist durch zahlreiche Assoziationen mit dem Ich-Komplex verbunden; sie wurde zu verschiedenen Zeiten in verschiedenen Situationen schon überdacht und verfügt daher über zahlreiche Anknüpfungspunkte nach allen Seiten, so daß sie nie derart dem Bewußtsein entschwindet, daß ihre Kontinuität dem Umfang des bewußten Gedächtnisses verloren gehen könnte. Wir haben aber ein

120. *Kryptomnesie* darf nicht mit *Hypermnesie* verwechselt werden. Mit letzterem Namen bezeichnet man die abnorme Schärfung des Vermögens der Wiedererinnerung, welche die Gedächtnisbilder als solche reproduziert.

Kriterium, durch das wir jederzeit die intrapsychische Kryptomnesie auch objektiv erkennen können: *Die kryptomnestische Vorstellung ist durch ein Minimum von Assoziationen an den betreffenden Ich-Komplex geknüpft.* Der Grund liegt im Verhältnis des Individuums zum betreffenden Gegenstand, in der Unverhältnismäßigkeit zwischen Interesse und Objekt. Es sind zwei Möglichkeiten denkbar: a) Das Objekt ist des Interesses wert, aber das Interesse ist infolge Zerstreutheit oder mangelhaften Verständnisses gering. b) Das Objekt ist des Interesses nicht wert, infolgedessen das Interesse gering ist. – In beiden Fällen entsteht eine höchst labile Verbindung mit dem Bewußtsein, welche ein rasches Vergessen zur Folge hat. Die leichte Brücke ist bald zerstört, und die erworbene Vorstellung versinkt ins Unbewußte, wo sie dem Bewußtsein nicht mehr zugänglich ist. Tritt sie nun wieder auf dem Wege der Kryptomnesie vor das Bewußtsein, so haftet ihr entweder der Charakter der Fremdartigkeit oder der originellen Schöpfung an, weil der Weg, auf dem sie ins Unterbewußte eintrat, unauffindbar geworden ist. Fremdartigkeit und originelle Schöpfung stehen übrigens einander sehr nahe, wenn man sich an die in der schönen Literatur zahlreich vorhandenen Zeugnisse genialer Naturen erinnert. (Besessenheit des Geistes[121].) Abgesehen von einzelnen hervorragenden Fällen dieser Art, in denen es zweifelhaft ist, ob es sich um kryptomnestische oder originelle Schöpfung handelt, gibt es welche, in denen kryptomnestisch ein Passus von unwesentlichem Gehalt reproduziert wird und zwar, wie in folgendem Beispiel, fast wörtlich genau:

121. «Hat Jemand, Ende des neunzehnten Jahrhunderts, einen deutlichen Begriff davon, was Dichter starker Zeitalter Inspiration nannten? Im anderen Falle will ich's beschreiben. Mit dem geringsten Rest von Aberglauben in sich würde man in der That die Vorstellung, blos Inkarnation, blos Mundstück, blos Medium übermächtiger Gewalten zu sein, kaum abzuweisen wissen. Der Begriff Offenbarung in dem Sinne, daß plötzlich, mit unsäglicher Sicherheit und Feinheit, Etwas sichtbar, hörbar wird, Etwas, das einen im Tiefsten erschüttert und umwirft, beschreibt einfach den Thatbestand. Man hört, — man sucht nicht; man nimmt, — man fragt nicht, wer da giebt; wie ein Blitz leuchtet ein Gedanke auf, mit Nothwendigkeit, in der Form ohne Zögern, — ich habe nie eine Wahl gehabt.» NIETZSCHES Werke, VI p. 482 f.

140 *Also sprach Zarathustra ...*

(... durch den Feuerberg selber aber führe der schmale Weg abwärts, der zu diesem Thore der Unterwelt geleite.)

Um jene Zeit nun, als Zarathustra auf den glückseligen Inseln weilte, geschah es, daß ein Schiff an der Insel Anker warf, auf welcher der rauchende Berg steht; und seine *Mannschaft gieng an's Land, um Kaninchen zu schießen.* Gegen die Stunde des Mittags aber, *da der Capitän und seine Leute wieder beisammen waren,* sahen sie *plötzlich durch die Luft einen Mann auf sich zukommen,* und eine Stimme sagte deutlich: «*es ist Zeit! Es ist die höchste Zeit!*» *Wie die Gestalt ihnen aber am nächsten war* – sie flog aber schnell gleich einem Schatten vorbei, in der Richtung, wo der Feuerberg lag – da erkannten sie mit größter Bestürzung, daß es Zarathustra sei; denn sie hatten ihn Alle schon gesehn, ausgenommen der Capitän selber ... «Seht mir an! sagte der alte Steuermann, *da fährt Zarathustra zur Hölle* [122].»

Ein Schrecken erweckender Auszug aus dem Journal des Schiffes Sphinx vom Jahre 1686, im mittelländischen Meere.

Die vier Capitäne und ein Kaufmann, Herr Bell, *gingen an das Ufer* der Insel Mount Stromboli, *um Kaninchen zu schießen.* Um drei Uhr *riefen sie ihre Leute zusammen,* um an Bord ihrer Schiffe zu gehen, als sie, zu ihrem unaussprechlichen Erstaunen, *zwei Männer erscheinen sahen, die sehr schnell durch die Luft auf sie zuschwebten;* der eine war schwarz gekleidet, der andere hatte graue Kleider an; *sie kamen nahe bei ihnen vorbei, in höchster Eile,* und stiegen, zu ihrer größten Bestürzung, mitten in die brennenden Flammen *in den Schlund des schrecklichen Vulkans, Mount Stromboli, hinab.*

(Die betreffenden Leute wurden als Bekannte aus London erkannt [123]).

141 Wie mir die Schwester des Dichters, Frau E. FÖRSTER-NIETZSCHE, auf meine diesbezügliche Anfrage antwortete, hat NIETZSCHE, zwischen dem zwölften und fünfzehnten Jahr, bei seinem Großvater Pastor Oehler in Pobler sich lebhaft mit JUST. KERNER beschäftigt und später sicher nicht mehr. Es dürfte wohl kaum in der Absicht des Dichters gelegen haben, ein Plagiat an einem Schiffsjournal zu begehen, und

122. l. c., p. 191. Vgl. Paragr. 181 dieses Bandes.

123. *Blätter aus Prevorst,* hg. von JUSTINUS KERNER, p. 57 [Hervorhebungen in beiden Zitaten von C. G. Jung].

wenn dies der Fall gewesen wäre, so hätte er sicher die höchst prosaische und für die betreffende Situation ganz unwesentliche Stelle «um Kaninchen zu schießen» weggelassen. Offenbar unterschob sich ihm bei der dichterischen Ausmalung der Höllenfahrt Zarathustras halb- oder unbewußt jener vergessene Eindruck aus der Jugend.

An diesem Beispiel sehen wir alle Eigentümlichkeiten der Krypto- 142
mnesie: ein ganz unwesentliches Detail, das nichts anderes als schleuniges Vergessen verdient, wird plötzlich mit beinahe wörtlicher Treue reproduziert, während die Hauptpunkte der Erzählung in individueller Weise, man kann nicht sagen abgeändert, sondern neu geschaffen wurden. Um den individuellen Kern, um die Idee der Höllenfahrt legen sich als malerisches Detail jene alten vergessenen Eindrücke einer ähnlichen Situation. Der betreffende Artikel ist im übrigen so albern, daß der viellesende Jüngling wahrscheinlich flüchtig darüber hinwegging und der Sache jedenfalls kein tieferes Interesse entgegenbrachte. Wir haben hier das geforderte Minimum assoziativer Verknüpfung, denn es läßt sich nicht leicht ein größerer Sprung denken, als der von jenem alten, albernen Märchen zu NIETZSCHES Bewußtsein im Jahre 1883. Wenn wir uns NIETZSCHES Stimmung zur Zeit der Abfassung des Zarathustra vergegenwärtigen [124] und an die in mehr als einem Punkte dem Pathologischen sich nähernde Ekstase des Dichters denken, so wird uns diese abnorme Reminiszenz begreiflich erscheinen.

Die andere der oben erwähnten Möglichkeiten: nämlich die Aufnahme 143
eines an sich nicht uninteressanten Objektes im Zustande der Zerstreutheit oder bei halbem Interesse infolge mangelnden Verständnisses und dessen kryptomnestische Reproduktion finden wir hauptsächlich bei Somnambulen, auch als Kuriosa in der schönen Literatur bei Sterbenden [125]. Unter der reichen Auswahl dieser Phänomene kommen für uns hauptsächlich in Betracht *das Reden in fremden Sprachen,* das Symptom der sogenannten *Glossolalie.* Wir finden dieses Phänomen überall

124. «Eine Entzückung, deren ungeheure Spannung sich mitunter in einen Thränenstrom auslöst, bei der der Schritt unwillkürlich bald stürmt, bald langsam wird; ein vollkommenes Außersichsein mit dem distinktesten Bewußtsein einer Unzahl feiner Schauder und Überrieselungen bis in die Fußzehen; eine Glückstiefe, in der das Schmerzlichste und Düsterste nicht als Gegensatz wirkt, sondern als bedingt, als herausgefordert, als eine nothwendige Farbe innerhalb eines solchen Lichtüberflusses . . .» l. c., p. 483.

125. ECKERMANN, *Gespräche mit Goethe,* p. 230 f.

erwähnt, wo entsprechende ekstatische Zustände in Frage kommen; im Neuen Testament, in den Acta Sanctorum[126], in den Hexenprozessen, in neuerer Zeit bei der *Seherin von Prevorst,* bei Judge EDMONDS Tochter Laura, dann bei FLOURNOYS Hélène Smith, welche auch in dieser Beziehung in einzig dastehender Weise untersucht wurde, ferner bei dem Fall BRESLERS[127], der wahrscheinlich mit Pastor BLUMHARDTS[128] Gottliebin Dittus identisch sein dürfte. Wie FLOURNOY zeigte, ist die Glossolalie, soweit es sich um eine wirklich selbständige Sprache handelt, ein kryptomnestisches Phänomen κατ' ἐξοχήν. Ich verweise auf die hochinteressanten Ausführungen des genannten Autors[129].

144 Was unsern Fall betrifft, so wurde nur einmal Glossolalie beobachtet, bei welcher die einzig verständlichen Worte die eingestreuten Variationen über das Wort «vena» waren. Die Quelle dieses Wortes ist deutlich: die Patientin hat sich einige Tage zuvor in einem anatomischen Atlas in das Studium der lateinisch bezeichneten Venen des Gesichtes vertieft und das Wort «vena» in ihren Träumen verwendet, wie es auch dem gesunden Menschen gelegentlich passiert. Die übrigen Worte und Sätze in fremder Sprache verraten auf den ersten Blick ihre Abstammung aus dem der Patientin etwas geläufigen Französisch. Leider fehlen mir die genaueren Übersetzungen der verschiedenen Sätze, weil die Patientin dieselben nicht geben wollte; aber wir können annehmen, daß es sich um ein ähnliches Phänomen handelt wie bei Hélène Smith's Mars-Sprache. FLOURNOY weist nach, daß die Mars-Sprache nichts anderes ist als eine kindliche Übersetzung aus dem Französischen, wobei nur die Worte verändert sind, die Syntax aber völlig die gleiche ist. Wahrscheinlicher noch als diese Erklärung ist die Annahme, daß die Patientin einfach sinnlos fremdartig klingende Laute ohne eigentliche Wortbildung aneinanderreihte[130], indem sie gewisse charakteristische Sprachtöne aus dem Französischen und Italienischen ent-

126. Vgl. GÖRRES, l. c.
127. BRESLER, *Culturhistorischer Beitrag zur Hysterie,* p. 333 ff.
128. ZÜNDEL, *Pfarrer J. C. Blumhardt.*
129. l. c.
130. «Le baragouin rapide et confus dont on ne peut jamais obtenir la signification, probablement parce qu'il n'en a en effet aucune, et n'est qu'un pseudo-Langage.» p. 193. «– analogue au baragouinage par lequel les enfants se donnent parfois dans leurs jeux l'illusion qu'ils parlent chinois, indien, ou ‚sauvage'.» l. c., p. 152.

lehnte und sprachähnlich kombinierte, ähnlich wie Hélène Smith die Lücken zwischen den wirklichen Sanskrit-Worten durch sprachähnliche Eigenprodukte füllte. Die fremdartigen Namen des mystischen Systems lassen sich zum großen Teil auf bekannte Wurzeln zurückführen. Schon die Kreise erinnern lebhaft an die jedem Schulatlanten beigegebenen Schemata der Planetenbahnen; auch die innere Ähnlichkeit mit dem Verhältnis der Planeten zur Sonne ist ziemlich deutlich, wir werden darum nicht fehl gehen, wenn wir auch in den Namen Reminiszenzen aus der populären Astronomie sehen. Auf diese Weise erklären sich z. B. die Namen: Persus, Fenus, Nenus, Sirum, Surus, Fixus und Pix, als die kindlich umgestalteten Perseus, Venus, Sirius und Fix-Stern (analog den Variationen von vena). Magnesor erinnert lebhaft an Magnetismus, dessen mystische Bedeutung die Patientin aus der *Seherin von Prevorst* kannte. Connesor läßt als Gegensatz zu Magnesor in seiner Vorsilbe «Con» das französische «contre» vermuten. Hypos und Hyfonismus erinnern an Hypnose und Hypnotismus, über deren Bedeutung in Laienkreisen bekanntlich noch die abenteuerlichsten Vorstellungen umgehen. Die mehrfach verwendeten Endungen auf «us» und «os» sind diejenigen Merkmale, an denen in der Regel der Laie den Unterschied zwischen Latein und Griechisch bemerkt. Die übrigen Namen entspringen jedenfalls ähnlichen Zufälligkeiten, deren Kenntnis sich unserem Wissen entzieht. Die bescheidene Glossolalie unseres Falles macht natürlich nicht den Anspruch eines klassischen Paradigmas der Kryptomnesie, denn dieselbe besteht nur in der unbewußten Verwendung verschiedener teils optischer, teils akustischer Eindrücke, die alle sehr nahe liegen.

2. *Das kryptomnestische Bild tritt durch Vermittlung der Sinne (als* 145
Halluzination) ins Bewußtsein. Für diesen Fall liefert wieder Hélène Smith klassische Beispiele. Ich erinnere an den oben berichteten Fall mit der Ziffer 18. (Vgl. Paragr. 98).

3. *Das Bild tritt durch Vermittlung des motorischen Automatismus* 146
ins Bewußtsein. H. Smith hatte eine ihr sehr kostbare Brosche verloren, welche sie ängstlich überall vergebens suchte. Zehn Tage darauf gab ihr Führer Léopold durch den Tisch die Mitteilung, wo die Brosche zu finden sei. Sie wurde nach den erhaltenen Angaben auf freiem Felde bei Nacht von Sand bedeckt gefunden [131]. Streng genommen handelt es

131. l. c., p. 378.

sich bei der *Kryptomnesie* nicht um eine *Mehrleistung* im eigentlichen Sinne des Wortes, indem das bewußte Gedächtnis keine Steigerung seiner Funktion, sondern bloß eine Bereicherung seines Inhaltes erfährt. Durch den Automatismus werden bloß gewisse Gebiete auf indirektem Wege dem Bewußtsein zugänglich gemacht, welche demselben vorher verschlossen waren. Das Unbewußte vollbringt aber deshalb keine Leistung, welche die Fähigkeiten des Bewußten qualitativ oder quantitativ überschritte. Die *Kryptomnesie* ist daher eine bloß *anscheinende Mehrleistung* im Gegensatz zur *Hypermnesie,* welche tatsächlich eine *Funktionserhöhung* darstellt [132].

147 Wir haben oben von einer dem Bewußten überlegenen Empfänglichkeit des Unbewußten gesprochen, hauptsächlich in Hinsicht auf die einfachen Gedankenübertragungsversuche mit Zahlen. Wie schon erwähnt, ist nicht nur unsere Somnambule, sondern eine noch verhältnismäßig große Anzahl von Gesunden imstande, längere Gedankenfolgen, sofern sie nicht komplizierteren Charakters sind, aus den Zitterbewegungen zu erraten. Diese Experimente stellen gewissermaßen das Urphänomen dar zu jenen selteneren und ungleich erstaunlicheren Fällen *intuitiver* Erkenntnis, welche Somnambule bisweilen zeigen [133]. Daß derartige Erscheinungen nicht bloß an das Gebiet des Somnambulismus geknüpft sind, sondern auch bei nicht somnambulen Personen vorkommen, zeigt uns z. B. ZSCHOKKE [134] in seiner Selbstschau.

148 Die Bildung solcher Erkenntnisse scheint auf verschiedenen Wegen zu erfolgen: vor allen Dingen kommt die schon erwähnte Feinheit unbewußter Perzeptionen in Betracht. Sodann ist die Wichtigkeit der erfahrungsgemäß enormen Suggestibilität der Somnambulen hervorzuheben. *Die Somnambule verkörpert gewissermaßen nicht nur jeden suggestiven Gedanken, sondern lebt sich auch in die Suggestion par excellence, in die Person ihres Arztes oder Beobachters ein mit jener den suggestibeln Hysterischen eigentümlichen Hingabe.* Das Verhältnis der Frau Hauffe zu KERNER ist hierfür ein schönes Beispiel. Daß

132. Ein diesbezüglicher Fall bei v. KRAFFT-EBING, l. c., p. 57 f.

133. «Die Einschränkung der associativen Vorgänge und die anhaltende Concentration der Aufmerksamkeit auf ein bestimmtes Vorstellungsgebiet können auch zur Entwicklung neuer Gedanken führen, welche keine Willensanstrengung in wachem Zustande zu Tage zu fördern vermochte.» LOEWENFELD, *Der Hypnotismus,* p. 289.

134. *Eine Selbstschau,* p. 227 ff.

es in solchen Fällen zu hochgradiger *Assoziationskonkordanz* kommt, kann nicht überraschen; ein Umstand, den z. B. RICHET in seinen Experimenten über mentale Gedankenübertragung vielleicht etwas mehr hätte berücksichtigen dürfen. Endlich gibt es Fälle von somnambuler Mehrleistung, welche sich nicht allein durch Hyperästhesie der unbewußten Sinnestätigkeit und Assoziationskonkordanz erklären lassen, sondern die *Annahme einer hochentwickelten intellektuellen Tätigkeit des Unbewußten* voraussetzen. Die Entzifferung der intendierten Zitterbewegungen erfordert nicht nur eine außerordentlich sensible, sondern auch eine sensorische Feinfühligkeit, welche die Kombination der einzelnen Wahrnehmungen zu der geschlossenen Einheit des Gedankens ermöglicht; wenn wir überhaupt den Erkenntnisprozeß im Gebiete des Unbewußten in Analogie zum Erkenntnisprozeß des Bewußten setzen dürfen. Es ist ja immerhin die Möglichkeit zu beachten, daß *im Unbewußten Gefühle und Begriffe nicht so reinlich gesondert, eventuell sogar eins sind.* Der intellektuelle Aufschwung, den viele Somnambule in der Ekstase zeigen, ist eine zwar seltene, aber doch sicher beobachtete Tatsache[135], und ich möchte das von unserer Patientin verfaßte Schema eben als eine solche über ihre normale Intelligenz hinausgehende Mehrleistung bezeichnen. Wir haben schon gesehen, woher ein Stück jenes Schemas kommen dürfte. Eine zweite Quelle sind wahrscheinlich die Lebenskreise der Frau Hauffe, welche in dem betreffenden Buche KERNERS abgebildet sind. Durch diese Anhaltspunkte scheint die äußere Form determiniert zu sein. Wie schon in der Darstellung des Falles bemerkt wurde, stammt die Idee des Dualismus aus den bruchstückweise aufgenommenen Gesprächen, denen die Patientin in träumerischem Zustand jeweilen nach ihren Ekstasen beiwohnte.

Damit ist meine Kenntnis der Quellen, aus denen die Patientin 149
schöpfte, zu Ende. Woher die Grundidee stammt, weiß die Patientin nicht zu sagen. Ich habe natürlich die okkultistische Literatur, soweit dieselbe in Betracht kam, nach dieser Richtung durchsucht und zwar eine Fülle von Parallelen aus verschiedenen Jahrhunderten mit unserem

135. GILLES DE LA TOURETTE sagt: «Wir haben somnambule, arme, ungebildete, im Wachen sehr unbegabte Mädchen gesehen, deren ganzes Auftreten sich änderte, sobald sie eingeschläfert waren. Vorher waren sie langweilig und jetzt sind sie lebhaft und angeregt, manchmal sogar geistreich.» Zit. in: LOEWENFELD, *Der Hypnotismus,* p. 132.

gnostischen System entdeckt, aber zerstreut in allen möglichen Werken, welche zum größten Teil für die Patientin ganz unzugänglich sind. Überdies ist bei ihrem jugendlichen Alter und bei ihrer Umgebung die Möglichkeit zu einem solchen Studium ganz ausgeschlossen. Eine kurze Überlegung des Systems an Hand der von der Patientin gegebenen Erklärungen zeigt, wie viel Geist auf die Konstruktion verwendet wurde. Wie hoch die intellektuelle Leistung eingeschätzt werden soll, bleibt Geschmacksache. Auf jeden Fall aber muß dieselbe in Anbetracht des jugendlichen Alters und der Geistesverfassung der Patientin als eine ganz außergewöhnliche taxiert werden.

Schlußwort

150 Ich bin weit davon entfernt zu glauben, daß mit dieser Arbeit irgend ein abschließendes und wissenschaftlich befriedigendes Resultat erreicht ist. Mein Bestreben ging vor allem dahin, entgegen der öffentlichen Meinung, welche für die sogenannten okkulten Phänomene nichts als ein geringschätziges Lächeln hat, die zahlreichen Verknüpfungen derselben mit dem Erfahrungsgebiete des Arztes und der Psychologie darzustellen und auf die zahlreichen wichtigen Fragen hinzuweisen, welche dieses unerforschte Gebiet noch für uns birgt. Den Anstoß zu dieser Arbeit gab mir die Überzeugung, daß auf diesem Gebiete eine reiche Ernte für die Erfahrungspsychologie reift, und das Bewußtsein, daß unsere deutsche Wissenschaft sich noch viel zu wenig dieser Probleme annimmt. Letzterer Grund gab mir auch Veranlassung, die Erörterung eines Falles von Somnambulismus aus dem rein pathologischen Gebiet vorauszuschicken, um im allgemeinen über die Stellung der Somnambulen zur Pathologie zu orientieren.

In diesem Sinne hoffe ich, daß meine Arbeit mit dazu beitragen werde, der Wissenschaft einen Weg zur fortschreitenden Aufklärung und Assimilation der noch viel umstrittenen Psychologie des Unbewußten zu bahnen.

UEBER HYSTERISCHES VERLESEN[1]

In der Besprechung meiner Arbeit *Zur Psychologie und Pathologie sogenannter okkulter Phänomene*[2] hat Herr HAHN meine Auffassung des «hysterischen Verlesens» in mißverständlicher Weise wiedergegeben. Da ich dieses Phänomen für prinzipiell wichtig halte, sei es mir gestattet, hier meine Auffassung noch einmal darzustellen. 151

Meine Patientin hat sich in der Schule mit auffallender Häufigkeit verlesen, und zwar immer auf eine ganz bestimmte Weise: sie setzte nämlich jeweilen für das betreffende Wort den schweizerischen Dialektausdruck ein, also z. B. statt Treppe «Stege», statt Ziege «Geiß» usw.[3] Die Ausdrücke sind völlig synonym. Wenn also «Stege» reproduziert wird, so ist damit erwiesen, daß der Sinn des Wortes «Treppe» aufgefaßt wurde. Zur Erklärung dieses Phänomens sehe ich bloß zwei Möglichkeiten: 152

1. Das Wort «Treppe» wird richtig und bewußt aufgefaßt. In diesem Fall ist für den gesunden Menschen absolut kein Grund vorhanden, das Wort unrichtig, d. h. als Dialektwort zu reproduzieren. Bei meiner Patientin aber unterschiebt sich irgendwo das Dialektwort. 153

2. Das Wort «Treppe» wird nicht richtig aufgefaßt. In diesem Fall wird jeder normale Mensch irgendeinen klangähnlichen oder schriftbildähnlichen Unsinn reproduzieren, aber niemals den in seiner äußeren Erscheinungsweise verschiedenen, aber synonymen Ausdruck. Ich habe bei unsern zerstreuten, konzentrationsunfähigen Kranken (Paralyse, Manie, Alkoholismus, Dementia senilis usw.) schon zahllose Leseproben veranstaltet und kann auf Grund dieser vielhundertfachen 154

1. [Eine Erwiderung an Herrn HAHN (prakt. Arzt in Zürich). Erschienen in: *Arch. f. d. ges. Psychol.* III (1904) pp. 347–350.

2. [Siehe die vorhergehende Arbeit in diesem Bande. — Die Besprechung von HAHN erschien in: *Arch. f. d. ges. Psychol.* III (1904) Literaturbericht p. 26-28 ff.]

3. [Vgl. die Paragr. 38 und 73 dieses Bandes.]

Erfahrung versichern, daß ein derartiges Verlesen bei nicht hysterischen Individuen nicht vorkommt. *Jede Verlesung im Zustande der Zerstreutheit ist eine Verlesung nach Klang- bzw. Schriftähnlichkeit;* bei Normalen ist sie in der Regel durch momentane Konstellation bedingt. Diese Regel habe ich übrigens auch bei meinen Assoziationsversuchen im Zustande der Ablenkung reichlich bestätigt gefunden.

155 Wenn also meine Patientin die Dialektwörter reproduziert statt der schriftdeutschen Wörter und diesen häufig vorkommenden Fehler nicht bemerkt, so ist in erster Linie eine mangelhafte akustische Kontrolle des Gesprochenen vorhanden; sodann zeigt der synonyme Ausdruck, daß der Sinn des optischen Eindrucks richtig aufgefaßt wurde. Er wird aber unrichtig reproduziert. Wo liegt die Ursache des Fehlers? Ich habe in meiner Arbeit die Frage offengelassen, jedoch allgemein bemerkt, daß es sich hier um ein «automatisches» Phänomen handelt, welches ich damals allerdings nicht recht lokalisieren konnte.

156 Die wahrscheinlichste Erklärung wird folgende sein: wir wissen aus alltäglicher Erfahrung, daß das gewöhnliche *Verlesen* fast ausschließlich zuerst den Bedeutungszusammenhang stört, indem an seine Stelle die äußerliche Klang- oder Formverwandtschaft tritt. Das *Versprechen eines richtig gelesenen Wortes* folgt den gleichen Gesetzen, und wenn einem Schweizer, wie das häufig geschieht, ein Dialektwort mit unterläuft, so kommt das erstens beim laut Lesen außerordentlich selten vor, und zweitens werden es meist bloß klanglich stark verwandte Wörter sein, die miteinander verwechselt werden. Das kann von dem absichtlich ausgewählten Beispiel «Ziege – Geiß» durchaus nicht behauptet werden. Zur Erklärung dieser Verwechslung muß ein «Plus» angenommen werden. Dieses Plus ist die eigentümliche hysterische Geistesdisposition.

157 Die träumerische, etwas dämmernde Patientin liest mechanisch; die sinnentsprechende Auffassung ist deshalb sozusagen Null. Während sich das Bewußtsein mit etwas ganz anderem beschäftigt, bleiben die durch die Lektüre angeregten psychischen Prozesse blaß und undeutlich. Bei nicht hysterisch zerstreuten Normalen und Kranken liefern diese schwach betonten psychischen Vorgänge die *Verkennungen nach Klang- oder Formähnlichkeit,* wodurch die Reproduktion auf Kosten des Bedeutungszusammenhanges verfälscht wird. *Bei meiner Patientin wird umgekehrt der formale Zusammenhang gänzlich aufgelöst, dafür*

aber bleibt der Bedeutungszusammenhang erhalten. Erklärbar ist dieses Verhalten bloß aus der Annahme einer Bewußtseinsspaltung, d.h. neben dem Ichkomplex, welcher seinen eigenen Vorstellungen nachhängt, existiert ein anderer Bewußtseinskomplex, welcher liest, richtig auffaßt und sich dabei einige Änderungen des Ausdrucks gestattet, wie das ja häufig vorkommt bei automatisch funktionierenden Komplexen. Das hysterische Verlesen unterscheidet sich also dadurch von allem andern Verlesen, daß trotz der Verlesung der Sinn in der Reproduktion erhalten bleibt.

Wenn Herr HAHN diese in der Psychopathologie der Hysterie bekannte Automatisierung psychischer Funktionen nicht begreift, so möchte ich ihm das Studium der Fachliteratur und namentlich etwas eigene praktische Beobachtung empfehlen. Literatur und Wirklichkeit sind reich an analogen Erscheinungen. 158

Daß ich einen besonderen Wert auf das «hysterische Verlesen» lege, beruht darauf, daß es gewißermaßen in nuce das für die Hysterie so charakteristische Abspalten psychischer Funktionen vom Ichkomplex, also die starke *Tendenz der psychischen Elemente zur Selbständigkeit* demonstriert. 159

In meiner Arbeit zitierte ich als Analogon die Beobachtungen BINETS[4], der seiner Versuchsperson in die durch einen Schirm verdeckte anästhetische (vom Ichkomplex abgespaltene) Hand stach. Die Versuchsperson dachte dabei plötzlich an eine Reihe Punkte (deren Zahl notabene der Zahl der Stiche entsprach), oder BINET bewegte die Finger, dabei dachte die Versuchsperson an «Stöcke» oder «Säulen»; oder die anästhetische Hand wurde veranlaßt, das Wort «Salpêtrière» zu schreiben, wobei die Versuchsperson plötzlich das Wort «Salpêtrière» in weißer Schrift auf schwarzem Grunde vor sich sah. 160

Herr HAHN ist der Ansicht, daß es sich bei diesen Beobachtungen um «etwas wesentlich anderes» handle als beim Verlesen. Um was anderes? Herr HAHN sagt es nicht. 161

Aus den BINETschen Experimenten geht hervor, daß der vom Ichkomplex abgespaltene Bewußtseinskomplex, von welchem die Armanästhesie abhängt, eigentlich richtig perzipiert, aber verändert reproduziert. 162

4. [Vgl. Paragr. 75 dieses Bandes.]

163 Der Ichkomplex meiner Patientin ist durch andere Vorstellungen vom Leseakt abgedrängt; der Akt geht aber automatisch weiter, bildet einen eigenen kleinen Bewußtseinskomplex, der richtig auffaßt, aber verändert reproduziert.

164 Der Typus des Prozesses ist also der gleiche, weshalb die Anführung der BINETschen Experimente völlig gerechtfertigt ist. Dieser Typus wiederholt sich übrigens auf allen möglichen Gebieten der Hysterie, so gehört z. B. das erst neuerdings bekannt gewordene systematische *«Danebenantworten»* der Hysterischen ebenfalls hierher.

165 Im übrigen möchte ich bemerken, daß der Hauptakzent meiner Arbeit auf einer möglichst ausführlichen Registrierung und Analyse der mannigfaltigen psychologischen Phänomene ruht, die alle mit der zu dieser Zeit erfolgenden Charakterentwicklung aufs innigste zusammenhängen. Die Analyse des Krankheitsbildes lehnt sich nicht, wie Herr HAHN meint, an französische Autoren an, sondern an die FREUDschen Hysterieforschungen. Herr HAHN möchte die Analyse «noch schärfer und weitergehend getrieben» sehen. Ich wäre Herrn HAHN zu Dank verpflichtet, wenn er mir, zugleich mit seiner Kritik, auch neue Wege zur Erforschung dieses so schwierigen Gebietes angeben wollte.

KRYPTOMNESIE[1]

DIE Psychologie unterscheidet ein unmittelbares und ein mittelbares Wiedererinnern. Man erinnert sich unmittelbar, wenn man, zum Beispiel, ein bestimmtes Haus sieht, und es einem dabei «in den Sinn kommt», daß hier vor einigen Jahren ein Bekannter gewohnt hat. Man sieht das wohlbekannte Haus, und nach dem Gesetz der Assoziation einer Koexistenz kommt das Erinnerungsbild des Bekannten ins Bewußtsein. Anders ist das mittelbare Wiedererinnern: Ich gehe, in Gedanken versunken, an dem Haus vorbei, wo mein Bekannter X. gewohnt hatte. Ich achte weder des Hauses noch der Straße, sondern denke an eine andere Angelegenheit, die mich beschäftigt. Plötzlich drängt sich zwischen meine Gedanken störend ein unerwartetes Bild: Ich sehe eine Szene, wo X. mir vor vielen Jahren einmal von ähnlichen Geschäften gesprochen hat. Ich wundere mich, daß gerade diese Erinnerung auftaucht, denn die Unterhaltung war von keinerlei Belang gewesen. Plötzlich sehe ich, daß ich in der Straße bin, wo mein Bekannter früher gewohnt hatte. In diesem Fall ist die Assoziation des Erinnerungsbildes mittelbar: ich habe das Haus bewußt nicht wahrgenommen, denn ich war innerlich zu sehr abgelenkt. In den dunklen Hintergrund des Bewußtseins[2] hat sich aber die Wahrnehmung des Hauses doch eingeschlichen und dort die Assoziation meines Bekannten wachge- 166

1. [Erschienen in: *Die Zukunft* XIII (1905) pp. 325–334. In der vorliegenden Schrift wurden vom Autor einige textliche Änderungen angebracht, während für die Übersetzung in der englischen Gesamtausgabe die ursprüngliche Fassung benutzt wurde.]

2. Für alle, die psychologische Fachbildung besitzen und deshalb meine Anwendung des Begriffes «Bewußtsein» mißverstehen könnten, erlaube ich mir die Bemerkung: da ich hier keine wissenschaftliche Arbeit schreiben will, gebrauche ich den Ausdruck «Bewußtsein» in seiner gewöhnlichen Bedeutung. «Unbewußt» nenne ich, im weitesten Sinne, alles, was momentan oder dauernd im Bewußtsein nicht repräsentiert ist.

rufen. Da dieser Vorgang des Assoziierens aber so schwach betont war, daß es die Schwelle des Bewußtseins nicht überschreiten konnte, mußte eine gemeinsame Assoziation unterstützend eingreifen. Diese vermittelnde Assoziation ist das Erinnerungsbild der Unterhaltung, die ähnliche Geschäfte betraf wie die jetzt im Bewußtsein vorhandenen. Auf diesem Weg tritt das Erinnerungsbild in den Kreis des Bewußtseins.

167 Das unmittelbar und das mittelbar eintretende Erinnerungsbild haben eine Eigenschaft gemein: die Bekanntheitsqualität; ich erkenne die Assoziation als das Bild, an das ich mich erinnere, und weiß damit, daß sie keine Neubildung ist. Den Bildern, die wir neu kombinieren, fehlt die Bekanntheitsqualität. Ich sage: «kombinieren»; denn nur in der Kombination psychischer Elemente liegt die Originalität, nicht im Material, wofür jegliches Ding der Natur beredtes Zeugnis ablegt. Hat eine neue Kombination Bekanntheitsqualität, so liegt ein abnormer Fall vor: eine Erinnerungstäuschung. Die Millionen Akte des Wiedererinnerns, die in unserem Gehirn stattfinden, bestehen zum größten Teil aus unmittelbaren Wiedererinnerungen. Eine ganz erhebliche Zahl wird aber auch auf das mittelbare Wiedererinnern fallen. Dieser letztere Fall ist von ganz besonderem Interesse. Wie unser Beispiel des mittelbaren Erinnerns zeigt, kann eine unbewußte Wahrnehmung, also ein Eindruck, der passiv vom Gehirn aufgenommen wird, selbständig eine verwandte Assoziation anregen und auf diese Weise ins Bewußtsein gelangen. Die unbewußte Wahrnehmung tut also das, was sonst unser Bewußtsein tut: wir betrachten das Haus und fragen uns, um die klare Erinnerung zu bekommen: Wer hat da gewohnt? Wir rufen so das Bild des X. in das Gedächtnis zurück. Genau so benimmt sich die unbewußte Wahrnehmung; sie sucht das ihr verwandte Erinnerungsbild, und in unserem Fall vereinigt sie sich (nach einem gewissen psychologischen Gesetz, das ich hier nicht näher erörtern will) mit dem, was von der anderen Seite her in leiser Erregung begriffen ist, nämlich mit dem Bilde des X., der über ähnliche Geschäfte spricht. Merken wir uns aus diesem kleinen Beispiel, daß Assoziation stattfinden kann, ohne daß das Bewußtsein das geringste damit zu tun hat.

168 Die Art, wie das Bild des X. beim mittelbaren Erinnern in mein Bewußtsein getreten ist, bezeichnet man gewöhnlich als Einfall. Das Wort «Einfall» drückt das anscheinend Zufällige und Grundlose dieser Erscheinung aus. Diese Art des mittelbaren Wiedererinnerns ist bei vie-

len Leuten, die weniger logisch zusammenhängend als intuitiv denken, üblich; so üblich, daß man oft vergißt, wie streng determiniert alle psychischen Akte sind. Nehmen wir ein einfaches Beispiel. Ein Schüler hat einen Aufsatz über eine Stadt zu verfassen. Er schreibt: «Mittels der Trambahn fahren wir bis zur Kirche; unmittelbar hinter ihr befindet sich der Fluß, über den eine Brücke führt, die den Verkehr zwischen den beiden Stadtteilen vermittelt.» Fragen wir den Knaben, wieso ihm gerade diese etwas gewählte Phrase «den Verkehr vermittelt» eingefallen sei, dann wird er uns die Antwort schuldig bleiben; er wird sie für einen beliebigen Einfall erklären. Er meint vielleicht, er hätte ebensogut «verbinden» schreiben können. Sehen wir nun den Satz an, den der Schüler geschrieben hat, so finden wir, daß zweimal «mittel» vorausgegangen ist, was zur Erklärung des Auftretens gerade dieser Phrase vollkommen ausreicht. Die vorausgehenden «mittel» waren die Konstellationen, unter deren Einfluß diese Phrase erfolgen mußte (obwohl die beiden «mittel» durchaus nicht etwa bewußt den Grund zu dieser Wahl abgegeben haben). Ein anderes Beispiel: Ich bin mit irgend einer gleichgültigen Arbeit beschäftigt und pfeife eine Melodie vor mich hin. Ich erinnere mich momentan nicht einmal der dazu gehörenden Worte. Jemand fragt mich, was für eine Melodie es sei. Ich erinnere mich; es ist das Studentenlied «Hab' ich kein Kreuzer Geld in meiner Tasche». Ich habe keine Ahnung, wie ich jetzt gerade auf dieses Lied komme, das auch mit den augenblicklich mein Bewußtsein beschäftigenden Assoziationen gar nichts zu tun hat. Ich durchmustere retrograd die Gedankengänge, die ich während meiner Arbeit durchlaufen hatte. Sofort fällt mir ein, daß ich vor einigen Minuten an eine große Neujahrsrechnung gedacht hatte, auf der ein gewisser Gefühlston liegt. Daher also das Lied! Ich brauche wohl kaum zu bemerken, daß man auf diese Weise bei seinen Nebenmenschen allerlei hübsche psychologische Diagnosen stellen kann. Einem Freunde, der die Unvorsichtigkeit beging, im Zeitraum von zehn Minuten drei kleine Melodien zu pfeifen, konnte ich den unglücklichen Ausgang seines Liebesverhältnisses auf den Kopf zusagen. Die Melodien waren: «Im Aargau sind zwei Liebi» (schweizerisches Volkslied), «Verlassen, verlassen bin i» und «Steh' ich in finstrer Mitternacht». Es ist mir sogar schon vorgekommen, daß ich eine Melodie gepfiffen habe, deren Text mir unbekannt war. Ich erkundigte mich und hörte dann einen Text, der zweifellos einen stark gefühlsbetonten [3] Gedankengang ausdrückte, der mich etwa fünf Minuten vorher beschäftigt hatte.

169 Diese Beispiele, die man täglich an sich und anderen beobachten kann, zeigen deutlich, daß ein gefühlsbetonter Gedankengang das Bewußtsein verlassen kann, aber deshalb nicht aufhört zu existieren, sondern noch Energie genug hat, um mitten in die inzwischen veränderte Assoziationswelt des Bewußtseins einen Einfall zu senden, der zu der momentanen Situation gar keine Beziehung hat.

170 Die Hysterie, die nichts anderes ist als eine Karikierung der normalen psychologischen Mechanismen, liefert in dieser Richtung noch drastischere Beispiele. Ich behandelte jüngst eine hysterische Patientin, deren hauptsächliches Trauma war, daß ihr Vater sie in brutaler Weise geprügelt hatte. Bei einem Spaziergang fiel ihr einmal der Mantel in den Staub. Ich hob ihn auf und versuchte, ihn dadurch zu reinigen, daß ich ihn mit meinem Stock ausklopfte. Kaum hatte diese Prozedur begonnen, als die Dame mit den heftigsten Abwehrgebärden sich auf mich stürzte und mir den Mantel entriß. Sie könne nicht zusehen. Das sei ihr ganz unerträglich. Ich ahnte den Zusammenhang und fragte sie nach den Motiven. Sie war erstaunt und konnte nur die Auskunft geben, daß es ihr eben äußerst unangenehm sei, ihren Mantel so behandelt zu sehen. Solche Symptomhandlungen, wie FREUD sie nennt, sind bei Hysterischen häufig. Die Erklärung ist einfach: ein affektbetonter Erinnerungskomplex, der momentan gar nicht im Bewußtsein vorhanden ist, motiviert aus seinem unsichtbaren Sitz gewisse Handlungen, gerade so, wie wenn er im Bewußtsein gegenwärtig wäre.

171 Man kann sagen, daß unser Bewußtsein von solchen quasi fremden Eindringlingen, die sich über keine Heimatberechtigung ausweisen können, förmlich wimmelt. Jeden Tag treten wohl Hunderte von Assoziationen in den Lichtkreis des Bewußtseins, die wir vergeblich über das speziellere «Woher» befragen würden. Man muß sich immer ver-

3. [In seinem Aufsatz: *Allgemeines zur Komplextheorie* [in: *Über psychische Energetik und das Wesen der Träume.* 1948, p. 128; Ges. Werke VIII] definiert JUNG den gefühlsbetonten Komplex folgendermaßen: «Er ist das Bild einer bestimmten psychischen Situation, die lebhaft emotional betont ist . . .» Aus dieser Definition geht hervor, daß der Begriff «Gefühl» hier nicht im späteren, technischen Sinne, nämlich als Bezeichnung einer der vier Funktionen gebraucht wird, sondern in einem allgemeineren Sinne. In diesem letzteren Sinne werden die Begriffe «gefühlsbetonter Komplex» und «Gefühlston» in der Gesamtausgabe gebraucht werden.]

gegenwärtigen, daß das Bewußtsein nur ein Teil der Seele ist. Vielleicht der größere Teil der psychischen Elemente ist uns unbewußt.

Das Bewußtsein befindet sich also in einer ziemlich unsicheren Lage 172 gegenüber den automatischen, von unserem Willen unabhängigen Regungen des Unbewußten. Das Unbewußte kann wahrnehmen und selbständig assoziieren, wobei aber nur diejenigen Assoziationen Bekanntheitsqualität besitzen, die einmal das Bewußtsein passiert haben, und von diesen können noch viele so ganz der Vergessenheit anheimfallen, daß sie jegliche Bekanntheitsqualität verlieren. Unser Unbewußtes muß darum eine ganze Anzahl von psychischen Komplexen beherbergen, die uns durch ihre Fremdheit in Erstaunen setzen würden. Die Hemmungen, die vom wachen Bewußtsein ausgehen, schützen nun allerdings vor Einbrüchen dieser Art. Im Traum aber, wo die Hemmungen von Seiten des Bewußtseins wegfallen, kann das Unbewußte seine tollsten Spiele aufführen. Wer je FREUDS Traumanalysen gelesen oder, noch besser, selbst welche ausgeführt hat, weiß davon zu erzählen, wie bei den harmlosesten und anständigsten Leuten das Unbewußte mit Symbolen spielt, deren Ruchlosigkeit geradezu Entsetzen erregt. Von diesem Unbewußten hängt jeder ab, der geistig produktiv arbeitet. Alle neuen Gedanken und Kombinationen prämeditiert das Unbewußte. Und wenn das Bewußtsein dem Unbewußten mit einem Wunsche naht, so war es bereits das Unbewußte, das ihm diesen Wunsch eingegeben hat.

Auf diesem trügerischen Boden wandelt jeder, der neue geistige 173 Wege sucht. Weh ihm, wenn er nicht beständig Selbstkritik übt!

Da man in der leichten Welt der Phantasie öfters das findet, was 174 man sucht, und das bekommt, was man wünscht, so wird der Mensch, der neue Gedanken sucht, auch am ehesten mit den Truggeschenken der Psyche beglückt. Nicht nur die Geschichte der Religionen oder die Psychologie der Masse, sondern auch das Gedankenleben eines jeden, der überhaupt etwas erhofft und erstrebt hat, ist reich an treffenden Beispielen. Welcher Dichter oder Komponist ließ sich nicht einmal verführen, an die Neuheit gewisser Einfälle zu glauben? Was man zu glauben wünscht, glaubt man schon. Auch das größte und originellste Genie ist von Täuschungen und deren Folgen nicht frei.

Abgesehen von dieser allgemeinen Voraussetzung erhebt sich die 175 Frage: welche Menschen suchen neue Kombinationen? Es sind die

Gedankenmenschen, die fein differenzierten Gehirne mit der Sensitivität einer Frau und der Emotivität eines Kindes. Es sind die äußersten, dünnsten Zweige am großen Baum; sie tragen die Blüten und die Früchte. Viele werden zu früh dürr, viele brechen ab. Die Differenzierung schreitet sowohl zum Zweckmäßigen wie zum Unzweckmäßigen fort; darum mischen sich die Geistreichen mit Geisteskranken: es gibt Narren mit Genie und Genies mit Narrheiten, wie LOMBROSO sagt. Eines der allgemeinsten und gewöhnlichsten Entartungsmerkmale ist die Hysterie, der Mangel an Selbstbeherrschung und Selbstkritik. Ohne in die quasi-psychiatrische Narrenriecherei NORDAUS[4] zu verfallen, kann man mit Sicherheit behaupten, daß ohne eine gewisse, der Hysterie ähnliche Geistesverfassung ein Genie gar nicht möglich ist. Wie SCHOPENHAUER mit Recht sagt, eignet dem Genie eine große Sensibilität, etwas von der Mimosenhaftigkeit und der Emotionalität der Hysterischen.

176 Vielleicht der größte Teil der vollsinnigen Hysterischen ist darum krank, weil eine mit hohem Affekt begabte und darum tief ins Unbewußte reichende Erinnerungsmasse sich nicht mehr meistern läßt und das Bewußtsein und den Willen des Kranken tyrannisiert. Bald ist es bei Frauen eine getäuschte Hoffnung auf Liebe, bald eine unglückliche Ehe; bei Männern eine schiefe Lebensstellung oder verkannte Verdienste. Die Kranken suchen ihren Affekt aus ihrem Tagesleben zu verdrängen; er quält sie dafür nachts in bösen Träumen, belästigt sie am Tag mit plötzlichen Anfällen von Präkordialangst, lähmt die Tatkraft, treibt die Leute in die Sekten, macht Kopfschmerzen, die allen Medizinmännern und allen elektrischen Zaubermitteln, Sonnenbädern und Mastkuren trotzen. Die Last der Übermacht eines psychischen Komplexes hat auch der Geniale zu tragen; kann er es, so tut er es mit Lust, kann er es nicht, so tut er es mit Schmerzen: er muß die «Symptomhandlungen» ausführen, die ihm seine Begabung eingibt; er dichtet, malt, komponiert, was er leidet.

177 Diese Voraussetzungen gelten mehr oder weniger für jeden schöpferisch Begabten. Der instinktiv treibende, den Grund der Seele ausfül-

4. [MAX NORDAU, 1849—1923. Arzt, Autor u. a. von *Die conventionellen Lügen der Kulturmenschheit,* 1883, und *Entartung,* 1892, wo er versucht, Genie und Entartung miteinander in Beziehung zu bringen.]

lende psychische Komplex schickt dem Sklaven «Bewußtsein» aus seinen unbekannten und unerschöpflichen Sammlungen zahllose Einfälle zu, darunter Altes und Neues, und das Bewußtsein hat damit fertig zu werden. Es müßte eigentlich jeden Einfall fragen: Hast du Bekanntheitsqualität, oder bist du neu? Wenn der Dämon drängt, wird aber das Bewußtsein mit seiner Sortierarbeit nicht fertig, der Strom ergießt sich in die Feder, – und am anderen Tage ist es vielleicht schon gedruckt.

Ich habe vorhin gesagt, nur die Kombinationen seien neu, das Mate- 178
rial ändere sich dagegen kaum oder nur mit einer fast unmerklichen Langsamkeit. Hat man nicht alle Farben eines Böcklin schon bei den alten Meistern gesehen? Und sind die Finger, Arme, Beine, Nasen, Hälse der Statuen eines Michelangelo nicht schon in der Antike irgendwie vorgebildet? Sicher sind die kleinsten Teile eines Meisterwerkes immer alt, auch die nächstgrößeren (kombinierten) Einheiten sind meist übernommen, und schließlich verschmäht ein Meister auch nicht, ganze Bruchstücke des Vergangenen einem neuen Werke einzuverleiben. So unendlich reich ist unsere Psyche nicht, daß sie immer von Grund auf neu erbaut. Die Natur tut es auch nicht. Man sieht es an den Gefängnissen, Spitälern und Irrenanstalten, wie ungeheuer viel sich die Natur einen kleinen Schritt vorwärts kosten läßt; sie baut mühsam auf dem Vorhergehenden auf.

Dieser Prozeß im Großen wiederholt sich auch in dem kleineren 179
Gebiet der Sprache; wenig neue Kombinationen, fast alles alte, übernommene Bruchstücke. Wir sprechen die Worte und Sätze unserer Eltern, Lehrer und Bücher, und wer gewählt spricht, auf Grund einer guten Sprachbegabung, der spricht «wie ein Buch», nämlich wie das Buch, das er gelesen hat; er wiederholt etwas größere Bruchstücke als andere. Ist er ein anständiger Durchschnittsmensch, so spricht er entweder nicht so oder gesteht offen, woher er es hat. Reproduziert einer aber wörtlich acht Druckzeilen lang die Sätze eines anderen, so darf man denen, die «Plagiat» schreien, zwar nicht ohne weiteres den Mund zuhalten – denn tatsächlich kommen Plagiate vor –, aber man braucht auch nicht den Autor, dem dieses Unglück passiert ist, ohne weiteres als Plagiator anzuprangern. Die Natur hat sich nämlich bei der Einrichtung der Wiedererinnerungsfähigkeit nicht ausschließlich an die Möglichkeit des unmittelbaren und mittelbaren Wiedererinnerns gebunden; sie hat dem Einfallsreichen noch die Kryptomnesie gegeben.

180 Das Wort *Kryptomnesie* stammt aus der französischen fachwissenschaftlichen Literatur. Besonders FLOURNOY, der Genfer Psychologe, hat wertvolle kasuistische Beiträge zur Kenntnis dieses Phänomens geliefert[5]. Kryptomnesie bedeutet: verborgene Erinnerung. Was damit gemeint ist, zeigt am besten ein konkretes Beispiel[6]. Als ich vor einigen Jahren Zarathustras Höllenfahrt las, fiel mir besonders die Stelle auf, wo NIETZSCHE schildert, wie Zarathustra in die Hölle gelangt. Es kam mir vor, als hätte ich diese Schilderung schon einmal gelesen. Ich dachte zuerst, es handle sich bei mir um einen Fall von Erinnerungsfälschung (abnorme Bekanntheitsqualität); schließlich verdichtete sich die auffallende Bekanntheit besonders auf die Stelle, wo es heißt, die Mannschaft sei an Land gegangen, «um Kaninchen zu schießen». Dieser Passus beschäftigte mich mehrere Tage, bis mir endlich einfiel, daß ich eine ähnliche Geschichte vor mehreren Jahren bei JUSTINUS KERNER gelesen hatte. Ich durchsuchte die *«Blätter aus Prevorst»*, jenes altmodische Magazin von treuherzigen schwäbischen Gespenstergeschichten, und fand im vierten Band auf Seite 57 die folgende Erzählung (ich stelle den entsprechenden Passus aus *Zarathustra* daneben):

5. l. c.

6. Ich habe dieses Beispiel schon verwendet und besprochen in meiner psychiatrischen Studie: *Zur Psychologie und Pathologie sogenannter okkulter Phänomene.* [Vgl. Paragr. 140 dieses Bandes.]

Also sprach Zarathustra ...

(... durch den Feuerberg selber aber führe der schmale Weg abwärts, der zu diesem Thore der Unterwelt geleite.)

Um jene Zeit nun, als Zarathustra auf den glückseligen Inseln weilte, geschah es, daß ein Schiff an der Insel Anker warf, auf welcher der rauchende Berg steht; und seine Mannschaft gieng an's Land, um Kaninchen zu schießen. Gegen die Stunde des Mittags aber, da der Capitän und seine Leute wieder beisammen waren, sahen sie plötzlich durch die Luft einen Mann auf sich zukommen, und eine Stimme sagte deutlich: «es ist Zeit! Es ist die höchste Zeit!» Wie die Gestalt ihnen aber am nächsten war – sie flog aber schnell gleich einem Schatten vorbei, in der Richtung, wo der Feuerberg lag – da erkannten sie mit größter Bestürzung, daß es Zarathustra sei; denn sie hatten ihn Alle schon gesehn, ausgenommen der Capitän selber ... «Seht mir an! sagte der alte Steuermann, da fährt Zarathustra zur Hölle!» [7]

Ein Schrecken erweckender Auszug aus dem Journal des Schiffes Sphinx vom Jahre 1686, im mittelländischen Meere. 181

Die vier Capitäne und ein Kaufmann, Herr Bell, gingen an das Ufer der Insel Mount Stromboli, um Kaninchen zu schießen. Um 3 Uhr riefen sie ihre Leute zusammen, um an Bord ihrer Schiffe zu gehen, als sie, zu ihrem unaussprechlichen Erstaunen, zwei Männer erscheinen sahen, die sehr schnell durch die Luft auf sie zuschwebten; der eine war schwarz gekleidet, der andere hatte graue Kleider an; sie kamen nahe bei ihnen vorbei, in höchster Eile, und stiegen, zu ihrer größten Bestürzung, mitten in die brennenden Flammen in den Schlund des schrecklichen Vulkans, Mount Stromboli, hinab.

(Als die Reisenden nach London zurückkehrten, erfuhren sie, daß inzwischen zwei Bekannte gestorben, dieselben, die sie auf Stromboli gesehen hatten. Aus dieser Erzählung wird geschlossen, daß auf Stromboli der Eingang zur Hölle sei.) [8]

Man sieht ohne weiteres, daß die Ähnlichkeit der beiden Erzählungen nicht bloßer Zufall sein kann. Gegen Zufall sprechen die sprachlichen Übereinstimmungen und die Reproduktion von unwesentlichen Einzelheiten, wie «um Kaninchen zu schießen.» Die Annahme eines Plagiates wird jedermann absurd finden. Warum? Weil der reproduzierte Passus im Verhältnis zur künstlerischen Absicht NIETZSCHES denn doch zu unwesentlich ist. Nicht nur unwesentlich, sondern 182

7. l. c., p. 191.
8. l. c., p. 57.

großenteils auch überflüssig und unnötig. Die Kaninchen, zum Beispiel, charakterisieren gar nichts, ob man sich nun unter den «glückseligen Inseln» die Liparischen oder die Kanarischen Inseln vorstellt. Die Schilderung wird durch die Kaninchen nicht geschmackvoller; im Gegenteil. Psychologisch ist die Sache nicht leicht zu erklären. Die erste Frage ist: Wann hat NIETZSCHE die *Blätter aus Prevorst* gelesen? Wie ich einem von Frau FÖRSTER-NIETZSCHE an mich gerichteten Brief entnehme, hat sich NIETZSCHE zwischen dem zwölften und fünfzehnten Jahr bei seinem Großvater Pastor Öhler in Pobler lebhaft mit JUSTINUS KERNER beschäftigt; später wahrscheinlich nicht mehr. Es wäre auch schwer verständlich, was NIETZSCHE, der bei seinen schwachen Augen so haushälterisch mit seiner Lektüre umgehen mußte, in späteren Jahren noch zu diesen erbaulichen Wundergeschichten zurückgelockt haben könnte. Ich glaube, man darf annehmen, daß NIETZSCHE in früher Jugend diese Geschichte gelesen hat und später nie wieder. Wie kommt nun der Dichter dazu, diesen Passus zu reproduzieren?

183 Ich kann es zwar nicht beweisen, aber ich glaube, daß NIETZSCHE nicht durch den alten Bericht auf die Idee der Höllenfahrt Zarathustras gebracht wurde. Bei der Niederschrift wird sich ihm wohl KERNERS Geschichte untergeschoben haben, weil sie der Generalidee «Höllenfahrt» nach dem Gesetz der Ähnlichkeit assoziiert war. Merkwürdig ist dabei nur, mit welch wörtlicher Treue die Reproduktion erfolgte. Die auffallende Übereinstimmung der beiden Texte spricht dafür, daß NIETZSCHE nicht aus dem Umfang des bewußten Gedächtnisses reproduziert hat. Aus dem normalen Funktionieren des Gedächtnisses läßt sich der Fall kaum erklären; es ist fast undenkbar, daß der Autor mit Absicht jene alten Wortreihen wieder wachgerufen hat. Hirnphysiologisch ist das Wiederauftreten uralter, längst vergessener Eindrücke verständlich, wahrscheinlich geht kein einziger noch so kleiner Eindruck verloren; denn jeder hinterläßt eine (wenn auch ganz feine) Gedächtnisspur. Das Bewußtsein hingegen arbeitet mit unendlichen Verlusten an früheren Eindrücken, so wie die Bank von England immer nach einem gewissen Zeitraum ihre eingegangenen Noten wieder verbrennt. Unter besonderen Umständen ist ein Wiederauftauchen alter Gedächtnisspuren in photographischer Treue durchaus nicht unmöglich. Die Literatur überliefert nicht wenige Beispiele von Fällen, wo Sterbende oder geistig abnorme Personen ganze Ketten von frühe-

ren Eindrücken, die dem Umfang des bewußten Gedächtnisses vielleicht gar nie angehört hatten, reproduziert haben. Bei ECKERMANN[9] wird von einem alten Mann «geringen Standes» berichtet, der sterbend plötzlich anfing, griechisch zu rezitieren. Es stellte sich heraus, daß ihm als Knaben einige griechische Verse eingepaukt worden waren, damit er einem vornehmen faulen Schüler als leuchtendes Vorbild diene. Ein anderer Fall ist mir bekannt, wo eine alte Magd auf dem Sterbebett griechische und hebräische Bibelstellen hersagte. Nachforschungen ergaben, daß sie als junges Mädchen bei einem Geistlichen diente, der die Gewohnheit hatte, nach dem Essen auf- und abzugehen und dabei die Heilige Schrift laut in der Ursprache zu lesen. Der verstorbene Wiener Psychiater v. KRAFFT-EBING berichtet in seinem Lehrbuch einen Fall, wo ein sechzehnjähriges hysterisches Mädchen in einem ekstatischen Zustand ein über zwei Seiten langes Gedicht, das sie kurz zuvor einmal gelesen hatte, ohne Mühe reproduzieren konnte.

Wie diese Beispiele zeigen, sind hirnphysiologisch solche Reproduk- 184
tionen möglich. Dazu aber, daß sie zustande kommen, gehört wohl immer ein abnormer Geisteszustand, den man bei NIETZSCHE zur Zeit der Schöpfung des *Zarathustra* mit Recht vermuten kann. Man denke nur, mit welcher unglaublichen Geschwindigkeit dieses Werk geboren wurde. «Eine Entzückung, deren ungeheure Spannung sich mitunter in einen Thränenstrom auslöst, bei der der Schritt unwillkürlich bald stürmt, bald langsam wird; ein vollkommenes Außersichsein mit dem distinktesten Bewußtsein einer Unzahl feiner Schauder und Überrieselungen bis in die Fußzehen; eine Glückstiefe, in der das Schmerzlichste und Düsterste nicht als Gegensatz wirkt, sondern als bedingt, als herausgefordert, als eine nothwendige Farbe innerhalb eines solchen Lichtüberflusses[10].» So beschreibt NIETZSCHE selbst seine Stimmung. Diese erschütternden, tiefsten Schwankungen der Gefühle, die weit über den Umfang des Bewußtseins hinausgreifen, sind die Kräfte, welche die äußersten und verborgensten Assoziationen ans Licht gerufen haben. Hier hat das Bewußtsein, wie ich vorhin sagte, nur die Sklavenrolle gegenüber dem Dämon des Unbewußten gespielt, der das Bewußtsein tyrannisiert und mit fremden Einfällen überschüttet. Nie-

9. l. c., p. 230 f.
10. l. c., p. 483.

mand hat den Zustand des Bewußtseins unter dem Einfluß eines unbewußten automatischen Komplexes besser beschrieben als NIETZSCHE selbst: «Mit dem geringen Rest von Aberglauben in sich würde man in der Tat die Vorstellung, bloß Inkarnation, bloß Mundstück, bloß Medium übermächtiger Gewalten zu sein, kaum abzuweisen wissen. Der Begriff Offenbarung in dem Sinn, daß plötzlich, mit unsäglicher Sicherheit und Feinheit, etwas sichtbar, hörbar wird, etwas, das einen im Tiefsten erschüttert und umwirft, beschreibt einfach den Tatbestand. Man hört, – man sucht nicht; man nimmt, – man fragt nicht, wer da gibt; wie ein Blitz leuchtet ein Gedanke auf, mit Notwendigkeit, in der Form, ohne zu zögern, – ich habe nie eine Wahl gehabt[11].» Besser könnte man die Ohnmacht des Bewußtseins gegenüber der Gewalt des aus dem Unbewußten auftauchenden Automatismus wohl kaum schildern. Diese elementare Kraft allein vermag beim vollsinnigen Menschen die ältesten und feinsten Gedächtnisspuren aus der Vergessenheit hervorzureißen. Beim Sterben des Gehirns, wo das Bewußtsein sich zersetzt und die Großhirnrinde dämmernd automatisch und unkoordiniert noch etwas weiter arbeitet, kann unter Massen kranken Unsinns noch das eine oder andere Bruchstück von Gedächtnisspuren reproduziert werden; ebenso in der Geisteskrankheit. Ich habe jüngst einen Fall von Zwangsreden bei einer verblödenden jungen Patientin beobachtet. Sie schilderte stundenlang mit rasender Geschwindigkeit alle Portiers, die ihr im Leben je begegnet waren, samt deren Familien, Kindern, Zimmereinrichtungen bis in die unglaublichsten Einzelheiten hinein; eine fabelhafte Leistung, die für willkürliche Evokation ganz unmöglich wäre. Davon unterscheidet sich die geniale Arbeit, indem sie diese entlegensten Fragmente hervorholt, um sie einem neuen Bau sinnvoll einzufügen.

185 Diese psychischen Vorgänge, bei denen eine automatisch schaffende Kraft verlorene Gedächtnisspuren in größeren Fragmenten von photographischer Treue wiedererscheinen läßt, bezeichnet die Wissenschaft als Kryptomnesie.

186 Der Fall Jacobsohn, der mir nur aus der Darstellung der Herren HARDEN und SCHNITZLER[12] bekannt ist, scheint allerdings viel Ver-

11. l. c., p. 402.

12. [MAXIMILIAN HARDEN schrieb in seiner Wochenzeitung *Die Zukunft* im Jahre 1904 über den Fall des Theaterkritikers Siegfried Jacobsohn. Dieser, des Plagiates be-

wandtes mit einer Kryptomnesie zu haben; jedenfalls wüßte ich nicht zu sagen, warum es keine sein sollte. Aus diesem Vorkommnis läßt sich vielleicht ein Schluß auf die Kraft der künstlerischen Begabung und Leidenschaft Jacobsohns ziehen, kaum aber, wie ARTHUR SCHNITZLER es gewagt hat, auf den Geisteszustand oder gar auf eine lokalisierte Herderkrankung der Sprachzentren. Herdsymptome der Brocaschen und benachbarten Hirnwindungen sehen denn doch ganz anders aus als eine Kryptomnesie. Ich bin im Gegenteil geneigt, Herrn Jacobsohn vorläufig, was künstlerische Produktion betrifft, eine gute Prognose zu stellen. Sollte ihn sonstwie ein körperliches Leiden befallen, so wäre es der reinste Zufall, wenn die Rinde seiner Sprachwindungen auch erkrankte.

zichtigt, machte geltend, daß er sich dessen nicht bewußt gewesen sei. HARDEN wies darauf hin, daß eine geistige Irrung, ähnlich der Kryptomnesie, dafür verantwortlich gemacht werden könnte. Der Arzt und Schriftsteller ARTHUR SCHNITZLER machte in der nächsten Nummer der Zeitung einige medizinische Kommentare zu dem Fall. JUNGS Artikel über Kryptomnesie wurde kurz darauf publiziert.]

ÜBER MANISCHE VERSTIMMUNG[1]

UNTER dem Namen der *«manischen Verstimmung»* möchte ich einige Fälle veröffentlichen, deren Eigentümlichkeit in einem chronisch submanischen Verhalten besteht. Man kennt schon seit langem eine *konstitutionelle Verstimmung melancholischen und reizbaren Charakters,* und erst in neuerer Zeit wurde auch auf Fälle aufmerksam gemacht, welche, noch ganz in das Gebiet der psychopathischen Minderwertigkeit gehörend, durch ein exzessiv *«sanguinisches Temperament»* auffallen. Soweit ich die einschlägige Literatur übersehe, hat zuerst SIEFERT[2] einen typischen Fall publiziert, welcher deutliche Anzeichen eines manischen Zustandes darbot und von dem es sich durch anamnestische Erhebungen herausstellte, daß er ein durchaus chronischer war und sich bis in die Jugend zurückverfolgen ließ. Der Patient war bei der Aufnahme 36 Jahre alt. Er hatte im Alter von neun Jahren ein schweres Kopftrauma erlitten. Er zeigte gute Intelligenz und war ein geschickter Arbeiter. Er führte aber später ein Vagabundenleben, war Deserteur, Dieb, Ausbrecher und schwerer Alkoholiker. Er zeigte anmaßendes Benehmen, enorme Vielgeschäftigkeit, Weltverbesserungspläne, edle Vorsätze, Ideenflucht und auffallend geringes Schlafbedürfnis. 187

188 Bei früheren Autoren finden wir bloße Andeutungen, die möglicherweise auf ähnliche Fälle bezogen werden könnten, wie z. B. bei PINEL[3], dessen *manie sans délire* mit unversehrter Verstandestätigkeit und maniakalischen Handlungen jedoch ein zu weiter Rahmen für unser engumschränktes Krankheitsbild ist. Die *Mania chronica* bei

1. [Erschienen in: *Allg. Z. f. Psychiat.* LXI (1903) pp. 15–39.]
(1903) pp. 15–39.]
2. *Über chronische Manie,* p. 261 ff.
3. *Traité médico-philosophique sur l'aliénation mentale ou la manie,* p. 137 ff.

MENDEL[4] ist ein «sekundärer psychopathischer Zustand» mit Blödsinn; ein Bild, das wohl kaum hierher gehört. Auch bei KOCH, SCHÜLE, V. KRAFFT-EBING und anderen finden wir keine Erwähnung dieser Zustände. VAN DEVENTER[5] veröffentlichte 1896 einen zweiten Fall unter dem Namen *sanguinische Minderwertigkeit,* welcher ungefähr die Mitte hielt zwischen dem «sanguinisch temperierten normalen Menschen einerseits und dem Maniacus andererseits». Der Patient war erblich belastet, von Jugend an aufgeregt, unbeständig, von guter Intelligenz, geschickt in verschiedenen Handwerkszweigen, immer von heiterer Sorglosigkeit, starker Selbstüberschätzung, von wüstem, ungestümem Charakter, moralisch in jeder Hinsicht defekt, ideenflüchtig, von gefährlicher Rücksichtslosigkeit und ungemeiner Aktivität; gelegentlich zeigte dieser Patient auch tiefe Depressionen.

189 In seinem *Grundriß der Psychiatrie*[6] entwirft WERNICKE unter dem Namen der *chronischen Manie* eine zutreffende Schilderung dieser Fälle. Über deren Entstehung weiß er «nichts Sicheres auszusagen», nur glaubt er behaupten zu können, daß eine reine Manie niemals in einen solchen chronischen Zustand ausläuft. In dem Falle, den er zitiert, war eine mehrjährige Psychose, über welche keine Angaben erhältlich waren, vorausgegangen. WERNICKE beschreibt den Zustand folgendermaßen: «Die chronische Manie hat alle wesentlichen Kennzeichen der acuten Manie, nur so modificirt, wie es die Bedingungen eines chronischen, stabilen Zustandes mit sich bringen. Die Ideenflucht hält sich demgemäß in mäßigen Grenzen und steht noch unter dem Einfluß einer gewissen Besonnenheit und Selbstbeherrschung. Demgemäß ist die heitere Verstimmung wenig ausgeprägt, kommt aber doch gelegentlich zum Durchbruch. Dagegen wird durch die unausbleiblichen Collisionen mit der Societät die zornmüthige Stimmungslage unterhalten. Das gesteigerte Selbstgefühl, das sich nicht bis zu eigentlichem Größenwahn erhebt, ist doch sehr merklich und verleiht den betreffenden Individuen einer Sicherheit des Auftretens, welche ihnen im Verein mit der unleugbar vorhandenen geistigen Productivität ihr Fortkommen erleichtert. Dabei schaffen sie sich selbst allerlei Schwierigkei-

4. *Die Manie.*
5. *Ein Fall von sanguinischer Minderwerthigkeit.*
6. p. 369 f.

ten und Collisionen durch die Nichtachtung aller derjenigen Normen und Rücksichten, welche ihnen durch Sitte und Gesetz auferlegt werden. Sie nehmen keinerlei und beanspruchen die größte Rücksicht. Eine formale Denkstörung braucht bei diesem Zustande auch nicht andeutungsweise vorhanden zu sein.»

Diese Schilderung paßt zwar im allgemeinen recht gut zum Bilde 190
eines chronisch submanischen Zustandes, jedoch erscheint sie mir als etwas zu weit gefaßt, denn man könnte ihr ohne Zwang eine große Anzahl von Instabeln im Sinne MAGNANS, viele Querulanten und moralisch Schwachsinnige (moral insanity) subsumieren. Wie die Erfahrung zeigt, gibt es auf vielen Gebieten der Psychopathie Individuen, die unscharf und leise ideenflüchtig denken, die egozentrisch rücksichtslos, zornmütig und geistig produktiv sind, die man aber kaum als chronisch manisch bezeichnen darf. Um zu einer genauen Diagnose zu gelangen, müssen wir in bestimmterer Weise die Symptome der Manie fordern. Die bloß gelegentlich heitere Stimmungslage, die Selbstüberschätzung, die geistige Produktivität, die Kollisionen mit der gesetzlichen Ordnung genügen nicht, um die Diagnose einer «chronischen Manie» zu stellen. Dazu bedürfen wir vor allem der Kardinalsymptome der Manie: *Gemütslabilität mit vorwiegend heiterer Verstimmung, Ideenflucht, Ablenkbarkeit, Vielgeschäftigkeit* (oder Bewegungsdrang) und in Abhängigkeit von den Hauptsymptomen: Selbstüberschätzung, Größenideen, Alkoholismus und sonstige moralische Defekte.

Was den Namen *manische Verstimmung* anbetrifft, möchte ich den- 191
selben der *sanguinischen Minderwertigkeit* VAN DEVENTERS vorgezogen wissen, denn er bezeichnet meiner Ansicht nach genauer dasjenige, was unter ihm verstanden wird. Wir kennen bereits den Begriff einer *konstitutionellen, melancholischen Verstimmung,* welcher ein Krankheitsbild bezeichnet, dessen Stellung zwischen «gesund» und «krank» genau derjenigen der konstitutionellen manischen Verstimmung entspricht. Was den Namen «chronische Manie» im Sinne SIEFERTS und WERNICKES betrifft, so erscheint mir dieser Ausdruck vor allem zu stark, denn es handelt sich keineswegs um eine eigentliche Manie, sondern bloß um einen submanischen Zustand, der nicht als Psychose gelten kann. Die relativ leichten manischen Symptome sind nicht Teilerscheinungen einer periodischen Manie und darum selten

allein vorhanden; sie mischen sich vielmehr häufig mit anderen psychopathischen Zügen, was man übrigens a priori schon erwarten kann, indem die Grenzen zwischen den Krankheitsbildern auf dem Gebiete der psychopathischen Minderwertigkeit außerordentlich unbestimmt und schwankend sind. Die übermäßige Betonung des Ich, eine gewisse Periodizität verschiedener Symptome, wie Reizbarkeit, Depression, Exazerbationen der stabilen Abnormitäten, hysterische Züge etc. finden wir fast überall bei Entarteten, ohne daß deshalb ein tieferer Zusammenhang mit den Hauptsymptomen zu bestehen braucht. Es ist dies nur ein Grund mehr, die Grenzen unseres Krankheitsbildes möglichst eng zu ziehen und immer die Existenz der manischen Hauptsymptome zu fordern.

1

192 Nachstehender Fall stellt eine sehr leichte Form manischer Verstimmung dar und grenzt nahe an einfache psychopathische Instabilität.

193 A., geboren 1875. Kaufmann. Heredität: Vater zwölf Jahre nach der Geburt des Patienten an progressiver Paralyse erkrankt. Übrige Familienglieder gesund. Patient war ein aufgewecktes, kluges Kind. Körperlich etwas schwächlich. Im achten Jahre Scharlach. In der Schule nach seiner Angabe zerstreut und unaufmerksam, trieb immer Allotria. Im zwölften Jahre schwere Diphterie mit nachheriger Akkommodations- und Gaumenlähmung. Später in der Schule faul und oberflächlich, aber wenn er sich ernstlich Mühe gab, von großer Leistungsfähigkeit. War sehr leicht zu Tränen rührbar, soll seit der Diphtherie viel «unbegreiflicher» geworden sein. Im dreizehnten Jahre kam er ans Gymnasium, wo ihm das Arbeiten sehr leicht fiel, war immer unter den besseren Schülern, war überhaupt begabt, aber ohne Ausdauer. Schon frühe, auffallende Neigung zu Alkoholabusus; keine Alkoholintoleranz. Patient war immer froh gelaunt, unbekümmert. Machte ein gutes Abiturium. Nachher kam er in das Geschäft eines Verwandten. War nicht recht dabei; arbeitete wenig, ließ sich durch alle möglichen Vergnügungen von der Arbeit ablenken. Nach einem Jahr Militärdienst als Einjährig-Freiwilliger bei der Kavallerie. Zuerst bloß in froher Gesellschaft, dann auch immer vor dem Dienst, zur

Beschwichtigung des Tremors, schwerer Alkoholabusus, hatte immer die gefüllte Geneverflasche bei sich und machte «enorm mit». War stets der «Betriebsbonze und Vergnügungsonkel». In den letzten Monaten des Militärdienstes angeblich bloß noch vier Stunden Schlaf, ohne tagsüber ermüdet zu sein. Nachher wieder ein Jahr zu Hause. Arbeitete fast nichts. Hatte allmählich in den letzten Monaten Verstimmungen bekommen, die jeweils einen Tag dauerten und sich in unregelmäßigen Intervallen, durchschnittlich alle acht Wochen, wiederholten. Während derselben war er grundlos verstimmt, teils gereizt, teils deprimiert, hatte trübe Gedanken, pessimistische Weltauffassung; oft war er auch so gereizt, daß er, wenn ihn die Mutter oder Schwester etwas fragte, an sich halten mußte, um nicht «mit beiden Fäusten auf den Tisch zu schlagen». Er konnte sich auf gar keine Arbeit konzentrieren, «eine furchtbare innere Unruhe» quälte ihn beständig; ein «rastloser, ewiger Drang wegzukommen», seine Situation zu verändern, hinderte ihn an jeder ersprießlichen Tätigkeit. Er jagte von Vergnügen zu Vergnügen und konsumierte dabei enorme Alkoholmengen. Seine Verwandten entschlossen sich, endlich seinem Drange nach Veränderung nachzugeben und ließen ihn ins Ausland gehen, wo er eine Stelle in einer Filiale bekam. Dort ging es aber gar nicht. Patient setzte sich über die Autorität seines Oheims und Chefs hinweg, ärgerte denselben auf alle erdenkliche Weise, begegnete ihm mit Grobheit und führte einen ganz zügellosen Lebenswandel mit Exzessen in jeder Hinsicht. Er arbeitete gar nichts und mußte nach wenigen Monaten als schwerer Alkoholiker 1899 nach Hause geschickt werden. Er wurde nun in eine Trinkerheilstätte versorgt, wo er sich aber wenig um die abstinente Hausordnung kümmerte und seine Ausgänge zu Exzessen in Baccho et Venere benützte. Er befand sich dort zirka sechs Monate und kehrte darnach, etwas gebessert, zurück. Zu Hause hielt er sich nicht abstinent, benahm sich aber doch relativ anständig, bis eine geplante Verlobung sich zerschlug, was ihm einen tiefen Eindruck machte. In der Verzweiflung exzedierte er wieder im Trinken und zwar so schwer, daß er ein zweites Mal in die gleiche Anstalt versorgt werden mußte. Dort versuchte er wie früher, den Alkoholgenuß zu dissimulieren, was ihm indessen nicht immer gelang. Zweimal brannte er förmlich durch, machte einmal eine Reise nach Mailand und verjubelte in wenigen Tagen mehrere hundert Mark. Als ihm das Geld ausging, telegraphierte er um welches und kehrte mit einem tiefen moralischen Kater wieder zurück. Als ihm, in diesem Zustande, die Verbringung in eine geschlossene Anstalt vorgeschlagen wurde, erklärte er sich einverstanden und wurde am 22. Juli 1901 ins Burghölzli aufgenommen.

194 Bei der Aufnahme ist Patient leicht alkoholisiert, euphorisch, sehr gesprächig, ideenflüchtig, gerät bei der Nachricht, daß ihn seine Mutter folgenden Tages besuchen werde, in Aufregung, weint, erklärt, nicht imstande zu sein, dieselbe zu empfangen. Bezüglich seiner Trunksucht zeigte er Einsicht, bezüglich ihrer Heilbarkeit aber einen ganz oberflächlichen Optimismus. Von körperlichen Befunden ist bloß eine deutliche Pupillendifferenz hervorzuheben. Im Laufe des Juli ging es ordentlich. Patient war immer sehr lebhaft, sehr gesprächig, heiter liebenswürdig, zeigte viel gesellschaftliches Talent, blasiertes Urteil, das nie gründlich und im besten Falle geistreich war. Bei Gelegenheit von Spaziergängen konnte er stundenlang unaufhörlich reden und erzählte ideenflüchtig vom Hundertsten ins Tausendste. Er wußte über alles zu sprechen und tat dies überall mit der größten Oberflächlichkeit. Er zeigte eine erstaunliche Belesenheit in deutscher und englischer Romanliteratur leichteren Charakters und eine eigentümliche Vielgeschäftigkeit ohne irgendwelche Ausdauer. Er kaufte sich innerhalb kurzer Zeit über 100 Bücher, welche er nicht einmal zur Hälfte las. Sein Zimmer war angefüllt mit Zeitungen, Witzblättern, Ansichtspostkarten und Photographien. Er nahm Zeichnungsstunden und renommierte mit seiner künstlerischen Begabung. Nach drei oder vier Stunden gab er das Zeichnen wieder auf, ebenso ging es mit Reitstunden. Seine abnorme Oberflächlichkeit sieht er ein und gibt sie ruhig zu, er rühmt sich sogar dieser Spezialität: «Sehen Sie, ich bin der gebildetste und belesenste oberflächliche Mensch», sagte er mir einmal. Mitte September war seine Geduld zu Ende. Er wurde sehr verstimmt, gereizt, drängte plötzlich heftig hinaus, telegraphierte nach Hause, er könne unmöglich länger hier bleiben. Er schrieb einen langen Brief an die Ärzte in gereiztem, aggressivem Tone und mehrere ähnlich klingende an seine Verwandten. Nach einigen Tagen wurde er indessen wieder ruhiger und vernünftiger. Es wurden ihm von da an mehr Freiheiten gewährt, z. B. freier Ausgang. Er fing nun an, allabendlich auszugehen, besuchte meist leichtere Konzerte und Variétés und brachte fast den ganzen Morgen im Bett zu. Seine Stimmung war an-

dauernd heiter, er arbeitete gar nichts, ohne sich dabei im geringsten unglücklich zu fühlen. Dieses inhaltslose Leben setzte er bis zu seinem Austritt fort. Von der Notwendigkeit der Abstinenz war er überzeugt, aber er überschätzte seine Energie und Widerstandskraft bedeutend. Für sein früheres Leben mangelte ihm ein gewisses Schamgefühl; er konnte mit breitem Behagen erzählen, wie er seinen Onkel fast krankgeärgert hatte, und empfand dafür, daß der Onkel sich eine große Mühe mit ihm gegeben hatte, um ihn wieder auf einen rechten Weg zu bringen, keine Spur von Anerkennung. Auch in der Geschichte seiner Trink- und sonstigen Exzesse schwelgte er, obschon dieselbe durchaus nichts Rühmliches enthält.

Die manischen Symptome dieses Falles lassen sich andeutungsweise 195
bis zur Gymnasialzeit verfolgen, die schlechthin psychopathischen bis zu der Diphtherie im zwölften Jahre. Die spätere Lebensführung vom Abiturientenexamen an ist ganz abnorm und läßt die Wahl zwischen zwei Diagnosen: psychopathische Instabilität oder manische Verstimmung. Moral insanity, an die man auch denken könnte, erscheint ausgeschlossen durch die ausgiebigen Gemütsreaktionen. Ein einfacher Alkoholismus ist sicher nicht vorhanden, da die psychische Abnormität unverändert, auch in der Abstinenzzeit, fortbesteht. Schließen wir diejenigen Züge, die einer gewöhnlichen, psychopathischen Minderwertigkeit angehören können, Egozentrizität und Periodizität von Reizbarkeit und Depression aus, so bleiben noch die als submanisch zu bezeichnenden Symptome einer leisen Ideenflucht, einer vorwiegend heiteren und ganz inadäquaten Stimmung und einer Vielgeschäftigkeit ohne Konsequenz und Ausdauer. Der moralische Defekt erklärt sich hinlänglich aus der Oberflächlichkeit der Stimmungslage und der geringen Nachhaltigkeit der Affekte.

Der folgende Fall betrifft eine Frau von ähnlicher Lebensführung, 196
bei welcher wir aber, dank einer genaueren Anamnese, einen tieferen Einblick in die Art ihrer Gemütsveränderung besitzen.

Frau B., geboren 1858. Hereditát: *Vater* neurasthenischer Sonder- 197
ling und Potator, an Leberzirrhose gestorben. *Mutter* herzleidend, soll geisteskrank gestorben sein, angeblich Paralyse. Von schweren Krank-

heiten aus der Jugend nichts bekannt. Patientin war ein aufgewecktes, ungemein lebhaftes Kind und gute Schülerin. Sie hatte schon früh unter unerquicklichen häuslichen Verhältnissen zu leiden; ihr Vater war Rechtsanwalt, ihre Familie von gutem sozialem Niveau. Zwischen den Eltern bestand fortwährend Streit, da der Vater außerhalb der Ehe ein illegitimes Verhältnis unterhielt. In ihrem achtzehnten Jahre erlitt Patientin durch einen im Geschäfte ihres Vaters angestellten Sekretär zwei schwere Notzuchtattentate, die sie ihren Eltern nicht zu enthüllen wagte, da der Sekretär ihr drohte, er könne über gewisse Geschäfte ihres Vaters vernichtende Enthüllungen machen. Sie litt jahrelang schwer unter dem Drucke dieser Attentate und unter beständigen sexuellen Belästigungen durch den Attentäter. Allmählich entwickelten sich bei ihr hysterische Krampfanfälle, anomale Stimmungen, meist Depressionen mit starker Verzweiflung, in denen sie Wein zur Betäubung zu trinken anfing. Sie war nach den Angaben ihrer Angehörigen von Gemüt gut und weichherzig, aber äußerst willensschwach. Mit 22 Jahren verheiratete sie sich. Vor der Hochzeit reiste sie mit Einwilligung der Eltern ihrem Bräutigam, der in Italien wohnte, ein Stück weit entgegen, kehrte aber nicht sofort mit ihm zurück, sondern schwärmte zwei Tage mit ihm herum, bevor sie heimkam. Sie heiratete in glänzende Verhältnisse. Die Ehe war aber keine glückliche. Patientin fühlte sich von ihrem Manne nicht verstanden, konnte sich nicht recht in die Etikette finden. Bei einem gesellschaftlichen Anlasse in ihrem Hause machte sie sich heimlich davon und tanzte im Hofe mit den Knechten und Mägden. Im Wochenbett war Patientin sehr aufgeregt, teils aus Schwäche, teils wegen merklich zunehmender Entfremdung ihres Gatten. Sie hatte sich schon seit Beginn ihrer Ehe an den Genuß feiner Weine und Liköre gewöhnt. Jetzt trank sie mehr und mehr. Wegen zunehmender Reizbarkeit und Aufregung schickte sie der Gatte auf Reisen zur Erholung. Als sie wieder nach Hause kam, fand sie, daß ihr Gatte unterdessen ein intimes Verhältnis mit der Haushälterin angeknüpft hatte. Dieser Umstand genügte, um ihren sowieso aufgeregten Zustand derart zu verschlimmern, daß sie in eine Anstalt versorgt werden mußte. Nach einem halben Jahr kehrte sie wieder zurück und sah, daß die Haushälterin, als Mätresse ihres Gatten, sie völlig verdrängt hatte. Infolgedessen erneute Alkoholexzesse. Sie kam darauf in eine schweizerische Irrenanstalt.

Aus der damaligen Krankengeschichte entnehmen wir folgende bemerkenswerte Punkte: Bei der Aufnahme am 13. Mai 1888 lebhafte Selbstanklagen, klagt auch über eine unerklärliche innere Unruhe (die angeblich seit dem sexuellen Attentat bestehen soll). Sie ist aber bald wieder besserer Stimmung, fängt an, die Anstalt mit der Privatirrenanstalt, wo sie früher untergebracht war, zu vergleichen, renommiert mit letzterer, beklagt sich, daß man sie zweite Klasse untergebracht habe, kritisiert die Hausordnung. Sie ist äußerst labil, hat sofort Tränen in den Augen, im nächsten Augenblick lacht sie wieder hell auf, treibt allerhand Späße. Sie ist von auffallender Redseligkeit und erzählt vor den Mitpatienten ganz offen, wie sie sich betrunken habe, ohne sich im geringsten zu schämen. Patientin bleibt nach Abklingen der Alkoholsymptome im Gemüt sehr labil, schwatzhaft, klatschsüchtig, hat Freude an zweideutigen Erzählungen, verdreht gerne, kritisiert voreilig ärztliche Maßnahmen und «lacht wie eine Dienstmagd sehr laut über ganz ordinäre Witze», mit dem Personal familiär, gesellschaftlich sehr unterhaltend. *Diese Gemütslabilität hielt unverändert an, solange die Patientin sich in der Anstalt befand.* Die Diagnose lautete auf Alkoholismus mit ethischem Defekt. Im November 1890 wurde die Scheidung ausgesprochen, was von Patientin sehr schwer empfunden wurde. Im Dezember 1890 trat sie aus mit den besten Vorsätzen für die Zukunft. Sie hatte eine Rente von 2000 Fr. auf fünf Jahre. Sie lebte nun mit einer Freundin zusammen, die großen Einfluß auf sie hatte. Sie hielt sich während dieser Zeit angeblich fast völlig abstinent. Als 1895 ihre Rente aufhörte, nahm sie mit ihrer Freundin eine Stelle in einer schweizerischen Irrenanstalt an. Sie fühlte sich aber nicht befriedigt, vertrug sich schlecht mit ihren Vorgesetzten, regte sich stark auf, als auf ihrer Abteilung einige Entweichungen stattfanden und verließ nach einigen Monaten die Stellung. Sie wohnte darauf allein und geriet wieder ins Trinken. Sie konnte sich aber noch vor dem gänzlichen Zusammenbruch entschließen, freiwillig eine Anstalt aufzusuchen, und trat am 19. Oktober ins Burghölzli ein. 198

Bei der Aufnahme ähnlich wie bei der oben berichteten Aufnahme, nur weniger alkoholisiert. Die anfängliche Depression verschwindet rasch und macht sich nur noch Luft in einigen überschwänglichen Briefen an eine Freundin. Sie ist «Stimmungsmensch», «kann ihre Gefühle nie verbergen», läßt sich von ihrer jeweiligen Laune ganz beherrschen. 199

Sie ist ungemein tätig und paßt sich sehr rasch an, «meist munter, temperamentvoll, mit den schlechtesten Witzen bei der Hand», vorübergehend auch verstimmt, oft in etwas sentimentaler Weise sich gebärdend. In Anstaltskonzerten ostentatives Benehmen, anstatt zu singen, fängt sie aus vollem Halse zu lachen an etc. 1896 verlobt sie sich plötzlich bei einem Ausgang mit einem Patienten, ebenfalls Alkoholiker. Juli 1896 Entlassung und Aufhebung der Bevormundung. Im Gutachten wird betont, daß ihr Alkoholismus auf ihre Stimmungen, die sie vollkommen beherrschen, zurückzuführen sei. Ihre Gemütsstimmung soll gegen früher gleichmäßiger geworden sein, aber dennoch bestehe «eine auf angeborener Anlage beruhende Labilität der Stimmung und große Erregbarkeit des Gemüts». Sie lebte darauf mit ihrem Verlobten in wilder Ehe. Er wurde aber bald wieder rückfällig und verführte sie auch wieder zum Trinken. Er wurde versorgt, und sie, sich selbst überlassen, versuchte durch Handel mit Lebensmitteln ihren Unterhalt zu erwerben, was ihr aber nicht recht gelang. Sie wurde wieder schwer trunksüchtig. Sie betrank sich täglich, trieb sich in übelbeleumdeten Lokalen herum, riß sich einmal in der Aufregung die Kleider vom Leibe, so daß sie im Hemd dastand. Kam oft in die Wirtschaft bloß mit Hemd und Regenmantel bekleidet. November 1897 wird sie wieder interniert. Bei der Aufnahme hysterischer Anfall und Delirium tremens-Erscheinungen. An den folgenden Tagen tiefe Depression, welche in leichterer Form noch bis Januar 1898 anhielt, was aber nicht hinderte, daß B. anläßlich eines Festes große Lebhaftigkeit entwickelte; später oft empfindlich, läßt die andern ihre sozial höhere Stellung fühlen, zeitweise erotisch, sucht mit einem Patienten anzubändeln, singt demselben von ferne sentimentale Lieder. Bezüglich ihrer Zukunft ist sie voll optimistischer Pläne. Sie beschäftigt sich mit Erlernung des Maschinenschreibens und hilft im anatomischen Laboratorium. Im März 1898, gelegentlich eines Ausganges, betrinkt sie sich plötzlich in leichterem Grade, erhält deshalb einen Verweis, worüber sie in einen uneinsichtigen Zorn gerät. Folgenden Tages wird sie in schwer berauschtem Zustand aufgefunden, und es stellt sich heraus, daß sie sich mit 96prozentigem Alkohol im Laboratorium betrunken hat. Sie ist äußerst aufgeregt, anfangs ganz unzugänglich, stößt Drohungen aus, *später manisch, ideenflüchtig, lebhafter Bewegungsdrang, erotisch, Galgenhumor*. Nach einigen Tagen wieder wie früher;

fügt sich nicht recht in die Anstaltsordnung, kokettiert mit einem manischen Patienten anläßlich eines Konzertes. Von Zeit zu Zeit ausgelassen lustig. Am 11. Oktober 1900 entlassen in eine Stelle als Haushälterin. Arbeitete dort außerordentlich fleißig und war wegen ihrer stets frohen Laune und ihrer Geselligkeit sehr geschätzt. Aus einem Briefe aus dieser Zeit entnehmen wir folgende Stellen, die charakteristisch sind für ihre Selbstüberschätzung, ihre übertriebene, starke Ausdrücke liebende Sprache und für ihre gehobene Stimmung:

«Das ewige Mißtrauen, der ewige Unglaube dieser Pessimisten an 200
eine endgültige moralische Heilung, bringt einen um alle Kraft und bricht den Mut. Man sieht sich von andern aufgegeben und gibt sich schließlich selbst auf. Dann sucht man Betäubung seiner Seelenqualen und ergreift jedes Mittel, das betäubt – und wenn's Spiritus hieße. Gott sei Dank brauche ich heute diese Betäubung nicht. Sind Sie jetzt zufrieden mit mir? Glauben Sie bald an meine Löwenstärke? – !!»

«Meine Begabung für Kindererziehung ist eine Tatsache, wogegen 201
weder der Skeptizismus eines Herrn Dr. X., noch die Findigkeit eines Professor Y. aufkommen.»

«Ich bin abends so müde, daß mir der Schädel brummt, als hätte er 202
an der Basler Fasnacht als Trommel gedient. Unter solchen Umständen muß man mir es zu gute halten, wenn Briefe von meiner Hand zu Paradiesvögeln werden und die Neigung zum Tintenbajaderentum in den letzten Zügen liegt.»

Im Juli 1901 erkrankte sie an Influenza, ihr Patron gab ihr unvor- 203
sichtigerweise Wein zur Stärkung (!), worauf sie sich dann täglich eine Flasche Wein geben ließ. Am 7. Juli 1901 Wiederaufnahme ins Burghölzli wegen Delirium tremens; sie hatte in letzter Zeit Alcool de Menthe und Eau de Cologne getrunken. Von Zeit zu Zeit anscheinend tiefe Depressionen mit sentimentaler Färbung, die aber nie so schwer sind, daß man Patientin nicht zu einem ausgelassen fröhlichen Gelächter bringen könnte. Anläßlich eines Konzertes (August 1901) ganz manisches Benehmen, schmückt sich mit drei großen Rosen, kokettiert unverhohlen, zeigt motorische Unruhe, benimmt sich äußerst taktlos gegen die andern. Für dieses Benehmen nachher ganz einsichtslos. Sie ist «überaus anregbar bis zur höchsten manischen Stimmung». (Juli 1901.) Bei einer Musikprobe auf dem Zimmer eines Assistenzarztes «überaus lebhaft und gesprächig, erotisch und herausfordernd».

Während der Periode sexuell sehr erregt, dabei jeweils deprimiert. Ihre Abschreibearbeiten besorgt sie flüchtig und unachtsam, beschreibt leere Blätter mit sentimentalen Sentenzen und ideenflüchtigen Kritzeleien. Sie ist zu allen Tätigkeiten anregbar, ohne dabei nachhaltige Energie zu zeigen. Sehr empfindsam und mit tiefer Depression auf Tadel reagierend, alle Gemütsreaktionen sind äußerst labil und übermäßig. Patientin ist uneinsichtig für ihre Labilität, überschätzt sich und ihre Widerstandskraft ganz bedeutend, hat ein hohes Gefühl von ihrem persönlichen Werte und kann sich gelegentlich sehr wegwerfend über andere Menschen äußern. Sie hat das Gefühl, daß sie noch «eine Aufgabe vor sich habe», «zu etwas Höherem und Besserem bestimmt sei», daß nicht ihre Minderwertigkeit, sondern unglückliche äußere Umstände an ihrer Degeneration schuld seien. Seit August 1902 bis April 1903 machte Patientin eine Entfettungskur, wobei gegen das Frühjahr eine stabilere Depression von sentimentaler Färbung auftrat, während welcher sie ihre Kopierarbeiten sorgfältiger ausführte als früher.

204 Die ersten psychopathischen Erscheinungen dieser belasteten Patientin zeigen sich vom achtzehnten Jahre an in Form einer starken Hysterie infolge sexueller Traumen. Andeutung einer über das Gebiet der Hysterie hinausreichenden Gemütsanomalie finden sich von ihrem 22. Jahre an. Aus dem 30. Jahre besitzen wir eine genaue Krankheitsgeschichte, welche bereits Oberflächlichkeit und Gemütslabilität feststellt. Außer Alkoholismus wird ein ethischer Defekt diagnostiziert (1888). 1896 wird der Alkoholismus als abhängig von ihrer Gemütslabilität erkannt. Im Verlaufe der Jahre hat sich bei der Patientin die manifeste Hysterie ganz verloren bis auf wenige Andeutungen (sentimentale Färbung der Depressionen). Die Gemütsanomalie ist aber stabil geblieben. Die von Zeit zu Zeit eintretenden Depressionen sind immer von kurzer Dauer und nie so tief, daß sie sich nicht durch einen Scherz heben ließen. Die einzig länger dauernde Depression, welche auf das Benehmen der Patientin einen entschieden bessernden Einfluß hatte, kam unter Einwirkung der Entfettungskur zustande und darf darum als eine spezifische Wirkung dieser Kur aufgefaßt werden. Depressionen bei der Entfettungskur kommen auch bei Normalen vor. Häufig haben die Depressionen der Patientin auch einen rein reaktiven Charakter, namentlich nach Tadel, und sind dann bloß übermäßige

Reaktionen auf einen deprimierenden Reiz. Spontane Exazerbationen der stabilen Symptome wurden nie mit Sicherheit beobachtet; meist sind es übermäßige Reaktionen auf Lustaffekte oder Alkohol. Im Rausche ist Patientin ausgesprochen manisch. In ihrem Normalzustande finden wir eine leise Ideenflucht, die sich besonders deutlich in ihren Schriftstücken ausspricht, eine vorwiegend heitere Stimmungslage mit optimistischer Auffassung, welche oft eine starke Selbstüberschätzung verrät, eine große Labilität der Lust- und Unlustaffekte und starke Ablenkbarkeit. Die manische Vielgeschäftigkeit zeigt sich für gewöhnlich bloß in einer auffallenden Lebhaftigkeit und Gesprächigkeit; es bedarf aber nur eines festlichen Anlasses, um sofort eine ganz erhebliche Steigerung der motorischen Beweglichkeit hervorzurufen. Noch deutlicher als im ersten Falle ist hier die Abhängigkeit des Alkoholismus und überhaupt der moralischen Minderwertigkeit von der Gemütsanomalie.

Der dritte Fall betrifft eine Patientin, welche äußerlich namentlich 205
durch soziale Unbeständigkeit auffällt.

Fräulein C., geboren 1876, Krankenpflegerin. Hereditāt: *Vater* 206
Potator, starb an Leberkarzinom. *Stiefschwester* (vom gleichen Vater) epileptisch. Patientin hat in der Jugend keine schweren körperlichen Krankheiten durchgemacht. War in der Schule geschickt, hatte mit wenig Ausnahmen auch im Betragen gute Zensuren. Als sie einmal eine schlechte Zensur im Rechnen erhalten hatte, zerriß sie das Zeugnis vor den Augen des Lehrers. Einmal schrieb sie einen anonymen Brief an die Schulpflege, worin sie gewisse Lehrer wegen zu vieler Aufgaben denunzierte. Einmal lief sie auch zwei Tage lang fort. Sie war ein sehr lebhaftes Kind, las leidenschaftlich gern (oft halbe Nächte hindurch) Romane. Mit sechzehn Jahren verließ sie die Schule und kam bei ihrer Schwester als Weißnäherin in die Lehre. Sie arbeitete aber wenig, las meistens, gehorchte ihrer Schwester nie, nach einem halben Jahr bekamen die Schwestern Streit, worauf Patientin in eine andere Lehre übertrat, wo sie aber statt zwei Jahre bloß drei Viertel Jahre blieb. Sie zeigte eine rasche Auffassung bei geringem Fleiß, war meist sehr heiter, hie und da auch gereizt. Sie war zwar «gemütlich», aber es ging ihr doch «nichts so recht zu Herzen». Das «Wanderfieber

brannte in ihr», und sie setzte ihren Willen durch, nach Genf zu gehen. Dort verpflichtete sie sich als Weißnäherin in einer Lehre für ein Jahr, blieb auch so lange, machte aber von Zeit zu Zeit Ferien, indem sie ihrer Vorgesetzten den Tag zahlte. Darauf kehrte sie wieder nach Hause zurück. In dieser Zeit nährte sie sich fast ausschließlich von Süßigkeiten und vertilgte davon gelegentlich für fünf Franken pro Tag. Obwohl es ihr schließlich davor ekelte, mußte sie doch noch lange Schokolade kaufen, wenn sie an einer Konditorei vorbeiging. Sie verteilte dieselbe dann an Kinder auf der Straße. Das Geld für ihre Passionen entlehnte sie überall in leichtsinniger Weise, nahm es auch oft einfach ihrer Schwester weg oder trotzte es derselben ab. Nach ca. einem halben Jahr erzwang sie es, mit einer Verwandten nach Amerika zu gehen. Blieb bei derselben in Chicago vier Wochen, ohne etwas zu arbeiten. Darauf arbeitete sie in einer Posamenterie, lief nach vier Tagen, ohne zu kündigen, wieder fort. Wechselte dann nacheinander zehn Stellen, wobei sie in jeder einige Stunden bis höchstens einige Tage aushielt. Schließlich fand sie eine ihr passende Stelle als Gesellschafterin. Nach einem halben Jahr Erkrankung an Magengeschwür. Darauf Rückkehr in die Schweiz. Eine Stelle als Lingère in einem Hotel verließ sie nach fünf Tagen wieder wegen Streit mit dem Patron, kehrte wieder nach Hause zurück. Nach einigen Wochen Stelle als Magd. Nach acht Monaten war ihr dieser Beruf aber wieder verleidet. «Sie könne überhaupt nur solange an einer Stelle sein, bis sie Land und Leute kenne, dann müsse wieder etwas anderes her». Darauf als Lehrtochter in ein Spital in Bern. Nach fünf Monaten verleidet, trat in ein anderes Spital ein, erkrankte dort nach vier Monaten wieder an Magengeschwür, dann mehrere Monate krank zu Hause. Knüpfte zu dieser Zeit mit einem liederlichen Nachbarssohn ein illegitimes Verhältnis an. Nach ihrer Genesung Ladentochter in Zürich. Verbrauchte erhebliche Summen für sich und ihren Freund, den sie immer finanziell unterstützte. Das Geld entlehnte sie überall und ließ die Schulden durch Vater und Schwester zahlen. Sie wurde deshalb zur Kur in eine Gebetsheilanstalt gesteckt, wo sie es bei mäßiger Arbeit sechs Monate aushielt, dann vier Monate Stelle als Magd, knüpfte wieder ein anderes sehr intimes Verhältnis an. Verleidete aber ihrem Geliebten bald. Darauf sieben Monate als Wärterin in einer Anstalt für Epileptische, dann fünf Monate als Kinderwärterin in Privatstelle, wegen Streit mit einer Nebenmagd trat sie aus, begab sich zu ihrem letzten Geliebten in W., dem sie eine heftige Szene machte, um sich schließlich wieder mit ihm auszusöhnen. Darauf nahm sie wieder für vierzehn Tage Stellung als Magd an in Schaffhausen, darauf für zwei Tage in Bern, einige Wochen in Zürich, wieder vier Wochen in Bern, dann wieder in Zürich für kurze Zeit, darnach zwei Monate als Pflegerin in einer Irrenanstalt, dann wieder einige Tage in W., wo sie ihren Verdienst im Hotel durchbrachte und Streit mit dem Geliebten anfing. Nach kurzer Zeit Wiederversöhnung. Patientin kehrte nach Zürich zurück, entzweite sich innerhalb kurzer Zeit noch zweimal mit dem Geliebten, nahm wieder für zwei Monate Stellung an, darnach reiste sie nach Chur «bloß zum Vergnügen», von dort nach W. zurück, um ihrem Geliebten wieder eine Szene zu machen, kehrte wieder nach Zürich zurück für wenige Tage, um gleich darauf wieder nach W. zu kommen und dem Geliebten eine zweite und diesmal endgültige Szene zu machen. Darauf nahm sie eine Stelle als Kindermädchen im Wallis an, blieb zweieinhalb Monate. Sie erkrankte aber neuerdings an Magengeschwür und kehrte nach Zürich zurück via W. Als sie in W. ausstieg, traf sie gleich ihren Geliebten an, was sie so ärgerte, daß sie sofort in den Zug nach Zürich stieg. Als sie aber in Zürich ankam, reute sie ihr plötzlicher Entschluß, und sie setzte sich sofort wieder in den Zug nach W. Auf dem Bahnhof in W. angelangt, bereute sie auch diesen Entschluß, und sie fuhr sofort wieder nach Zürich zurück. (Die Distanz Zürich–W. beträgt eineinhalb Stunden Eisenbahnfahrt.) Als sie einmal von einem solchen Streite von W. zurückkehrte, ging sie kurzerhand mit einem Unbekannten, den sie auf dem Bahnhof in Zürich angetroffen hatte, in ein Hotel und übernachtete mit ihm. Mit einem andern knüpfte sie erotische Gespräche an und soll denselben bis ins Klosett verfolgt haben, so daß sie öffentlich Anstoß erregte.

Wo sie in Stellung war, hatte man sie gern, sie war stets tätig und 207
angenehm im Verkehr. Sie war nie ruhig, immer geschäftig und aufgeregt. In letzter Zeit nahm ihre Aufregung sichtlich zu, sie sprach auch viel mehr als früher. Ersparnisse hatte sie keine gemacht; was sie verdiente, verschleuderte sie und machte obendrein überall Schulden.

Auf Empfehlung von Herrn Professor M. wurde Patientin am 208
2. April 1903 in die Anstalt Burghölzli aufgenommen. Aus dem Zeugnis ist hervorzuheben: «Patientin leidet an leichter maniakalischer

Aufregung. Als äußere Veranlassung darf ein Verhältnis mit einem jungen Mann, das sich zerschlagen hat, betrachtet werden. Patientin ist seit mehreren Wochen expansiv, unstet, reizbar, äußerst freigebig, schläft nachts nur wenig, erträgt keinen Widerspruch. Die Stimmung ist gehoben. Patientin ist redselig, bisweilen etwas ideenflüchtig. Man kann Patientin wegen ihres expansiven Wesens nicht zu Hause haben, sie unternimmt jeden Augenblick etwas anderes, sie will nach W. und einen Racheakt gegen ihren früheren Bräutigam unternehmen.»

209 Patientin zeigt lebhaften, intelligenten Gesichtsausdruck, spricht viel. Beim Sprechen beständige motorische Unruhe; im gewöhnlichen Gespräche nicht auffallend ideenflüchtig, bloß bei längeren Erzählungen tritt Ideenflucht deutlicher hervor. Patientin ist sehr gehoben, sehr erotisch, kokettiert, lacht viel, ist sehr labil, weint leicht bei Erinnerung an traurige Erlebnisse, schmollt gerne ostentativ, macht einmal eine heftige Szene, als der Arzt sich weigert, sie allein auf ihrem Zimmer zu besuchen, wohin die Patientin sich gerne zur Visite zurückzieht, droht mit Selbstmord, so daß sie für kurze Zeit auf den Wachsaal verlegt werden muß. Nachher bald wieder euphorisch wie früher. Sie ist sehr offen und freimütig und erzählt gerne ihre Lebensereignisse, ist jedoch nicht imstande, dieselben geordnet zu Papier zu bringen. Eine Selbstbiographie bleibt nach verschiedenen Ansätzen beim Versuch. Patientin drängt stark hinaus, äußert aber immer noch Rachegedanken gegen ihren Exbräutigam, droht, denselben zu erschießen, hat allerhand abenteuerliche Zukunftspläne, verlangt z. B. einmal dringend Ausgang, um sich als Tierbändigerin auf eine Zeitungsannonce hin zu melden; versichert dabei stolz, daß es ihr an Mut nicht fehle. Daneben hat sie auch intensive Heiratspläne. Ihr bisheriges, unordentliches Leben faßt sie sehr leicht auf und ist überzeugt, daß «es in Zukunft ganz gut gehen werde». Für die Aufregung der letzten Wochen vor ihrer Aufnahme hat sie leise Krankheitseinsicht. Längere Depressionen oder Reizbarkeitszustände wurden nie beobachtet, auch keine Exazerbationen des Normalzustandes mit Ausnahme der jetzigen. Während der Periode ist Patientin etwas erregter.

210 Ich habe bei der Darstellung dieses Falles absichtlich eine vollständige Aufzeichnung des äußeren Wechsels in der sozialen Stellung gegeben, um dadurch die außerordentliche Unbeständigkeit und Rast-

losigkeit der Patientin zu veranschaulichen. Patientin hat in einem Zeitraum von elf Jahren 32mal die Stellung gewechselt, und zwar weitaus in den meisten Fällen, weil es ihr «verleidet» war. Soweit man anamnestischen Angaben Vertrauen schenken darf, läßt sich der abnorme Gemütszustand bis in die Kindheit zurückverfolgen. Außer der menstruellen ist keine Periodizität nachweisbar. Depressionen scheinen nie spontan vorgekommen zu sein, sondern bloß verursacht durch entsprechende Ereignisse. Alkoholismus kam nicht vor, dafür ein enormer Abusus von Süßigkeiten. Der Befund: leichte Ideenflucht, Redseligkeit, vorwiegend gehobene Stimmung, Labilität, Ablenkbarkeit, Bewegungsdrang, Erotismus, bestätigt die Diagnose der manischen Verstimmung und erklärt die unstete, moralisch defekte Lebensweise.

Der vierte Fall stand wegen Diebstahl in Untersuchung und wurde 211
von mir als unzurechnungsfähig begutachtet, indem die Intensität seiner manischen Symptome von so hohem Grade war, daß mir auch die sogenannte verminderte Zurechnungsfähigkeit ausgeschlossen erschien.

D., 1847 geboren, Maler. Heredität: *Vater* sonderbarer Mensch, 212
intelligent, sehr lebhaft, leichtsinnig, immer heiterer Laune, politisierte und prozessierte, vernachlässigte Geschäft und Familie, trank und spielte, verlor Hab und Gut, bis er schließlich der Armenpflege zur Last fiel. 1. *Bruder,* intelligent und begabt, hatte den Kopf voller Ideen, beschäftigte sich mit sozialen und politischen Problemen und starb schließlich arm mit Hinterlassung von Schulden. 2. *Schwester,* sehr verschwenderisch, starb in tiefster Armut. 3. *Bruder,* mäßiger Trinker, kann aber sich und seine Frau erhalten. 4. *Bruder,* führte ein in jeder Beziehung ausschweifendes Leben, als Lügner bekannt, ganz heruntergekommen, wird von der Armenpflege erhalten. Ein Sohn eines normalen Bruders notorischer Lump und Säufer. Patient hat in der Jugend keine erheblichen Krankheiten durchgemacht. Als Kind lebhaft, aufgeweckt, intelligent; ausgezeichnete Schulzeugnisse. Nach beendigter Schulzeit trat Patient in eine Lehre. War im ersten Jahre sehr fleißig, anstellig, machte Fortschritte. Im Laufe des zweiten Lehrjahres veränderte er sich, begann zu trinken, die Arbeit zu vernach-

lässigen, war verschwenderisch. Patient blieb im ganzen vier Jahre an der gleichen Stelle, dann begab er sich auf die Wanderschaft. In diesen drei Jahren nahm seine Liederlichkeit zu, seine Arbeitsleistungen wurden immer unregelmäßiger und unsorgfältiger; im Gegensatz dazu entwickelte sich eine sonderbare «großartige Meinung von sich», er renommierte mit seiner Geschicklichkeit und Begabung und stellte sich immer als etwas ganz Besonderes dar. Vom neunzehnten Jahr an begann ein unstetes Wandern. Nirgends blieb er länger als wenige Monate, trank immer viel, war unzufrieden, kein Meister war ihm recht, er hatte immer «seine besonderen Ideen», «wollte geehrt sein», meinte, «es müsse alles nach seinem Kopfe gehen», war immer «in der Aufregung», lief oft ohne zu kündigen aus der Stellung weg, oft mit Hinterlassung des Lohnes. 1871 kam er wieder nach Hause in total verwahrlostem, vagabundenhaftem Zustande. Trotzdem konnte er sich und seine Erfolge nicht genug rühmen, erzählte endlos aufschneiderische Geschichten etc. Patient blieb einige Zeit zu Hause und arbeitete eifrig «immer in der Hast». Plötzlich schlug seine heitere Stimmung um, er wurde gereizt, aufbegehrerisch, schimpfte über die Arbeit, die Mitarbeiter, über die früheren Meister etc., geriet zuweilen geradezu in Wut und «tat wie der Teufel». Wie schon früher, war Patient auch zu dieser Zeit dem Trunke ergeben, je mehr er trank, desto größer wurde seine Aufregung, und er geriet dann jeweilen in einen unversieglichen Redestrom. Nach Ablauf von vierzehn Tagen packte Patient plötzlich zusammen, ging wieder auf die Wanderschaft und kam schließlich 1873 nach Paris, fand dort aber wegen des allgemeinen Darniederliegens der Geschäfte keine Arbeit und wurde nach fünf Wochen wieder heimspediert. 1875 kam er nach Nürnberg. Nach dem Zeugnis seines dortigen Meisters war er ein sehr geschickter und tüchtiger Arbeiter, mußte aber wegen hochgradiger Trunksucht entlassen werden. Wegen einer akuten manischen Aufregung mußte er dort einige Wochen interniert werden, und da keine richtige Remission erfolgte, wurde er nach der Schweiz abgeschoben. Am 21. März 1876 wurde Patient ins Burghölzli aufgenommen.

213 Er war heiter erregt, lachte vor sich hin, war ideenflüchtig, machte schlechte Witze, hörte Stimmen, welche ihm «lustige Sachen» zuriefen, verriet ein gesteigertes Selbstgefühl. In der Folge trat außer einer gewissen Beruhigung und dem Aufhören der Stimmen keine wesentliche

Änderung ein. Die Krankheit wurde als *Manie* aufgefaßt und Patient als geheilt entlassen (August 1876), obschon er bei der Entlassung durchaus noch nicht den Eindruck eines normalen Menschen machte. Nach der Entlassung begann das frühere unstete Wanderleben wieder. Er trieb sich vagabundierend in der Schweiz herum; im November 1879 hatte er unter dem Einfluß größerer Entbehrungen und strenger Kälte einen deliriösen Zustand, in welchem es ihm vorkam, «als sei er der Papst und habe ein großes Essen bestellt». Da er in diesem Zustand auf der Post 5000 Franken abheben wollte, wurde er verhaftet; als er wieder Nahrung zu sich nahm, wurde er plötzlich klar. 1882 verheiratete sich Patient. Die Ehe blieb kinderlos. Die Frau hatte vier bis fünf Aborte. Er blieb damals fast ein Jahr lang stabil bei der Frau. Dann begann das Wandern wieder, und er befand sich später nur noch ab und zu bei der Frau. 1885 war der Patient in sehr bedrängter Lage, er geriet in Verzweiflung und faßte den Plan, sich und die Frau zu vergiften. Er schreckte aber vor der Ausführung zurück und verlegte sich auf den Diebstahl. Er beging bis Anfang 1886 eine Reihe von Diebstählen, wurde verhaftet und wegen zweifelhaften Geisteszustandes den Ärzten in St. Pirminsberg zur Begutachtung zugeführt. Aus dem damals abgegebenen Gutachten ist folgendes hervorzuheben:

Der Patient zeigte stets ein sehr gehobenes Wesen, gesteigertes 214
Selbstbewußtsein, das sich zu Zeiten zu eigentlichem Größenwahn erhob. Er gefiel sich in geheimnisvollen Anspielungen über seine Bedeutung: «Große Dinge stehen bevor, hier im Narrenhause sitzt der Gründer des Reiches Gottes auf Erden.» Er verfaßte ein 80 Seiten starkes, zum Drucke bestimmtes Opus von zum Teil unzusammenhängendem Inhalt, durch welches sich aber als roter Faden eine oft überschwengliche Selbstverherrlichung zieht. Er wendete sich darin rhetorisch an den Papst, hielt sich für unfehlbarer als jener, an Christus, indem er von sich als einem neuen Messias sprach, verglich sich mit Herkules und Winkelried etc. Von Zeit zu Zeit gerät Patient in förmliche Ekstasen, in denen er z. B. schreibt: «Der größte Künstler aller gewesenen und künftigen Zeit wichst die Schuhe der Unglücklichen, den Fußboden in St. Pirminsberg. Wie der Sohn, so der Vater und umgekehrt. – Hurrah Helvetia!!! O Stein der Weisen, wie glänzest Du! O Name D., welch ein Glanz! Euer Gott, o meine Gefährten, hat ein Herz wie ein Kind, die Stimme eines Löwen, die Unschuld einer

Taube und das Aussehen wie einer von Euch!» Während seines Anstaltsaufenthaltes bildete die Abfassung langer Schriftstücke seine Hauptbeschäftigung. Täglich schrieb er mehrere Bogen, und wenn ihm das Papier ausging, so sang er stundenlang mit schreiender Stimme Vaterlandslieder und dergleichen. Er war immer sehr gesprächig, sprach Dialekt, aber sobald er im Zuge war, fiel er ins Schriftdeutsche. Der Gedankenablauf war geordnet, zeigte aber häufige Abschweifungen und Neigung zu breiten Detailschilderungen. Die Sprache bewegte sich in sehr gewählten Ausdrücken, zeigte Vorliebe für Fremdwörter, die aber meist richtig angewendet wurden. Entsprechend seiner Selbstüberschätzung sonderte sich Patient immer vornehm von seiner Umgebung ab, die Wärter behandelte er grob, während er den Ärzten gegenüber stets freundlich war. Seine Situation bereitete ihm nie Sorgen, er lebte heiter in den Tag hinein, voll der größten Hoffnungen für die Zukunft. Krankheitseinsicht zeigte er nie. Einmal war er einige Tage lang eigentümlich verstimmt, sehr reizbar, mißtrauisch, reserviert, explodierte gelegentlich mit heftigem Schimpfen über die Anstalt. Die Diagnose wurde auf *periodische Manie* gestellt, «welche in Verrücktheit übergehen könnte». Bezüglich der Diebstähle wurde Unzurechnungsfähigkeit angenommen.

215 Am 2. Oktober 1886 wurde der Patient ins Burghölzli versetzt. Sein Zustand war bis Dezember gleich wie in St. Pirminsberg. Anfangs Dezember trat eine gewisse Beruhigung ein, in welcher die früheren Symptome weiter bestanden, aber in verminderter Intensität. Er wurde mit Malerarbeiten in der Anstalt beschäftigt. Unter anderem malte er auch die Anstaltskirche aus, wobei er, wie nachträglich entdeckt wurde, in den Marmoräderungen überall kleine Teufelsfiguren und auch eine ziemlich geschickte Karikatur des Anstaltsgeistlichen anbrachte. Entlassung am 25. Februar 1887. Auch in diesem Stadium der Beruhigung produzierte Patient noch viel, und zwar sind es immer die gleichen mit großem Pathos vorgetragenen Ideen von seiner Berufung als Reformator und Weltverbesserer. Nach der Entlassung wanderte er wieder in der Schweiz herum, arbeitete etwas, blieb aber an den einzelnen Stellen nie länger als einige Monate. 1891 stahl er eine beträchtliche Menge von Eßwaren und wurde dafür zu sechs Monaten Arbeitshaus verurteilt. 1893 bekam er wieder aus dem gleichen Grunde ein Jahr Arbeitshaus. 1894 wurde er eines Diebstahls von 700 Franken be-

schuldigt. In der Haft hörte er vom vierten Tage an flüsternde Stimmen vor der Tür, und zwar glaubte Patient die Stimme einer seiner Nichten zu erkennen: «Du wirst dann schon wieder entschädigt werden» usw. Nach sechs Tagen wurde er wieder entlassen. Zu Hause hielten die Halluzinationen noch einen Tag lang an und verschwanden dann plötzlich. 1895 wurde er wegen Diebstahls zu zwei Jahren Arbeitshaus verurteilt. Am 24. Januar 1895 wurde Patient in die Strafanstalt gebracht. Wie die dortigen Angestellten angaben, war Patient von Anfang an «oben hinaus», erregte bald den Verdacht auf Geistesstörung. Er beschuldigte die Beamten ganz grundlos der Untreue. In der Isolierhaft beschmierte er alle Wände mit sinnlosen Malereien, behauptete, er sei ein großer Künstler. Nachts war er unruhig, sprach laut mit sich «über seine tägliche Beschäftigung». Gelegentlich war er sehr reizbar. Am 19. August 1895 wurde wieder ein Gutachten über ihn abgegeben. Aus demselben ist hervorzuheben: «Der Zustand des Patienten ist im großen und ganzen derselbe, wie er schon 1886 im Gutachten von St. Pirminsberg beschrieben war. Patient zeigte manische Erregung, Ideenflucht, außerordentlich gehobenes Selbstgefühl, renommiert mit seinen Fähigkeiten, mit seiner Körperkraft; er kenne seit 25 Jahren das Geheimnis, wie man ‚mittels einer Substanz ... wie durch einen Hauch ... alles mit den schönsten, glänzendsten Farben' überziehen könne; einen ‚Hund könnte er im Nu in den schönsten Goldkäfer verwandeln' etc.» Patient brachte noch eine ganze Reihe ähnlicher Aufschneidereien vor. Am 9. November 1895 wurde Patient ins Burghölzli versetzt. Sein Zustand war derselbe wie in der Strafanstalt. Seine Übertreibungen begründete er auf eine mehr oder weniger logische Weise, die Vergoldungen bewirke er durch einen Anstrich mit einer entsprechenden Farbe; den Plan, Weltreformator zu werden, habe er aufgegeben, nachdem er gesehen, wie unverbesserlich die Welt sei. Sein Verhalten war, wie früher, wechselnd; meist zeigte Patient heitere Erregung, dazwischen von Zeit zu Zeit Reizbarkeit und zornige Stimmungen. Dieses Verhalten blieb sich, abgesehen von einer gewissen Beruhigung, bis zur Entlassung am 16. Januar 1897 gleich.

In den letzten Wochen vor seiner jetzigen Verhaftung trieb sich 216
Patient vagabundierend in der Gegend seines Heimatdorfes herum und übernachtete in einer Scheune, wo er alle Wände mit Versen und Sprüchen vollkritzelte. Seine Kleidung bestand aus elenden Fetzen, die

Schuhe aus Fragmenten, die er mit Schnüren um die Füße gebunden hatte. Im Zeitraume vom 13. September bis 3. Oktober 1901 beging Patient drei nächtliche Einbruchdiebstähle, wobei er Lebensmittel, Getränke, Tabak und Kleider entwendete. Er gibt an, bei einem dieser Diebstähle sei er sehr aufgeregt gewesen und habe, als er im Keller war, eine Stimme gehört, welche rief: «Beeil dich dort unten, und laß mir auch noch was.» Am 8. Oktober 1901 wurde Patient verhaftet. Beim ersten Verhör gab er die Diebstähle ohne weiteres zu. Am 1. November 1901 wurde Patient uns zur Beobachtung zugeführt. Während der Dauer seines hiesigen Aufenthaltes hat sich das Verhalten des Patienten in keiner Weise verändert. Bei der Aufnahme sehr heiter, gelassen, sicher, begrüßte er seine alten Bekannten in kordialer Weise, zeigte sich sehr gesprächig, sehr anregbar, gab auf jede Frage ausführliche Antwort und knüpfte meist noch eine ideenflüchtige Reihe von Bemerkungen und Erzählungen an den Gegenstand der Frage. Seine Lebensgeschichte erzählte er in zusammenhängender, historisch ziemlich getreuer Weise. Nachts schläft er wenig, liegt meist stundenlang wach im Bett und grübelt über «wissenschaftliche» Probleme nach. So macht er Theorien über Entstehung der Meteoriten, über Leichentransporte auf den Mond, über Luftschiffe, über das Wesen des Gehirns und des Geistesprozesses etc. Er arbeitet fleißig und rasch, spricht dabei oft vor sich hin. Seine Arbeit begleitet er oft mit Nachahmen von Tierstimmen, wie Miauen, Bellen oder Gackern und Krähen. Seine Gänge auf der Abteilung macht er gelegentlich unnötigerweise im Laufschritt oder kommt auch einmal auf allen vieren daher. Auf dem Felde bei der Arbeit ist Patient gesprächig, neckt andere gerne, schmückt seinen Hut phantastisch mit Gemüsewurzeln und Blättern. Seine während der Nacht konzipierten Ideen bringt er in umständlicher und weitläufiger Weise zu Papier. Seine Schriftstücke sind ziemlich eng geschrieben, sehen reinlich aus, sind bis auf die Fremdwörter, die er massenhaft anwendet, orthographisch richtig. Sie verraten eine gewisse Belesenheit, ein sehr gutes Gedächtnis und zeigen deutliche *Ideenflucht* mit großem Andrang von Worten und kräftigen Ausdrücken. Es reihen sich eigene Prosastellen in Schriftdeutsch oder Dialekt, Zitate aus Schiller etc., Verse (fremdes und eigenes Produkt) und französische Sätze aneinander, die immer noch ein gewisser, aber nie tief gehender Sinn verbindet. Eine einheitliche, das Ganze zusammenfassende Idee ist in keinem seiner Schriftstücke zu finden, mit Ausnahme eines hochgradig gesteigerten, subjektiven Wertgefühls und einer oft maßlosen Selbstüberschätzung. Die Sprache ist oft ungemein pathetisch, oft absichtlich paradox. Seine Ideen läßt Patient ruhig diskutieren, hängt nicht mit Zähigkeit daran, sondern läßt sie bald liegen, um sich neuen Problemen zuzuwenden. Es gelingt sogar, ihm seine Meteoriten-Theorie auszureden und ihm das Geständnis zu entlocken, daß «auch die größten Gelehrten sich schon geirrt hätten». Patient kann über alle möglichen moralischen und religiösen Fragen reden, er verrät sogar ein gewisses lyrisches und religiöses Empfinden; was ihn aber nicht hindert, zu blasphemieren und heilige Gebräuche lächerlich zu machen. So verfaßte er zum Beispiel einmal eine ganz schamlose Travestie des Abendmahls. Zur Arbeit für den Lebensunterhalt ist er nicht geboren, er hat Besseres zu tun, er muß die Zeit abwarten, in der alle seine großen Ideen verwirklicht werden, in der er Erziehungsanstalten für die Jugend, neue Weltverkehrseinrichtungen etc. schaffen wird. Seine Zukunfts-Erwartung ist eine hochgespannte, neben ihr verschwinden alle Rücksichten auf die wirkliche Gegenwart. Trotz dieser lebhaften Erwartung macht sich Patient durchaus kein deutliches Bild von der Zukunft. Er äußert nur ganz verschwommen fabelhafte Pläne, die er sogar zum Teil erst im Moment der Frage konstruiert. Er ist aber durchaus überzeugt, daß doch «alles noch kommen werde», läßt sogar durchblicken, daß er vielleicht länger leben werde als andere Menschen, um sein Werk vollenden zu können. Seine früheren Äußerungen, er sei der Messias, der «Gründer eines neuen Gottesreiches», korrigiert er in symbolischem Sinne; er vergleicht sich mehr mit dem Messias, als daß er einen tieferen Zusammenhang mit demselben oder mit Gott behauptet. In gleicher Weise enthüllt er seine früher als Wahnideen aufgefaßten Behauptungen als Übertreibungen und lebhaft gefärbte Vergleiche.

Einige Male kamen zornige Verstimmungen vor, gewöhnlich durch 217
unbedeutende Anlässe hervorgerufen, welche zu anderer Zeit keine zornige Reaktion zur Folge hatten. Zum Beispiel fing er einmal morgens um drei Uhr einen großen Skandal an, schimpfte, fluchte, bellte dazwischen, so daß er fast die ganze Abteilung weckte. Er hatte, wie gewöhnlich, nach Mitternacht nicht mehr recht geschlafen und sich über einen schnarchenden Mitpatienten geärgert. Er begründete den

Skandal damit, daß, wenn es einem anderen erlaubt sei, ihn durch Schnarchen zu stören, auch er berechtigt sei, Nachtlärm zu machen.

218 Dieser Patient stammt aus einer abnormen Familie, und zwar scheinen mindestens zwei seiner näheren Verwandten (Vater und Bruder) von ganz gleicher Geistesbeschaffenheit gewesen zu sein. Das Krankheitsbild der manischen Verstimmung entwickelt sich nach der Pubertät und besteht mit gelegentlichen Exazerbationen das ganze bisherige Leben hindurch. Wir finden auch hier wieder neben den spezifisch manischen Symptomen eine Reihe von andern psychischen Entartungserscheinungen. Patient ist Gelegenheitsalkoholiker, wahrscheinlich aus Geldmangel und vielleicht auch aus dem Grunde, weil er ewig beschäftigt ist mit seinem enormen Ideenzufluß und ihm darum die richtige Muße zum Trinken fehlt. Seine Ideen zeigen eine gewisse Verwandtschaft zur *Erfinderparanoia,* aber es mangelt ihm einerseits an der Stabilität und Zähigkeit des Paranoikers, und andererseits sind die Ideen nicht fixiert und unkorrigierbar, sondern eher gelegentliche Einfälle seiner gehobenen Stimmung und Selbstüberschätzung. Die in der Krankengeschichte mehrfach erwähnten *halluzinatorischen Episoden* können nicht leicht irgend einem bekannten Krankheitsbilde beigeordnet werden; die eine scheint unter dem Einfluß der Erschöpfung zustande gekommen zu sein, eine andere unter dem Einfluße der Haft, eine dritte unter dem Einfluß starker Aufregung. Sie lassen sich nach MAGNAN als *«syndromes épisodiques des dégénérés»* auffassen. Wir wissen, daß sogenannte «Haftkomplexe» [7] bei Entarteten von verschiedenster Richtung vorkommen können, ohne daß daraus auf eine zugrundeliegende, besondere Psychose geschlossen werden könnte. Wir sehen auch bei unserem Patienten die deliriösen Zustände rasch und ohne Residuen vorübergehen, weshalb die Auffassung als «Syndrome» eines Entarteten am nächsten liegt.

219 Die *periodischen Verstimmungen* in Form pathologischer Reizbarkeit finden wir auch hier. Einmal (1885) scheint auch eine tiefere *Depression* vorgekommen zu sein, in welcher Patient sich mit Selbstmordideen trug. Trotz sorgfältiger Nachforschung konnten wir nur diese eine Depression nachweisen, und es ist auch von dieser nicht sicher, ob sie längere Zeit angehalten oder ob sie nicht bloß ein plötzli-

7. RÜDIN, *Über die klinischen Formen der Gefängnisspsychosen,* p. 458.

ches Umschlagen der Stimmung war, wie es auch bei Manischen vorzukommen pflegt. Abgesehen von diesen wenigen, nicht unbedingt zum Bilde der Manie gehörigen Zügen, bietet dieser Fall alle zur Diagnose der *manischen Verstimmung* erforderlichen Züge. Der Patient zeigt eine deutliche Ideenflucht, einen überreichlichen Zufluß von Einfällen und Worten; seine vorwiegende Stimmungslage ist nicht bloß heiter und sorglos, sondern geradezu manisch gehoben und äußert sich beständig in manischen Streichen und einem enormen Tätigkeitsdrang, der sich zeitweise bis zum rein motorischen Bewegungsdrang steigert. Die Intelligenz des Patienten ist gut, und er ist auch imstande, seine Situation vollkommen richtig zu beurteilen; aber im nächsten Momente kehren seine Größenideen wieder zurück, in die er sich selber hineinsteigert, unterstützt durch die Überproduktion an Lustgefühlen. Der Patient führt tatsächlich als Vagabund das elendeste Leben, er streift Sommer und Winter, elend ernährt, durch das Land, nächtigt in Scheunen und Ställen und trägt sich, in schreiendem Gegensatz zur Wirklichkeit, mit hochfliegenden Reformationsideen. Bezeichnenderweise spielt bei ihm die Nichtanerkennung seitens der Mitmenschen gar keine Rolle, wie es bei einem Paranoiker der Fall wäre. Sein beständiger Lustaffekt hilft ihm auch über diese Widerwärtigkeit hinweg. Sein Beispiel zeigt aufs deutlichste, wie sehr der Intellekt vom Gemüt ins Schlepptau genommen wird. Er ist nicht eigentlich überzeugt von seinen Ideen, denn er läßt sich dieselben theoretisch wegkorrigieren; aber er *erhofft* deren Erfüllung, im Gegensatz zum Paranoiker, welcher hofft, weil er überzeugt ist. Der Patient erinnert lebhaft an jene armseligen Existenzen unter Dichtern und Künstlern, welche bei geringer Begabung mit unverwüstlichem Optimismus ein Hungerdasein fristen, obschon sie eigentlich genug Intelligenz besäßen, um ihre soziale Unmöglichkeit in dieser Form einzusehen, und genug anderweitige Begabung und Energie, um in einem gewöhnlichen Berufe Gutes und sogar Ausgezeichnetes zu leisten. Auch diejenigen Individuen, welche LOMBROSO als «Graphomane» bezeichnet, darf man cum grano salis mit unserem Falle in Vergleich setzen. Es sind dies Psychopathen, die, ohne paranoisch oder schwachsinnig zu sein, sich und ihre Ideen in lächerlicher Weise überschätzen, sich hauptsächlich mit philosophischen und medizinischen Problemen beschäftigen, ungeheuer produzieren und sich durch Selbstverlag ihrer Werke zugrunde richten. Ihre Kritiklähmung beruht sehr oft nicht auf Schwachsinn, denn sie wissen gelegentlich recht gut die Fehler ihrer Gegner zu erkennen, sondern auf einem unverständlichen und überspannten Optimismus, der sie einfach die objektiven Schwierigkeiten nicht einsehen läßt und sie im übrigen mit einer unerschütterlichen Hoffnung auf eine bessere Zukunft erfüllt, welche sie rechtfertigen und belohnen wird. Unser Patient erinnert aber auch an viele sogenannte «höhere Imbezille» und schwachsinnige Erfinder, deren Schwachsinn sich auf eine Kritiklosigkeit ihrem Spleen gegenüber beschränkt, und die im übrigen an Intelligenz und Leistungsfähigkeit mindestens auf dem Durchschnittsniveau stehen.

220 Es ist hervorzuheben, daß in den berichteten vier Fällen die Intelligenz durchweg gut, im ersten und zweiten Falle sogar sehr gut ist, daß aber hierzu die äußere, ungemein unzweckmäßige Lebensführung in schroffem Gegensatz steht. Es ist dies ein Kontrast, dem wir auch bei der *moral insanity* begegnen. Zweifellos ist die Mehrzahl der in der Literatur bekannten Fälle von moral insanity mehr oder weniger schwachsinnig, jedoch unterliegt es ebenfalls keinem Zweifel, daß in der Mehrzahl der Fälle der vorhandene Schwachsinn keineswegs ausreicht, um die soziale Unfähigkeit daraus zu erklären. Es macht vielmehr den Eindruck, als sei der intellektuelle Defekt mehr oder weniger irrelevant und als liege das Hauptgewicht auf dem Gebiete der Gemütsanomalie, und hier scheint weniger der Mangel an ethischen Gefühlen als vielmehr ein Plus an Trieben und positiven Neigungen die Hauptrolle zu spielen. Ein einfacher Mangel an ethischen Gefühlen führt sehr wahrscheinlich eher zur Bildung eines kalt und rücksichtslos berechnenden «mauvais sujet» oder Verbrechers als eines jener genußsüchtigen, gegen jede gesetzliche Beschränkung triebartig sich auflehnenden Individuen, die kopflos und unbekümmert mit jedem Schritte sich selber den Weg verrennen und zwar in einer Weise, deren Unsinnigkeit oft sogar ein ausgesprochen Schwachsinniger einsehen könnte. Neuerdings hat TILING[8] wieder darauf hingewiesen, daß das Hauptmoment im Bilde der moral insanity ein exzessiv *sanguinisches*

8. *Die Moral insanity beruht auf einem excessiv sanguinischen Temperament.*

Temperament[9] ist, welches für den intellektuellen Prozeß eine allzubewegliche Grundlage abgibt und demselben nicht die nötige Nachhaltigkeit der Gefühlsbetonungen ermöglicht, ohne welche es keine Gründe und keine Urteile gibt, die irgend einen Einfluß auf die Bestimmung des Willens ausüben könnten. Über das Verhältnis von Intellekt und Willen ist schon viel gesagt und geschrieben worden. Wenn irgend eine Erfahrung die Abhängigkeit des Handelns vom Gemüt lehrt, so ist es gewiß die psychiatrische. Die Inferiorität des Intellektes gegenüber den instinktiven Regungen hinsichtlich der Bestimmung des Willens ist so auffallend, daß schon die alltägliche Erfahrung einen psychologisch denkenden Nichtpsychiater wie BAUMANN[10] zu der Bemerkung veranlaßt, daß vor der spezifischen Gedankentätigkeit immer etwas primär Charakterologisches vorhanden ist, welches die bestimmte Disposition zu diesem oder jenem Handeln abgibt – womit BAUMANN dem SCHOPENHAUERschen «Operari sequitur esse» einen etwas andern Ausdruck verliehen hat. Das «primär Charakterologische» sind im weiteren Sinne mangelnde oder verstärkte oder perverse Gefühlsbetonungen, in engerem Sinne Neigungen und Triebe, jene psychologischen Grundphänomene, aus denen wir den empirischen Charakter konstruieren, welcher für das Handeln weitaus der meisten Menschen die offensichtlich bestimmende Tatsache ist. Die Rolle, die dabei der Intellekt spielt, ist meist eine ziemlich nebensächliche, indem er im besten Falle dem a priori vorhandenen charakterologischen Motiv eine anscheinend logisch zwingende Begriffsreihe leiht und im schlimmsten Falle (sehr oft dem gewöhnlichen) erst nachträglich intellektuelle Motive konstruiert. Allgemein und absolut spricht diese Ansicht SCHOPENHAUER folgendermaßen aus: Der Mensch tut allezeit nur was er will und tut es doch notwendig; das liegt aber daran, daß er schon ist, was er will, denn aus dem, was er ist, folgt notwendig alles, was er jedesmal tut[11].

9. SCHÜLE, [*Handbuch der Geisteskrankheiten*] sagt, daß eine leidliche oder selbst gute intellektuelle Befähigung doch nur im Schlepptau der perversen Antriebe oder Neigungen hängt und trotz ihrer Leistungskraft unfähig ist, wirksame Gegenmotive zu erzeugen.

10. *Über Willens- und Charakterbildung auf physiologisch-psychologischer Grundlage.*

11. *Preisschrift über die Freiheit des Willens*, p. 231 ff.

221 Wenn wir auch die Tatsache anerkennen, daß zahlreiche intellektuell vermittelte oder überlegte Willensbestimmungen vorkommen, so dürfen wir doch nicht vergessen, daß jedes Glied einer Vorstellungskette einen bestimmten Gefühlswert hat, der hinsichtlich der Willensbestimmung das allein Wesenhafte bedeutet und ohne welchen die Vorstellung nur ein leerer Schatten ist. Dieser Gefühlswert unterliegt aber als Teilerscheinung den Veränderungen des Ganzen, woraus dann z. B. bei der Manie die von WERNICKE aufgestellte «Nivellierung der Vorstellungen» resultiert. Auch der reinste intellektuelle Prozeß kann demnach bloß mittelst des Gefühlswertes zur Willensbestimmung gelangen, weshalb für jede abnorme Handlungsweise bei relativ erhaltenem Intellekt das primum movens auf affektivem Gebiet gesucht werden sollte.

222 WERNICKE [12] stellt die moral insanity ebenfalls in entfernte Parallele zur Manie, indem er als Elementarsymptom eine gewisse Nivellierung der Vorstellungen annimmt, in den meisten Fällen innere Unruhe und gereizte Stimmung findet, aber alle andern, ebenso wichtigen manischen Symptome, wie Ideenflucht, Rededrang, krankhafte Euphorie usw. vermißt.

223 Bei der Durchsicht der Literatur über moralisch Schwachsinnige muß es auffallen, wie häufig von der Gemütserregbarkeit und Labilität derartig Kranker berichtet wird [13]. Es lohnte sich vielleicht die Mühe, bei der Untersuchung moralisch Schwachsinniger ein Hauptaugenmerk auf den Punkt der Gemütsanomalie resp. der Gemütslabilität zu richten und dabei namentlich die nicht hoch genug zu veranschlagende Wirkung derselben auf die intellektuellen Prozesse in Rechnung zu bringen. Vielleicht gelingt es auf diese Weise, den einen oder anderen Fall,

12. l. c., p. 320.

13. v. KRAFFT-EBING spricht von «großer Gemüthsreizbarkeit». l. c., p. 715. ERDMANN MÜLLER, *Über Moral insanity*, p. 342, sagt: Übereinstimmend wird hervorgehoben, daß die gemüthliche Reaction vermindert oder aufgehoben ist, daß Gemüthsstumpfheit oder selbst, daß Gemüthslosigkeit besteht.» p. 344: «Die einengenden Grenzen, die die egoistischen Bestrebungen an dem Rechtsgebiete der anderen finden, führen zu Verstimmungen und Affecten; es ergiebt sich eine große Gemüthsreizbarkeit.» Die Schuld an diesem Widerspruch trägt nicht der Autor, sondern das von ihm bearbeitete Material, dessen Symptomatologie deshalb so widerspruchsvoll ist, weil unter dem Namen moral insanity Fälle von ganz verschiedener Provenienz, die zufälligerweise das Symptom des ethischen Defekts gemeinsam haben, zusammengefaßt werden.

der bisher bloß vom Standpunkt des ethischen Defektes aus beurteilt wurde, in ein anderes Licht zu rücken und eher als eine emotionale Minderwertigkeit im Sinne einer leichteren oder schwereren manischen Verstimmung aufzufassen. Die größte Aufmerksamkeit in angedeuteter Richtung dürften diejenigen Fälle von moral insanity beanspruchen, von denen ein periodischer oder zyklischer Verlauf mit «freien Intervallen» und paroxysmatischen Exaltationen behauptet wird.

Fassen wir zusammen: 224

1. Die manische Verstimmung ist ein dem Gebiet der psychopathischen Minderwertigkeit angehörendes Krankheitsbild, welches charakterisiert ist durch einen meist bis in die Jugend zurückreichenden, stabilen, submanischen Symptomenkomplex.

2. Exazerbationen von unsicherer Periodizität kommen vor.

3. Alkoholismus, Kriminalität, moral insanity, soziale Unbeständigkeit oder Unfähigkeit sind in diesem Falle vom submanischen Zustande abhängige Symptome.

Zum Schlusse möchte ich meinem hochverehrten Chef, Herrn Prof. BLEULER, meinen besten Dank abstatten für die gütige Erlaubnis zur Benützung des Materials. 225

EIN FALL VON HYSTERISCHEM STUPOR BEI EINER UNTERSUCHUNGSGEFANGENEN[1]

NACHSTEHENDER Fall eines hysterischen Stupors bei einer Untersuchungsgefangenen wurde der hiesigen Klinik (Burghölzli) zur Begutachtung zugewiesen. Abgesehen von der GANSERschen und den RAECKEschen Publikationen ist die kasuistische Literatur über derartige Fälle eine sehr spärliche, sogar ihre klinische Stellung scheint angesichts der NISSLschen Polemik[2] eine unsichere zu sein. Es erschien mir darum von Interesse, einen solchen Fall zu allgemeiner Kenntnis gelangen zu lassen, um so mehr auch, als das vorliegende spezielle Krankheitsbild von einer gewissen Wichtigkeit ist für die Psychopathologie der Hysterie im allgemeinen. 226

Die Patientin Godwina F. ist am 15. Mai 1854 geboren. Die Eltern der Patientin sollen gesund gewesen sein. Von den vier Schwestern der Patientin sind zwei an Lungenschwindsucht und eine im Irrenhaus gestorben; eine ist gesund. Ein Bruder ist ebenfalls gesund und sehr solid. Der zweite Bruder ist der Gewohnheitsverbrecher Carl F. Die beiden illegitimen Töchter der Explorandin sind gesund. Von früheren erheblicheren Krankheiten ist nichts bekannt. Patientin stammt aus ärmlichen Verhältnissen; arbeitete seit dem vierzehnten Jahre in einer Fabrik. Mit siebzehn Jahren fing sie ein Verhältnis an, gebar mit achtzehn ihr erstes illegitimes Kind, mit achtundzwanzig ihr zweites. Patientin lebte ganz von ihrem Liebhaber, der sie stets mit Geld unterstützte. Vor drei Jahren hatte Patientin ca. 20 000 Mark angeblich von ihrem Liebhaber erhalten, welche sie aber rasch verschleuderte. Infolgedessen kam sie in finanzielle Bedrängnis; sie ließ ihre Hotelschulden auf eine 227

1. [Erschienen in: *J. f. Psychol. u. Neur.* I (1902) pp. 110–122.]
2. [Siehe auch unten, Fußnoten 3–5.]

größere Summe anwachsen, verließ dann das Hotel, indem sie den Wirt immer wieder durch das Versprechen, bald bezahlen zu wollen (resp. sobald sie die 10 000 Mark von ihrem Liebhaber erhalten habe), vertröstet hatte. Infolge eines Verdachtes auf Diebstahl wurde Patientin am 31. Mai 1902 abends fünf Uhr verhaftet. Im Verhör am gleichen und an den folgenden Tagen benahm sie sich völlig korrekt, ebenso war ihr Verhalten in der Haft ein durchaus ruhiges und anständiges.

228 Ihre Tochter gibt an, daß Patientin in letzter Zeit gereizter und deprimierter Stimmung gewesen sei, was aber in Ansehung der schwierigen Situation vollständig erklärlich ist. Sonst konnte gar nichts Abnormes eruiert werden.

229 Als am Morgen des 4. Juni 1902 um sechs Uhr dreißig die Zelle geöffnet wurde, stand Patientin «steif» an der Türe und kam «ganz steif» auf das Dienstmädchen zu, indem sie heftig verlangte, «sie solle ihr das Geld, das sie ihr gestohlen, wieder geben». Das Essen, das ihr hingestellt wurde, wies sie zurück, mit der Bemerkung, «es sei Gift drin». Sie fing darauf an zu wüten und zu schimpfen, sprang in der Zelle hin und her, verlangte beständig ihr Geld, sie wolle sofort vor den Richter etc. Auf das Rufen des Dienstmädchens kamen dann der Gefangenenwart, dessen Frau und Knecht und suchten die Aufgeregte zu beruhigen. Es scheint dabei zu einer ziemlich lebhaften Szene gekommen zu sein. Man hielt sie an den Händen fest und «schüttelte» die Patientin auch (Angaben des Dienstmädchens). Schläge werden in Abrede gestellt. Die Patientin wurde darauf wieder eingeschlossen. Als um elf Uhr die Zelle wieder geöffnet wurde, hatte Patientin ihre Oberkleider zerrissen. Sie war noch immer sehr aufgeregt; gab an, der Gefangenenwart habe sie auf den Kopf geschlagen; man habe ihr Geld, das sie von ihrem Manne bekommen habe, gestohlen; sie habe 10 000 Franken erhalten und dasselbe, lauter Gold, auf den Tisch gezählt etc. Vor dem Gefangenenwart bezeugte sie lebhafte Furcht.

230 Im Laufe des Nachmittags war Patientin ruhiger. Abends sechs Uhr konstatierte der Bezirksarztadjunkt, daß Patientin total desorientiert war. Außerdem zeigte sie folgende erwähnenswerte Symptome: nahezu gänzlich fehlendes Gedächtnis, leicht zu erregenden Stimmungswechsel, Größenwahnideen, stolpernde Sprache, vollständige Unempfindlichkeit für tiefe Nadelstiche, starkes Zittern der Hände und des Kopfes, zitternde, lückenhafte Schrift. Patientin wähnt sich in einem prächtigen

Hotel, speist an reicher Tafel, das Dienstpersonal ihrer Umgebung verkennt sie als Hotelgäste. Sie ist sehr reich, besitzt Millionen. Nachts habe sie ein Mann überfallen, der sich kalt anfühlte. Sie ist zeitweise aufgeregt, ruft und schreit unverständliches Zeug. Sie weiß ihren eigenen Namen nicht, ebenso weiß sie nichts über ihr Vorleben und ihre Familie anzugeben. Sie kennt das Geld nicht mehr.

Auf dem Transport in die hiesige Anstalt zeigte sich Patientin 231
ungemein schreckhaft und furchtsam; erschrak über jede Kleinigkeit in ganz übertriebener Weise; klammerte sich an den Begleiter an. Patientin wurde am 4. Juni 1902 abends acht Uhr in der Klinik aufgenommen.

Patientin ist von mittlerer Größe und ordentlichem Ernährungs- 232
zustand. Sie sieht übernächtig und sehr verwelkt aus. Der Gesichtsausdruck ist ein ängstlich-weinerlicher und drückt totale Hilf- und Ratlosigkeit aus.

Der Kopf, die vorgestreckte Zunge und die Hände zittern. Die 233
Gegend der großen Fontanelle ist vertieft. Der Umfang des Kopfes beträgt 55 cm. Biparietal: 15 cm, Occipitofrontal: 18,5 cm. Die Pupillen reagieren auf Licht und Akkomodation normal. Der Gang ist etwas unsicher. Keine Ataxie, kein Romberg. Vorderarm-, Patellar- und Achillessehnenreflexe lebhaft. Der Rachenreflex ist vorhanden.

5. Juni. Nachts ist die Patientin ganz ruhig. Liegt heute völlig ruhig 234
und teilnahmslos zu Bette. Ißt in geordneter Weise, hält sich reinlich. Zeigt keine spontanen psychischen Regungen. Der Gesichtsausdruck verrät eine ängstlich-unbehagliche Stimmung ohne ausgesprochenen Affekt. Patientin sieht Referent mit ratlosem Blicke an, erschrickt bei allen plötzlichen Fragen und raschen Bewegungen. *Ihre Stimmung ist sehr labil und in hohem Grade abhängig vom jeweiligen Gesichtsausdruck des Untersuchenden.* Ein ernstes Gesicht bringt sie ohne weiteres zum Weinen, ein lachendes zum Lachen, auf ein strenges reagiert sie sofort mit lebhafter Furcht, wendet sich ab, verbirgt ihr Gesicht in den Kissen und sagt: «Nicht hauen!»

Erscheinungen einer stärkeren Gesichtsfeldeinengung bestehen nicht. 235
(Eine genaue Prüfung ist des psychischen Zustandes wegen nicht möglich.) Die Hautsensibilität, resp. die *Schmerzempfindlichkeit,* zeigt ein eigentümliches Verhalten: an den Unterschenkeln und Füßen besteht bei der ersten Untersuchung totale Analgesie für tiefe, verdeckt ausge-

führte Nadelstiche, während an Kopf und Armen anscheinend normale Schmerzempfindlichkeit existiert. Nach einigen Minuten zeigt sich indes ein ganz anderes Bild: totale Analgesie am linken Arm und normale Sensibilität an den unteren Extremitäten, und zwar notabene genau an den gleichen Stellen, wo kurz zuvor der entgegengesetzte Zustand vorhanden gewesen war. Die analgetischen Zonen wechseln regellos, anscheinend unabhängig von suggestiven Momenten. (Jedoch sind letztere durchaus nicht mit Sicherheit ausgeschlossen!) Auffallend ist das Benehmen der Patientin bei dieser Untersuchung: sie wehrt sich gegen dieselbe, aber in unpersönlicher Weise, indem sie gar nicht darauf achtet, daß und wie sie Referent sticht, obwohl dies absichtlich offen vor ihren Augen geschieht. *Sie sucht vielmehr, wie mit bewußter Negation des wirklichen Sachverhaltes, irgend eine unbekannte Ursache des Schmerzes* in ihrem Hemd und in den Bettdecken.

236 Es entspinnt sich nun folgende Unterhaltung mit der Patientin: Wo sind Sie? *In München.* Haus? *In einem Hotel.* Zeit? *Ich weiß nicht.* Name? *Ich weiß nicht.* Vorname? *Ida* (Ida ist der Vorname ihrer zweiten Tochter.) Geboren? *Ich weiß nicht.* Seit wann hier? *Ich weiß nicht.* Heißen Sie Meier oder Müller? *Ida Müller.* Haben Sie eine Tochter? *Nein. – Doch! Ja.* Ist sie verheiratet? *Ja.* Mit wem? *Mit einem Mann.* Was ist er? *Weiß nicht.* Ist er nicht Fabrikdirektor? *Ja, er ist Fabrikdirektor.* (Unrichtig.) Kennen Sie eine Godwina F.? *Ja, die ist in München.* Sind Sie die G. F.? *Ja.* Sie heißen ja Ida Müller? *Ich heiße Ida.* Waren Sie auch schon in Zürich? *In Zürich war ich noch nie, aber ich war beim Schwiegersohn.* Kennen Sie Benz? (Name des Schwiegersohnes.) *Den Benz kenne ich nicht, hab' nie mit ihm geredet.* Nicht wahr, Sie haben bei Benz gewohnt? *Ja.* Kennen Sie Carl F.? (Ihr Bruder.) *Den Carl F. kenne ich nicht.* Wer bin ich? *Der Oberkellner.* Was ist das? (Notizbuch.) *Speisekarte.* (Uhr, die elf Uhr zeigt). *Eine Uhr.* Drei mal vier gleich? *Zwei.* Wie viel Finger? (Fünf) *Drei.* Nein! passen Sie auf! *Sieben.* Zählen Sie! *Eins, zwei, drei, fünf, sieben.* Zählen Sie bis zehn. *Eins, zwei, drei, vier, fünf, sechs, sieben, zehn, zwölf.*

237 Das ABC kann die Patientin nicht, ebensowenig das Einmaleins. Beim Versuche zu schreiben tritt außerordentlich starker Tremor auf: die Patientin kann mit der rechten Hand kein einziges lesbares Wort schreiben. Mit der linken schreibt sie etwas besser. Lesen kann Patientin nur mit größter Mühe, verwechselt leicht die einzelnen Buch-

staben miteinander. Zahlen werden noch schlechter gelesen; Patientin kann vier und fünf nicht unterscheiden. Vorgehaltene Gegenstände benennt sie richtig. Keine apraktischen Erscheinungen. Patientin ist sehr suggestibel. Sie steht z. B. im Hemd neben dem Bett. Es wird ihr nun gesagt, sie habe ein schönes seidenes Kleid an. Patientin sagt: «Ja, sehr schön», streicht dazu mit der Hand über das Hemd und sieht an sich hinunter. Sie will sich dann wieder zu Bett legen. «Ja wollen Sie denn mit den Kleidern zu Bett?» Patientin knöpft nun schweigend ihr Hemd auf, hält aber plötzlich inne: «Ich habe ja kein Hemd an!»

6. Juni. Der Zustand ist im allgemeinen derselbe. Patientin weiß 238
aber jetzt, daß sie F. heißt, als Vornamen gibt sie aber noch «Ida» an; kennt jetzt ihr Alter. Sonst aber total desorientiert.

7. Juni. Wie lange hier? *Schon lange.* Schon zwanzig Jahre? *Ja, schon* 239
lange. Sie sind erst acht Tage hier. *So; erst acht Tage?* Wo sind Sie? *In München, muß ich immer sagen.* Haus? *Im Spital. Es hat viele Kranke da, aber ich bin nicht krank.* Was fehlt diesen Kranken? *Kopfweh.* Wer bin ich? *Der Herr Doktor.* Haben Sie mich auch schon mal gesehen? *Nein.* Also heute ist es das erste Mal? *Nein, gestern.* Wochentag? *Sonntag.* (Unrichtig.) Monat? *Mai.* Tag? *Der zweite.* Jahr? *Ich weiß nicht.* 1899? *Ja.* Nein 1892! *So.* Oder 1902? *Ja, ja 1902* (in lebhaft bestimmendem Tone) – *nein, wir haben 1900, ja, 1900, ich bin verkommen.* Waren Sie nicht in letzter Zeit im Gefängnis? *Nein, ich war nie im Gefängnis. Ein Mann mit einem Bart hat mich gehauen.* Geschah das bei uns? *Ja.* Haben Sie Schulden? *Nein.* – Doch! *So, ich habe viel Geld.* Woher? (Keine Antwort.) Wie viel? *Ganz viel.* Wie viel? *Ich weiß es nicht, ich habe es nie gezählt. Es gehört meiner Tochter.* Von wem haben Sie Ihre Kinder? *Er ist schon lange gestorben.* Wie alt sind Sie? *Fünfzig.* In welchem Jahre geboren? *Im Mai.* In welchem Jahre geboren? *Das weiß ich nicht.* Ist Ihre Tochter schwanger? (Dieselbe ist hoch schwanger.) *Was ist das?* Bekommt Ihre Tochter ein Kind? *Nein, das ist gestorben.* Haben Sie bloß eine Tochter? *Ja, bloß eine.* Sie haben ja zwei Töchter! *Ja.* Wie heißt der Mann Ihrer verheirateten Tochter? *Das weiß ich nicht.*

Das Sprechen geht heute ziemlich gut. Patientin stolpert nur noch 240
über schwierigere Worte. Das Lesen geht langsam, aber ziemlich fehlerlos. Die Auffassung des Gelesenen ist hauptsächlich infolge der *hochgradigen Störung der Merkfähigkeit* sehr beeinträchtigt. Nur ganz

kurze Sätze von banalem Inhalt werden aufgefaßt und reproduziert. Längere Sätze werden weder verstanden, noch können dieselben reproduziert werden; jedoch kommt Patientin allen Aufforderungen richtig nach. Kann heute das Alphabet fehlerlos hersagen. Die Zahlenreihe zeigt Lücken: 10, 11, 12, 13 – 15, 16, 17, 18 – 20.

241 Vier und fünf wurden beim Schreiben noch verwechselt. Patientin kann jetzt schreiben; die Schrift ist aber ziemlich stark entstellt durch den Tremor.

242 An den folgenden Tagen zeigt Patientin im wesentlichen noch dasselbe Bild.

243 9. Juni. Befindet sich heute besser, reagiert rascher, begrüßt Referent freundlich. Sie ist örtlich orientiert, heißt Godwina F. Hat keine Ahnung, wann, wie und warum sie hierher gekommen ist. *Sie weiß nur von einer Tochter,* Ida. Von der Existenz ihres Bruders Carl F. weiß sie nichts, ebensowenig von ihrer Verhaftung, von ihrem Schwiegersohn etc. Grobe Sensibilitätsstörungen sind nicht mehr nachweisbar.

244 10. Juni. Erhielt heute morgen Besuch von ihrer Tochter Ida. Sie erinnert sich abends noch an den Besuch. Die Orientierung ist erhalten. Nach dem Datum hat sie sich bei der Wärterin erkundigt.

245 Bei der Mitteilung, sie sei in Untersuchungshaft, gerät die Patientin in lebhaften Affekt, weint stark, will diese Nachricht nicht glauben.

246 11. Juni. Wieder etwas besser als gestern. Patientin ist zeitlich und örtlich orientiert, klagt über lebhafte Kopfschmerzen. Sie liegt ruhig, anscheinend sehr erschöpft im Bett. Sie ist sehr zerstreut und muß zu allen Antworten quasi geweckt werden. Die Erinnerung an die Ereignisse vom 9. Juni 1902 rückwärts bis mehrere Monate vor ihrer Verhaftung ist schwer gestört. Über ihren letzten Zürcher Aufenthalt hat sie ganz nebelhafte Vorstellungen. Sie weiß, daß sie zuletzt noch in einem Hotel bei einem Herrn König wohnte; an den Namen des Hotels kann sie sich nicht mehr erinnern, obschon ihr derselbe sehr nahe gelegt wird. *Für die Zeit unmittelbar vor ihrer Verhaftung, sowie für diejenige ihrer Haft hat sie eine absolute Amnesie.* Sie kann sich nur daran erinnern, daß «ein Mann sie geschlagen habe, nicht hier, an einem andern Orte, wahrscheinlich in einem andern Spital.»

247 *Die Erinnerung setzt etwa mit dem 10. Juni wieder ein.* Patientin erinnert sich noch an den gestrigen Besuch ihrer Tochter, *erinnert sich aber nicht mehr an ihre schmerzliche Aufregung über die Mitteilung,*

daß sie Untersuchungsgefangene sei. Sie weiß vom 9. oder vielleicht noch von früher her, daß es ihr anfangs vorkam, sie sei in München (wo sie vor ca. einem halben Jahr war). Trotz eindringlicher Exploration kann nichts weiteres eruiert werden.

Patientin ist sehr ängstlich und schrickt bei jeder Kleinigkeit zusam- 248
men. Sie ist sehr ermüdbar und schließt während des Gesprächs mehrmals erschöpft die Augen.

12. Juni. Völlig orientiert. Macht sich heute verschiedene Gedanken 249
über ihre Situation. Sie meint, sie sei hierher gekommen, weil sie krank sei; sie habe starkes Kopfweh und Flimmern vor den Augen. Man habe ihr mitgeteilt, daß die Polizei sie hierher gebracht hat. (Durch die Wärterin erfahren.) Sie erinnere sich aber absolut nicht daran. Sie sei im Gefängnis gewesen; wie lang, wisse sie nicht, vielleicht acht Tage. Im Gefängnis habe man sie geschlagen, weil sie gesagt habe, sie sei bestohlen worden. Es sei ihr nämlich gewesen, als hätte sie Geld auf den Tisch gelegt, das dann plötzlich verschwunden sei.

Patientin erinnert sich jetzt auch an die Höhe ihrer Schulden und 250
an die Anklage wegen Diebstahls. Sie ist ungemein ängstlich, stark ermüdbar, ziemlich unklar und muß sich auf alle Antworten lange besinnen.

An den folgenden Tagen keine wesentliche Änderung. 251

18. Juni. Weniger schreckhaft und ermüdbar. Gibt heute eine zu- 252
sammenhängende Anamnese, die aber noch ziemlich viele Zerstreutheitsfehler, namentlich in den Zeitangaben aufweist. *Ihre Erinnerung reicht ziemlich klar bis zum Tage der Verhaftung (31. Mai), von da an wird sie unsicher.* Patientin muß sich lange besinnen, bis ihr der Ort, wo sie verhaftet wurde, wieder einfällt (mittags statt abends fünf Uhr). Sie weiß, daß sie verhört wurde, angeblich nur einmal; ca. acht Tage lang war sie in der Zelle eingesperrt. Das Verhör fand am ersten oder zweiten (2. Juni) Tag nach der Haft statt. (In Wirklichkeit unmittelbar nach der Verhaftung abends sechs Uhr und am folgenden Morgen; sodann war sie bei mehreren Zeugenverhören zugegen.) Patientin erinnert sich noch dunkel daran, ihre Tochter im Verhör wiedergesehen zu haben. (Die Tochter wurde unter gleicher Anklage verhaftet.) Sie habe auch etwas unterschreiben müssen; was, wisse sie nicht mehr. In der zweiten oder dritten Nacht habe sie «ganz sicher gemeint, sie hätte die erwarteten 10 000 Mark auf den Tisch gelegt».

Sie habe eine große Freude an dem Geld gehabt. Da sei es ihr aber plötzlich gewesen, als gehe die Tür auf und ein schwarzer Mann komme in gebückter Haltung herein, fasse sie mit kalten Händen bei den Schultern und drücke sie in die Kissen. Da kam ihr plötzlich der Gedanke: «Jesus, der will mir mein Geld nehmen!» Vor lauter Schrekken sei sie dann «zu sich gekommen», sie fühlte noch die kalten Hände an den Schultern; überzeugte sich, daß die Tür geschlossen war und sah dann nach ihrem Geld auf dem Tisch. Es war verschwunden. Patientin geriet darob in Verzweiflung; konnte sich in ihrer Umgebung gar nicht mehr zurecht finden und wußte nicht mehr, wo sie war. Am Morgen kamen zwei Männer und zwei Frauen, die sie nicht kannte. Ein Mann packte sie an den Haaren und schlug sie. Sie schrie und «müsse dann das Bewußtsein verloren haben». «S'ist gerad, wie wenn ich tot gewesen wär'.» Als sie wieder zu sich kam, lag sie hier (in der Anstalt) im Bett. Es kam ihr dabei vor, als sei sie in München. Die Wärterin habe ihr aber gesagt, sie sei in Zürich.

253 Sie befinde sich jetzt ordentlich, abgesehen von Kopfweh und schlechtem Schlaf. Nur nachts habe sie ängstliche Träume, z. B. sie liege auf jungen Katzen, oder es klammerten sich zahlreiche Katzen an sie an.

254 Patientin zeigt noch immer starken Torpor und erheblich herabgesetzte Merkfähigkeit bei guter Auffassung. Gelesenes referiert sie, was bloße Gedächtnisleistung betrifft, sehr schlecht, bei längeren Geschichten versagt sie vollständig. Einfachere und kurze Rechnungen gehen gut, längere Aufgaben z. B. 3×17, 7×17, $35 : 6$, $112 + 73$ können nicht gelöst werden, da Patientin beständig den einen Teil der Rechnung wieder vergißt. Infolge starker Ermüdbarkeit rasch erlahmende Aufmerksamkeit.

255 Eine genaue Sensibilitätsprüfung ergibt durchgehend eine unsichere Unterscheidung der Tast- und Temperaturqualitäten, welche an den unteren Extremitäten besonders stark ist. Die Perimetermessung ergibt normales Gesichtsfeld. Keine Analgesie.

256 Abends wird Patientin mittelst einiger «Passes» und einfacher Schließung der Augen in kürzester Zeit in *hypnotischen Somnambulismus versetzt.* Patientin trinkt aus einem leeren Glase auf entsprechende Suggestion Wein und Eßig. Ein Tintenlappen wird auf Suggestion als Apfel angebissen und als gut sauer gerühmt.

Auf entsprechend vorsichtige Fragen zeigt es sich, daß *in der Hypnose die als retrograd aufzufassende Amnesie für die Zeit vom 31. Mai bis zur Nacht des 3./4. Juni behoben ist.* Patientin erzählt, daß sie abends fünf Uhr auf dem Bellevueplatze, wo sie mit ihrer Tochter spazierte, verhaftet wurde. Die Tochter wurde zuerst angehalten, worauf Patientin, die etwas zurückgeblieben war, herbeikam. Abends sechs Uhr wurde sie verhört, ebenso am folgenden Morgen etc. (Die Details wurden durch die Tochter bestätigt.) *Die totale Amnesie für die Zeit vom 3./4. Juni bis 10. Juni widersteht der Hypnose;* es kann trotz mehrfacher Bemühungen keine Erinnerung an diese Zeit geweckt werden. 257

Das Kopfweh wird wegsuggeriert. Auf die Nacht wird tiefer Schlaf suggeriert, ebenso Amnesie für den ganzen Inhalt der Hypnose. Nach dem Aufwecken sind die Kopfschmerzen bedeutend gebessert, und nachts schläft die Patientin acht Stunden ununterbrochen. 258

An den folgenden Tagen wird Patientin ziemlich regelmäßig mit gutem Erfolg hypnotisiert. Sie zeigt in den einzelnen Hypnosen jeweils Erinnerungskontinuität mit den früheren. 259

24. Juni. Patientin ist jetzt dauernd außer Bett, beschäftigt sich mit Handarbeiten; außer etwas träumerischem und zerstreutem Wesen bietet sie keine auffallenden Symptome mehr. *Die retrograde partielle Amnesie und die totale bestehen in unverändertem Umfang.* Patientin erweist sich als sehr suggestibel, auch posthypnotische Suggestionen realisieren sich. 260

27. Juni. Heute gelingt es durch einen Kunstgriff, in die *totale Amnesie einzudringen.* 261

Patientin wird auf gewöhnliche Weise eingeschläfert. Sie ist sofort kataleptisch und tief analgetisch. 262

Frage: Sind Sie jetzt hypnotisiert? *Ja.* Schlafen Sie? *Ja.* Aber Sie schlafen doch nicht, Sie sprechen ja mit mir! *Ja, richtig, ich schlafe nicht.* Passen Sie auf, ich werde Sie jetzt hypnotisieren! (Die Prozedur wird nochmals genau so wiederholt, wie vorher. Patientin liegt ganz schlaff da. Leichte Zuckungen in den Armen, welche jeweils in der Hypnose auftreten, hören auf.) Schlafen Sie jetzt? Keine Antwort. Schlafen Sie? Keine Antwort. Sie werden sofort sprechen können! (Passes um den Mund.) Schlafen Sie? (Leise und zögernd) *Ja.* Wie sind Sie hierher gekommen? *Ich weiß nicht.* Sie sind jetzt in der Untersuchungshaft in der Zelle, nicht wahr? *Ja.* Und nun geht die Türe auf. 263

Ja, und da kommt ein Schutzmann herein, der bringt mich in die Irrenanstalt. Wie kommen Sie denn hierher? *In einem Wagen.* Sie sind jetzt im Wagen! *Ja, ich hab' schrecklich Angst in der Droschke, es blitzt und donnert und es regnet furchtbar. Ich hab' immer Angst vor dem großen, dicken Mann, der mich geschlagen hat.* Jetzt hält die Droschke, Sie sind in der Anstalt, wie viel Uhr ist es? *Es ist acht Uhr. Ich sitze in einem kleinen Zimmer, ein Herr mit einem Bart kommt und sagt, ich brauche keine Angst zu haben, ich werde nicht mehr gehauen – da kommen noch zwei Frauen und noch eine – man bringt mich zu Bett.*

264 Hier schneidet die Erinnerung wieder ab. Die Angaben der Patientin stimmen genau mit der Wirklichkeit. Sie wurde von einem Polizeisoldaten in einer Droschke, während eines starken Gewitters abends acht Uhr in die Anstalt gebracht. Unterwegs klammerte sie sich beständig an den Polizisten an, indem sie lebhafte Angst äußerte, «sie werde wieder gehauen». Bei der Aufnahme war ein Arzt zugegen, ferner zwei Oberwärterinnen, und kurze Zeit nachher war noch die Stationswärterin gekommen.

265 Im Laufe der folgenden vierzehn Tage besserte sich unter zeitweiliger Anwendung der Hypnose der Allgemeinzustand erheblich. Der Umfang der Amnesie blieb unverändert.

266 21. Juli. In der Nacht springt Patientin plötzlich aus dem Bett, ist total verwirrt, zeigt die größte Angst, ist ganz desorientiert und läßt sich erst auf langes Zureden wieder soweit beruhigen, daß sie sich zu Bett legt. Liegt heute morgen zu Bette, zittert, schrickt stark zusammen, wenn man sie anredet, äußert unbestimmte Angst, klagt über Schwindel und Kopfweh.

267 Durch sofortige Nachforschung wird eruiert, daß Patientin gestern anläßlich eines Konzertes in der Anstalt einen Patienten wiedergesehen hat, der ihr vor seiner Internierung dadurch eine sehr unangenehme Situation bereitet hatte, daß er in dem Hotel, wo sie vor ihrer Verhaftung gewohnt hatte, die ganze Geschichte ihres Bruders, des Gewohnheitsverbrechers, zum besten gegeben hatte. Sie hatte sich schon im Konzert und auch nachher über den unangenehmen Eindruck, welchen ihr der Patient verursachte, beklagt. Patientin wird nach zweistündiger Bettruhe, die einen sehr günstigen Einfluß hat, in möglichst vorsichtiger Weise exploriert; sie gibt an:

Als sie gestern abend zu Bette ging, hatte sie Schwindel und «Läuten» im Kopf. Sie habe aber sehr gut geschlafen und fühle sich jetzt ganz klar im Kopf. An irgend etwas Unangenehmes, das im Laufe des gestrigen Tages passiert wäre, könne sie sich nicht erinnern. Auf die Frage, ob sie sich an das gestrige Konzert erinnere, bekommt sie plötzlich einen roten Kopf und nasse Augen, sagt aber mit gleichgültiger Stimme, sie erinnere sich ganz gut an das Konzert – was sie durch Erzählung verschiedener Einzelheiten beweist. Im Konzert habe sie nichts unangenehm berührt. Alle indirekten Fragen bleiben ohne Erfolg, erst die direkte Frage, ob sie den Patienten M. gesehen habe, erinnert sie an den Vorfall. Sie erzählt nun, ohne irgendwie einen auffallenden Affekt zu äußern, in ziemlich gleichgültigem Tone die Affäre. 268

22. Juli. Nacht völlig ruhig. Keine Verschlimmerung. 269

In der heutigen Hypnose wird die Amnesie für den gestrigen Dämmerzustand ohne weiteres behoben. Patientin wird wieder in den Zustand jener Nacht versetzt durch die Suggestion, daß sie Angst habe und nicht wisse, wo sie sei. Sie zeigt darauf, wie sie aus dem Bett springt. Die Wärterin ruft: «Fräulein F., seien Sie ruhig und gehen Sie ins Bett.» Sie geht aber nicht, sucht sich zu verkriechen, hat furchtbare Angst, dann kommt eine Mit-Patientin K., die sie tröstet und beruhigt. (Die einzelnen Details ihrer Schilderung konnten objektiv bestätigt werden.) 270

24. Juli. Klagt immer noch über Kopfweh und schlechten Schlaf. 271

Es zeigt sich jetzt plötzlich, daß Patientin auch ohne die doppelte Hypnotisierung die hypnotische Wiedererinnerung an den Dämmerzustand vom 4. bis 10. Juni hat. Die Erinnerung erstreckt sich jetzt auch auf den Morgen des 5. Juni, von welchem sie die Szenen der Visite und der Untersuchung mit zahlreichen Einzelheiten reproduziert. Auch aus den Tagen nach dem 5. läßt sich verschiedenes eruieren, was aber mangels genauer Notizen nicht verifiziert werden kann. Als posthypnotische Suggestion wird die *Erinnerung an die Episode aus dem Dämmerzustand aufgegeben.* Statt des kurzen Schlafes nach der Hypnose tritt *hysterischer Somnambulismus* ein, in welchem Patientin den Referenten als ihren Liebhaber verkennt und zärtlich mit «Ferdinand» anredet. Durch einige Passes und energische Schlafsuggestion wird der Dämmerzustand coupiert und in einfachen Schlaf überge- 272 führt. Nach dem Aufwachen totale Amnesie. *Die posthypnotische Suggestion der Erinnerung an die Aufnahmeepisode realisiert sich nicht.*

273 Patientin wurde am 25. Juli entlassen und polizeilich ausgeschafft.

274 Unter dem 4. August 1902 schreibt Patientin in einem Brief an eine Bekannte in der Anstalt: «So lange ich jetzt hier (im Ausland) bin, bin ich immer unwohl; nachts, wenn ich aufwache, weiß ich absolut nicht, wo ich bin, und ich bekomme so ein Gefühl, wie wenn ich nimmer denken könnte; ich muß aufspringen und im Zimmer herumlaufen, bis ich wieder weiß, wo ich bin.»

275 Patientin befindet sich, wie sie schreibt, in einer schwierigen Situation der Finanzen wegen.

276 Dieser Fall bietet verschiedene interessante Eigentümlichkeiten. Zweifellos handelt es sich um eine rein hysterische Erkrankung.

277 Patientin erkrankt in der Haft an einem *deliriösen Dämmerzustand,* welcher nach kurzem Bestande in ein *stuporähnliches Stadium übergeht, das durch das Symptom der unsinnigen Antwort, starke Störung der Merkfähigkeit bei relativ guter Auffassung, hohe Suggestibilität, Ermüdbarkeit, Desorientiertheit, Schreckhaftigkeit, Ängstlichkeit, Abwesenheit katatonischer Symptome, und durch Sensibilitätsstörungen charakterisiert ist.*

278 In seinem Vortrag *Über einen eigenartigen hysterischen Dämmerzustand* beschrieb GANSER[3] 1897, allerdings nur skizzenhaft, Zustände, die meist bei Untersuchungsgefangenen beobachtet wurden. Die Kranken bieten meist das Bild einer halluzinatorischen Verwirrtheit, viele zeigen lebhafte Angst, daneben wechselnde Sensibilitätsstörungen. Meist tritt nach wenigen Tagen ein auffallender Wechsel, resp. eine Besserung ein, welche mit Amnesie für den Krankheitsanfall verknüpft ist. Das charakteristische Gepräge erhalten diese Zustände durch das *«Symptom der unsinnigen Antwort»,* welches darin besteht, daß die Kranken *«Fragen allereinfachster Art, die ihnen vorgelegt wurden, nicht richtig zu beantworten vermochten, obwohl sie durch die Art ihrer Antworten kund gaben, daß sie den Sinn der Fragen ziemlich erfaßt hatten und daß sie in ihren Antworten eine geradezu verblüf-*

3. *Über einen eigenartigen hysterischen Dämmerzustand.*

fende Unkenntnis und einen überraschenden Ausfall von Kenntnissen verrieten, die sie ganz bestimmt besessen hatten oder noch besaßen».

Der wechselnde Bewußtseinszustand mit Erinnerungsdefekten im 279
Zusammenhang mit anderweitigen hysterischen Symptomen begründet die Diagnose eines hysterischen Dämmerzustandes. In eingehender Weise hat RAECKE die hierher gehörigen Fälle und namentlich das Symptom der unsinnigen Antwort studiert[4]. Die nicht ganz einheitlichen und vielleicht auch nicht ganz einwandfreien Fälle, welche RAECKE in seiner ersten Arbeit publizierte, gaben NISSL Veranlassung zu einer scharfen Kritik, wobei er RAECKE eine mangelhafte Diagnose vorwarf und behauptete, daß das *«Gansersche Symptom des Vorbeiredens in erster Linie eine eigenartige Äußerung des katatonischen Negativismus darstellt*[5]*».* Das Vorbeireden der Hebephrenen und Katatoniker ist eine sehr bekannte Erscheinung, und ich glaube nicht, daß ein einigermaßen erfahrener Beobachter das «Vorbeireden» mit der «unsinnigen Antwort des Hysterischen» verwechseln kann. Höchstens kann eine Katatonie, die sich unter hysteriformen Erscheinungen verbirgt, übersehen werden. Sind aber die inadäquaten Antworten direkter Ausfluß der Katatonie, so sind sie *durch den bezeichnenden Ausfall des emotiven Elementes und durch die assoziative Anknüpfung am Nebensächlichen in der Frage* deutlich als katatonisch charakterisiert und unterscheiden sich wesentlich von der eigentlich *gesucht unsinnigen Antwort des Hysterischen.* Das Vorbeireden des Hebephrenen beruht häufig bloß auf dem Mangel an Interesse, auf der charakteristischen «Wurstigkeit» derartiger Patienten, vielleicht auch auf negativistischem Zwang; die «unsinnige Antwort» aber ist in dem einen Falle das *Produkt einer quasi absichtlichen Verneinung, welche antagonistisch dem Bemühen, adäquat zu antworten, gegenübertritt,* in dem andern Falle ein *Produkt der tiefen Bewußtseinseinengung, welche die bewußte Assoziation der zur adäquaten Antwort nötigen Elemente verhindert.* Als bezeichnende Begleiterscheinung dieses letzteren Falles ist das stuporähnliche Verhalten der Mehrzahl der betreffenden Patienten hervorzuheben. In seiner zweiten Arbeit[6] auf diesem Gebiete bringt RAECKE einige der-

4. *Beitrag zur Kenntniss des hysterischen Dämmerzustandes.*
5. *Hysterische Symptome bei einfachen Seelenstörungen.*
6. *Hysterischer Stupor bei Strafgefangenen.*

artige Stuporfälle zur Darstellung, nachdem er schon in der ersten Publikation bei drei von den fünf Fällen ein stuporähnliches Verhalten konstatiert hatte.

280 Das Symptom einer vorübergehenden schweren intellektuellen Einbuße ist auf dem Gebiete der Hysterie keine allzu seltene Erscheinung. Ich erinnere nur an die Fälle des alternierenden Bewußtseins, wie sie von AZAM[7], WEIR MITCHELL[8], SCHROEDER VAN DER KOLK[9], MAC NISH[10] etc. beschrieben wurden. Einige dieser Kranken hatten nach einem prodromalen Schlafstadium die Kenntnisse selbst der einfachsten Dinge verloren. WEIR MITCHELLS Fall wußte nicht einmal mehr die Worte sinngemäß anzuwenden. Ähnliche intellektuelle Defekte werden auch bei den Moria-Zuständen jugendlicher Hysterischer beobachtet.

281 Der klinische Rahmen, in welchem sich das besprochene Phänomen in unserem Falle bewegt, ist aber ein wesentlich anderer, und es gewinnt auch durch Kombination mit verschiedenen anderen Symptomen ein besonderes Aussehen. *Wenn man unter dem* GANSER*schen Symptomenkomplex einen vorübergehenden Zustand von amnestisch abgetrennter Bewußtseinsänderung mit negativistisch übertriebener Unsinnigkeit der Antworten versteht,* so ist eine innere Verwandtschaft zu dem von RAECKE beschriebenen *Stupor der Strafgefangenen* unverkennbar. Letzterer tritt ebenfalls häufig bei Kriminellen auf, meist bald nach der Verhaftung, und darf als Folge der durchgemachten Aufregungen und Strapazen angesehen werden. Ein halluzinatorisches Prodromalstadium, das dem Stupor vorangeht, tritt auch beim GANSERschen Symptomenkomplex unter den gleichen klinischen Erscheinungen auf und kann längere oder kürzere Zeit die Situation beherrschen. Ebenso sind die Sensibilitätsstörungen beiden gemeinsam. Die Frage der Ausdehnung der Amnesie liegt fast ganz im dunkeln; sie ist eben, wie die meisten hysterischen Amnesien, schwierig und oft gar nicht scharf zu umschreiben. Ebenso unbestimmt sind Verlauf und Prognose. Man kann sagen, daß in dieser Beziehung das gleiche gilt wie bei der

7. l. c., Fall Albert X.
8. l. c.
9. l. c., p. 31.
10. l. c., zit. bei BINET, l. c., p. 4 ff.

traumatischen Neurose, daß nämlich die Krankheit in einem Reziprozitätsverhältnis zur ätiologischen Schädlichkeit steht.

Unser Fall erscheint mir vor allem passend, einiges Licht auf die 282
noch wenig erforschten, weil schwer zu beobachtenden Seiten des GANSER-RAECKEschen Krankheitsbildes zu werfen, nämlich auf die noch offene Frage der Amnesie und des psychologischen Mechanismus der charakteristischen Symptome.

Bei unserer Patientin, welche anamnestisch gar keine Besonderhei- 283
ten bietet, entwickelt sich unter dem offensichtlichen Einfluß der Haft das von RAECKE skizzierte Krankheitsbild in seltener Reinheit. Patientin hatte sich in der Einsamkeit der Isolierhaft natürlich intensiv mit dem plötzlich über sie hereingebrochenen Unglück beschäftigt, ferner quälte sie die Sorge um ihre hochschwangere Tochter, dazu trat die Angst und die Aufregung wegen der Anklage auf Diebstahl (die sich nachträglich als falsch herausstellte): auf dieser Grundlage kam es in der vierten Nacht der Haft zum Ausbruch eines deliriösen Zustandes mit heftiger motorischer Erregung. Als *Inhalt des Deliriums* finden wir hauptsächlich jenen Symptomenkomplex, den «*jede im Gefängniss vorkommende Psychose vorübergehend ... darbieten kann*[11]». Es handelt sich um jenes bekannte Gemisch von wunscherfüllenden und von beeinträchtigenden Halluzinationen und Wahnideen. Als solches Haftsymptom ist jene von der Patientin berichtete Episode aufzufassen, welche wie ein lebhafter Traum mit einer wunscherfüllenden Illusion beginnt und mit einem Zustand von ängstlicher Rat- und Urteilslosigkeit endet, in welchem trotz des relativen Erwachens nichts mehr korrigiert werden kann: Patientin träumt, sie hätte das erwartete Geld, die 10 000 Mark, erhalten und auf den Tisch gelegt; eine schwarze Gestalt, die plötzlich hereintritt, erschreckt sie heftig; sie fährt auf; die Halluzinationen verschwinden; aber zurück bleiben die Beeinträchtigungswahnideen des Bestohlenseins, des Vergiftetwerdens etc. Im Laufe des folgenden Tages überwiegt wieder mehr der wunscherfüllende Wahn: Patientin befindet sich in einem prächtigen Hotel; sie ist sehr reich; besitzt Millionen. Daneben zeigt sie schon deutlich die tiefe intellektuelle Einengung, welche den herbeigerufenen Gefängnis-Arzt eine *Dementia paralytica* vermuten läßt.

11. RÜDIN, l. c., p. 458.

284 Diese Steigerung der wunscherfüllenden Wahnidee zur eigentlichen Größenidee darf vielleicht auf Rechnung der hochgradigen Einengung des geistigen Gesichtsfeldes gesetzt werden, indem, wie WERNICKE[12] zeigt, bei dem Mangel orientierender Vorstellungen und bei dem Überwiegen egoistischer Vorstellungsreihen leicht Größenideen zustande kommen. Auch RAECKE hat bei seinen Fällen Ähnliches beobachtet.

285 Bei der Aufnahme in die Anstalt bietet Patientin das Bild der tiefsten Bewußtseinseinengung mit dem lebhaften ängstlichen Affekt der Ratlosigkeit. Etwas später geht dieser Zustand in ein ruhigeres Stadium über, welches durch absolute psychische Inhaltslosigkeit ausgezeichnet ist: das Bewußtsein der Patientin ist so viel wie tabula rasa. Die Kontinuität aller Erinnerungen scheint gelöst zu sein; mehr aufs Geratewohl und nur mit entferntem Anklang an ihr früheres Leben, als aus wirklicher delirierender Verkennung der Umgebung, wähnt sich Patientin in einem Hotel. Sie hat die allereinfachsten Kenntnisse, sogar die Kenntnis ihres eigenen Namens verloren und nennt, wie mit traumhafter Zufälligkeit, den Namen ihrer Tochter als den ihrigen. In auffallendem Kontrast zu dieser tiefen intellektuellen Einschränkung steht das gute Auffassungsvermögen. Patientin versteht Aufforderungen und Fragen gut; erst in der Beantwortung resp. in der zentrifugalen psychischen Leistung tritt die Störung zu Tage. Diesem Verhalten entsprechend ist die Merkfähigkeit fast gänzlich aufgehoben, so daß der ganze psychische Prozeß in anscheinend absolut zusammenhanglose Momente zerfällt. Ergänzend tritt zu diesem Bilde die *Suggestibilität:* Was man der Patientin sagt oder wozu man sie drängt, gibt ihrer geistigen Leere den einzigen Inhalt, ein Verhalten, das völlig demjenigen in der Hypnose entspricht.

286 Dieser stuporähnliche Zustand entfernt sich so weit vom Stupor der Katatonie, daß letzterer gar keine differentialdiagnostische Bedeutung für unsern Fall erhält.

287 Trotz dieser anscheinend absoluten geistigen Leere haben wir doch eine Reihe von Anhaltspunkten, welche die Annahme eines psychischen Prozesses, der aber abnormerweise vom Bewußtsein nicht beleuchtet ist, stützen.

12. l. c., p. 316.

Auf die Frage nach ihrem Vornamen antwortet Patientin: «Ida.» Ida ist der Vorname der mit ihr verhafteten Tochter. Ob sie eine Godwina F. kenne? «Ja, die ist in München.» Patientin war früher in München. Die Idee, daß sie jetzt in München sei, diese leise Erinnerungskontinuität mit ihrer früheren Persönlichkeit, vermittelt der Patientin offenbar die schattenhafte Vorstellung ihres früheren wirklichen Aufenthaltes in München und damit eine Wiedererkennung ihres eigentlichen Namens. 288

Ob sie auch schon in Zürich gewesen sei? «In Zürich war ich noch nie, aber ich war beim Schwiegersohn.» Der Schwiegersohn wohnt tatsächlich in Zürich. Der Name «Zürich» erweckt jedenfalls die Erinnerungen an die unangenehmen Geschichten, die sie hier erlebte, mit denen auch ihr Schwiegersohn hauptsächlich verknüpft ist. Diese doppelte Verknüpfung stellt die Erinnerung an den Schwiegersohn in den Vordergrund, während die zunächstliegende Antwort, daß sie auch schon in Zürich gewesen sei, abgelehnt wird. Wir werden diesem eigentümlichen, für die hysterische Affektion bezeichnenden Mechanismus noch mehr begegnen. 289

Auf die Frage, woran die Kranken in diesem Haus litten, antwortet Patientin: «Kopfweh.» Diese Antwort zeigt, daß Patientin unbewußt ordentlich orientiert ist über ihre Umgebung, daß ihr Oberbewußtsein aber nur eine entferntere Assoziation zur richtigen Vorstellung zu produzieren vermag. 290

Ganz ähnlich ist die Psychologie folgender Antwort. Auf die Frage, ob Patientin im Gefängnis gewesen sei, antwortet sie: «Nein, ich war nie im Gefängnis. Ein Mann mit einem Bart hat mich gehauen.» Auch hier kann die richtige Antwort nicht gegeben werden, resp. sie wird direkt negiert und dafür eine nahe mit der richtigen Antwort assoziierte Vorstellung geäußert. Auch das Umgekehrte kommt vor, daß nämlich infolge der Suggestibilität eine affirmative Frage zugegeben, aber infolge des eigentümlichen Negativismus gleich darauf negiert werden muß. Auf die Frage, ob wir jetzt 1902 hätten? antwortet Patientin: «Ja, ja – 1902 – nein wir haben 1900, ja 1900 – ich bin verkommen.» 291

Ganz unverkennbar wird aber die Orientierung in der oben berichteten Episode mit der Suggestion des seidenen Kleides: die Suggestion, daß sie ein seidenes Kleid anhabe, realisiert sich sofort und besteht 292 so lange, bis sich Patientin entkleiden will, um zu Bett zu gehen, in diesem Moment bricht aber die unbewußte Orientierung durch; Patientin hält plötzlich inne und sagt: «Ich habe ja kein Hemd an.» Patientin weiß unterbewußt, daß sie im Hemd dasteht und daß sie völlig nackt ist, wenn sie dasselbe auszieht. Der Affekt der Schamhaftigkeit ist stärker als die Suggestion und hindert Patientin am Ausziehen, aber nicht mit der richtigen Motivation, sondern mit einer der Fremdsuggestion angepaßten Assoziation zur richtigen Vorstellung.

293 Bei der am 9. Juni eintretenden Besserung zeigt sich bei ziemlich guter zeitlicher und örtlicher Orientierung ein auffallender *Erinnerungsdefekt für alle unangenehmen Ereignisse der jüngsten Vergangenheit* mit Einschluß aller derjenigen Personen, die irgendwie mit unangenehmen Erinnerungen für die Patientin verknüpft sind. So erinnert sich Patientin bloß an ihre Tochter Ida, während sie von ihrer andern Tochter und dem Schwiegersohn, mit welchem sie in Streit lebt, und auch von ihrem Bruder, dem Verbrecher, nichts weiß. Obwohl Patientin am 10. Juni Erinnerungskontinuität mit dem vorhergehenden Tage zeigt, erinnert sie sich nicht mehr an die mit lebhaftem Affekt empfangene Mitteilung von ihrer Untersuchungshaft; also wiederum eine Verdrängung des Unangenehmen aus dem Bereiche des Bewußtseins.

294 Wie aus der Krankengeschichte zu ersehen ist, restituierte sich allmählich der Umfang des Bewußtseins wieder mit Ausnahme des bis zum Schlusse der Beobachtung irreparabeln Erinnerungsdefektes für die Zeit des Dämmerzustandes. Wie berichtet, gelang die Aufklärung der summarischen Erinnerung für die Zeit von dem Augenblick der Verhaftung bis zum Ausbruch der Psychose in der Nacht vom 3./4. Juni, ohne irgend welche Schwierigkeit. Bedeutend größere Hindernisse stellten sich der hypnotischen Aufklärung des Dämmerzustandes in den Weg. Sie gelang mir aber trotzdem unter Anwendung zweier in der Literatur bekannten Kunstgriffe. Der eine stammt von P. JANET[13]. Um bei seinem bekannten Medium Lucie zu bestimmten Zwecken einen tieferen Schlaf zu erzielen, hypnotisierte er Lucie II (also die bereits bis zum hypnotischen Somnambulismus hypnotisierte Lucie I) mittelst Passes, wie wenn sie noch nicht hypnotisiert wäre.

13. *L'Automatisme psychologique,* p. 87.

Janet entdeckte mittels dieser Prozedur den Zustand der *Lucie III, deren Gedächtnis wie ein größter Kreis die kleineren Gedächtniskreise von Lucie II und I einschloß,* d. h. über Erinnerungen verfügte, welche sowohl I als II unzugänglich waren. Als Zwischenzustand zwischen Lucie II und III beobachtete Janet einen tiefen Schlaf, in welchem Lucie ganz unbeeinflußbar war[14]. Bei unserer Patientin wurde ähnliches beobachtet. Der kurze Schlafzustand, welcher der zweiten Hypnotisierung folgte und aus welchem Patientin ziemlich schwer zum Sprechen zu bringen war, dürfte dem von Janet angeführten Zwischenstadium entsprechen.

Der zweite Kunstgriff, der zur Verwendung kam, war die von Forel 295
in dem berühmten Naefschen[15] Falle angewendete Methode, welche darin bestand, daß man den Patienten jeweils suggestiv in die betreffende Situation versetzte. Dadurch wurden dem Patienten Anhaltspunkte gegeben, an welche dann die übrigen Assoziationen wie Kristalle anschossen.

Mittels dieser beiden Methoden gelang es, exakt nachzuweisen, daß 296
unsere Annahme einer unbewußten, aber nichtsdestoweniger sicheren Orientierung – auch in der Zeit des tiefsten Dämmerzustandes – richtig war. *Wir finden also die bemerkenswerte Tatsache, daß die anscheinend schwere Störung des psychischen Prozesses im* Ganser-Raecke*schen Dämmerzustand eine bloß oberflächliche, ausschließlich den Umfang des Bewußtseins betreffende Affektion ist, daß mithin die unbewußte Geistestätigkeit wenig oder gar nicht in Mitleidenschaft gezogen ist.*

Der psychologische Mechanismus des Zustandekommens einer sol- 297
chen Störung wird sehr schön illustriert durch die Geschichte des kleinen Rezidivs, das in der Anstalt beobachtet wurde: Patientin erlebt ein unangenehmes Wiedersehen, das sie lebhaft beschäftigt. Am Abend hat sie Schwindel und Läuten in den Ohren, nachts erwacht sie plötzlich total desorientiert und ängstlich verwirrt. Anderntags hat sie Amnesie für den nächtlichen Zwischenfall und zeigt bei der Exploration auf das ätiologische Moment einen systematischen Negativismus, wel-

14. l. c., p. 87: «*C'est là cet état de syncope hypnotique que j'ai déjà signalé, je l'ai revu souvent depuis et, chez certains sujets, il m'a paru former une transition inévitable entre les divers états psychologiques.*»

15. Naef, l. c.

cher sie an der Erzählung des richtigen Ereignisses hindert, obgleich ihr dasselbe so nahe wie möglich gelegt wird. Merkwürdigerweise äußert die Patientin bei der Erzählung gar keinen adäquaten Affekt, obschon ihr plötzliches Erröten und ihre nassen Augen darauf hinweisen, daß der wunde Punkt berührt wurde.

298 Wir haben hier dasjenige Urphänomen der Genese hysterischer Erscheinungen vor uns, welches BREUER und FREUD als *hysterische Konversion*[16] bezeichneten. Nach der Auffassung von BREUER und FREUD hat jeder Mensch ein bestimmtes Maß, innerhalb dessen er nicht «abreagierte» Affekte ertragen und sich summieren lassen kann. Was darüber geht, führt cum grano salis zur Hysterie. In der Sprache von BREUER und FREUD ist das Maß der Patientin durch die Verhaftung voll und übervoll geworden, und der nicht abreagierte Affekt, die «von der affektiven Vorstellung ausgehende Erregung», läuft in abnormen Bahnen ab, sie wird «konvertiert». Das «Wie» des Ablaufes ist meist zufällig resp. individuell «determiniert», d. h. der locus minoris resistentiae ist bei der einen Kranken der Krampf-Mechanismus, bei der andern die Sensibilität, bei einer dritten die Bewußtseinsstörung etc. In unserem Falle scheint, wenigstens nach allen einschlägigen Momenten der Krankengeschichte zu schließen, die determinierende Größe *die Vorstellung des Vergessens* zu sein. Das Nicht-mehr-Wissen entpuppt sich teils als unbewußtes, teils als halbbewußtes *Nicht-wissen-Wollen.* RAECKE meint, das auffallende Nichtwissen seiner Kranken beruhe vielleicht auf der Furcht, das Einfachste nicht mehr zu wissen, was durch Autosuggestion zum effektiven Nichtwissen führe. Dies mag häufig der Fall sein. Bei unserer Patientin aber war die quasi absichtliche Verdrängung alles Unangenehmen aus dem Bewußtsein eine so auffallende und durchaus beherrschende Erscheinung, daß das GANSERsche Symptom daneben als ganz akzessorisch erscheint. Es darf direkt als pathologisch übertriebene Folge des unbewußten Dranges zum Vergessen aufgefaßt werden, indem sich das Bewußtsein gewissermaßen nicht nur von den affektbetonten Vorstellungen, sondern auch von andern Gedächtnisgebieten zurückzieht.

299 Was die klinische Stellung unseres Falles anbetrifft, so ist er im Sinne RAECKES als *«hysterischer Stupor bei Strafgefangenen»* zu be-

16. BREUER UND FREUD, l. c., p. 177 ff.

zeichnen. Abgesehen von dem «Haftkomplex» der Halluzinationen und Wahnideen darf diese spezielle Form hysterischer Erkrankung auf Grund des bis jetzt bekannten kasuistischen Materials als *«Haftpsychose»* bezeichnet werden, indem die bis jetzt bekannten Fälle mit wenig Ausnahmen nur bei Häftlingen beobachtet wurden.

Zum Schluß spreche ich meinem hochverehrten Chef, Herrn Pro- 300
fessor Bleuler, meinen besten Dank aus für die liebenswürdige Überlassung dieses Falles.

ÜBER SIMULATION VON GEISTESSTÖRUNG[1]

JÜNGST hat BOLTE[2] in der *Allgemeinen Zeitschrift für Psychiatrie* 301
einige Fälle von Simulation veröffentlicht, in deren Epikrise er die Bemerkung macht, daß die Simulationsfrage praktisch geringere Schwierigkeiten biete als theoretisch. Ich möchte diesen Satz nicht unbedingt unterschreiben. Es kommen doch von Zeit zu Zeit Fälle zur Beobachtung, welche recht unklar sind und den begutachtenden Irrenärzten viele Schwierigkeiten bereiten. Gerade die praktische Seite der Frage ist es, welche die diagnostische Kunst bisweilen auf eine harte Probe stellt. Man hat früher im allgemeinen viel häufiger und unvorsichtiger Simulation vermutet als heutzutage, und trotzdem kennt auch die ältere Literatur mehrfach Fälle, über welche man sich trotz reichlicher Beobachtung nicht einigen konnte. Dadurch, daß wir heute durch die Kenntnis gewisser Krankheitsbilder der Dementia praecox und der Hysterie um einen Schritt weiter gekommen sind, haben wir auch einen etwas freieren Blick in der Simulationsfrage erlangt, womit aber nicht gesagt sein soll, daß wir zweifelhaften Simulanten gegenüber zu größerer Sicherheit gekommen wären. Wir besitzen noch gar keine untrügliche Methode zur Entlarvung von Simulanten und sind nach wie vor im wesentlichen auf den subjektiven Eindruck angewiesen, den solche Fälle auf den Beobachter machen. Die Publikation derartiger Fälle ist, wie BOLTE mit Recht hervorhebt, immer eine mißliche Sache, denn es bedarf eines großen Darstellungstalentes, um subjektive Eindrücke plausibel zu schildern. Wie FÜRSTNER[3] sagt, gelingt es leider dem Beobachter nicht, dem Leser auch die detaillierten Züge des Krankheitsbildes, Mienenspiel, Haltung, sprachliche Reaktion usw. zu

1. [Erschienen in: *J. f. Psychol. u. Neur.* II (1903) pp. 181–201.]
2. *Über einige Fälle von Simulation.*
3. *Die Zurechnungsfähigkeit der Hysterischen,* p. 628.

übermitteln. Es darf sich daher kein Autor verwundern, wenn ein Leser seine Simulationsfälle bezweifelt oder doch wenigstens kritisch bemängelt. Es gilt bei der gewissenhaften Beurteilung eines Simulanten so vieles zu berücksichtigen und zu untersuchen, daß man bei der Lektüre einer auch nur etwas summarischen Referierung leicht in Versuchung kommt, dies oder jenes von Belang Erscheinende in der Darstellung zu vermissen.

302 Die modernen Anforderungen an die Diagnostik sind bei weitem höher wie früher, als es sich in dieser Frage merkwürdigerweise oft bloß darum handelte, ob der Fall in das rein theoretische Schema der Psychosen passe oder nicht. Besonders belehrend in dieser Hinsicht ist die ausgedehnte Polemik, die sich um den berühmten Fall des Reiner Stockhausen[4] drehte. Die Lehre von der Hysterie namentlich hat uns seither so vieles und so Wichtiges gebracht, daß wir genötigt sind, heute mit viel mehr Faktoren zu rechnen als vor zwanzig Jahren. Es ist ja eine bekannte Tatsache, daß die Mehrzahl der Simulanten geistig keineswegs normal ist, sondern hauptsächlich aus Degenerierten verschiedenster Art besteht. Wie häufig gerade bei solchen Individuen Hysterie vorkommt, ist schwer abzuschätzen, jedoch dürfte der Prozentsatz nach Analogie mit andern Gebieten geistiger Entartung ein recht hoher sein, natürlich unter der Annahme, daß man unter hysterischen Erscheinungen schlechthin alle «psychogenen» versteht. Die Frage nach dem Vorhandensein hysterischer Disposition ist für die Simulationsdiagnose von Bedeutung. Das «Lügen» der Hysterischen ist ja sprichwörtlich, und auf dem Gebiete der Nervenheilkunde liefert die Hysterie vielleicht die meisten Simulanten. Wir haben Grund anzunehmen, daß auch für die Simulation geistiger Störung der Hysterie eine gewisse Bedeutung zukommt, wenn wir berücksichtigen, daß eine nicht unbeträchtliche Anzahl von hysterischen Psychosen gerade bei Untersuchungsgefangenen und Sträflingen vorkommt, welche ein großes Interesse haben zu simulieren. Ich möchte hier hauptsächlich auf die in neuerer Zeit vielfach studierten GANSERschen Dämmerzustände verweisen.

303 Bei der Beurteilung eines zweifelhaften Simulanten muß man sich vor allem klar machen, daß erfolgreiche Simulation durchaus nichts

4. [Vgl. Paragr. 346 dieses Bandes.]

Einfaches ist, sondern gelegentlich die größten Anforderungen an Verstellungskunst, Selbstbeherrschung und Zähigkeit der Energie stellt. Mit dem bloßen Lügen ist es nicht getan, sondern das Trugbild muß wochen-, ja monatelang mit Konsequenz und unerschütterlicher Willenskraft festgehalten werden. Dazu gehört eine ungewöhnliche Energie, gepaart mit einer Verstellungskunst, wie sie dem besten Schauspieler zur Ehre gereichte. Solche Fälle sind selten, aber sie kommen vor. Es ist nicht zu bezweifeln, daß es unter entarteten, verbrecherischen Individuen solche gibt, die über ein ungewöhnliches Maß von Energie und Selbstbeherrschung verfügen, das angeblich bis zur Beherrschung vasomotorischer Vorgänge reichen soll [5]. Häufig sind solche Ausnahmen gewiß nicht, denn im allgemeinen eignet dem Verbrecher mehr impulsive und rasch erlahmende Energie als Ausdauer. Die *Verstellungskunst* dürfte eine unter Verbrechern allgemeiner verbreitete Gabe sein. Dieselbe soll hauptsächlich bei Dieben und Giftmördern vorhanden sein. Die Lügenhaftigkeit der Diebe ist bekannt; KRAUSS [6] sagt von denselben: «Alle übrigen Verbrecher lügen auch, aber alle lügen sie plump und handgreiflich. Nur die Diebe lügen geschickt und natürlich. Ohne einen Augenblick zum Besinnen nöthig zu haben und ohne Anstoß, sowie sie nur den Mund öffnen, lügen sie. Sie wissen es selbst nicht mehr, daß sie lügen. Es ist ihnen so zur zweiten Natur geworden, daß sie sich selbst auch belügen.» Hiermit übereinstimmend finden wir unter der Zahl der Simulanten die Diebe vorherrschend. FRITSCH hatte unter zehn Simulanten sieben, die wegen Eigentumsdelikten in Untersuchung standen, von den drei übrigen waren zwei wegen Diebstahl vorbestraft. Ich fand unter 8430 Aufnahmen in hiesiger Anstalt elf Simulanten [7]. Davon waren sechs in Untersuchung wegen Eigentumsdelikten (Diebstahl, Unterschlagung, Schwindeleien), zwei wegen Diebstahl vorbestraft und einer wegen Versuch des Giftmordes in Untersuchung.

Simulanten aus dieser Kategorie von Verbrechern haben also eine 304
gewisse natürliche Anlage, welche die Täuschung unterstützt. Sehen wir ab vom Grade der Intelligenz und zufälligen Erfahrungen, welche der Simulation zu Hilfe kommen könnten, so wird derjenige seine

5. Vgl. GROSS, l. c.
6. *Die Psychologie des Verbrechens*, p. 258 f.
7. Soweit dieselben in den Registern als solche aufgeführt sind.

Rolle am besten spielen, der am geschicktesten lügt. Die sichersten Lügner sind aber die pathologischen Schwindler, und das Überzeugende an ihrer Lüge ist der Umstand, daß sie selber daran glauben, indem sie Wahrheit und Dichtung nicht mehr genau zu unterscheiden vermögen. Vom Schauspieler unterscheiden sie sich dadurch, daß ersterer immer weiß, wann seine Rolle zu Ende ist, während die letzteren von ihrem Spiel sich hypnotisieren lassen und dasselbe fortsetzen in einem wunderlichen Gemisch zweier sich ausschließender Vorstellungssphären. DELBRÜCK [8] spricht sogar von einem eigentlichen Doppelbewußtsein. Je mehr der Schauspieler sich in seine Rolle versetzt, desto mehr durchdringt er dieselbe, desto mehr begleiten unbewußt körperliche Affektbewegungen sein Spiel [9], und darum wirkt er unmittelbar überzeugend. Der dramatische Ausbau einer Rolle ist sicher kein reiner Willkürakt, sondern beruht hauptsächlich auf einer bestimmten Anlage, deren wesentlicher Bestandteil eine gewisse Suggestibilität zu sein scheint. Je höher das subjektive Maß an Suggestibilität ist, desto mehr ist die Möglichkeit vorhanden, daß die anfangs bloß gespielte Rolle allmählich die Wirklichkeit verfälscht, das Subjekt gefangen nimmt und die ursprüngliche Persönlichkeit ersetzt. Ein schönes Beispiel einer solchen allmählich erfolgenden Verwandlung von bloßer Träumerei zu eigentlichem Dämmerzustand hat uns PICK [10] gegeben. Er erzählt die Geschichte eines jungen Mädchens, das mit dem Gedanken liebäugelte, Kaiserin zu sein; sie malte sich ihre Rolle immer farbiger aus, versenkte sich immer mehr darein, und schließlich kam es zu hysterischen Dämmerzuständen, in denen die Bewußtseinsspaltung vollständig wurde. Der zweite Fall, den PICK referiert, betrifft ein Mädchen, das sich in sexuelle Situationen hineinträumte und schließlich an sich selber ein Notzuchtattentat aufführte, indem es sich entblößt auf den Boden legte und sich an Tisch und Stühlen selber festband. Ein interessanter Fall dieser Art wird in einer unter WERNICKE ausgearbeiteten Dissertation [11] referiert: Ein Mädchen phantasiert ein Verlobungsverhältnis und empfängt Briefe und Blumen von ihrem Verlob-

8. l. c.

9. Vgl. die Untersuchungen LEHMANNS über die Gefühlsäußerungen bei einem Schauspieler, in: *Die körperlichen Äußerungen psychischer Zustände,* I, p. 182.

10. *Über pathologische Träumerei.*

11. BOHN, l. c.

ten, die sie sich selber zuschickt, erstere mit verstellter Handschrift. Einen ebenfalls hierher gehörigen Fall beobachtete ich bei einer jungen Dame, welche eine in somnambulen Dämmerzuständen träumerisch ausgesponnene Rolle spielte[12]. Derartige Erscheinungen sind nicht allzu selten und lassen sich in allen Graden von phantasievoller Übertreibung bis zum Dämmerzustand beobachten. Am Anfang steht überall ein affektbetonter Gedanke, der sich vermöge einer suggestibeln Grundlage zum Automatismus entwickelt. Diese Erfahrungen sollten beim Studium der Simulationsfrage berücksichtigt werden. Man darf nicht vergessen, daß ein großer Teil der Simulanten hysterisch[13] ist und also damit den günstigsten Nährboden für Autosuggestionen und Bewußtseinsstörungen in sich trägt.

Ein japanisches Sprichwort sagt: «Die Lüge ist der Anfang der 305
Diebe.» Angeborene Lügenhaftigkeit und hysterische Disposition ist der Anfang der Simulation. Bewußte Verstellungskunst ist eine seltene Gabe, so selten, daß man dieselbe nicht ohne weiteres bei Simulanten voraussetzen kann; andauernde Verstellung erfordert eine Energie, die das gewöhnliche Maß überschreitet, qualitativ und quantitativ. Ihr Vorhandensein darf nicht ohne weiteres angenommen werden, so lange das Gewöhnlichere, nämlich die Hysterie, nicht mit aller Sicherheit ausgeschlossen ist. In der Hysterie finden wir oft zwanglos alle jene Mechanismen, welche das Unglaublichste an Raffinement und Zähigkeit ermöglichen können. Wenn sich eine arbeitsscheue Hysterika die Füße in grausamer Weise mit Schwefelsäure verbrennen kann, nur um sich einen angenehmen Spitalaufenthalt zu erzwingen, oder eine andere ihren ganzen Taubenschlag ausmordet, um mit Taubenblut Hämoptysen simulieren zu können, so darf man auch Ähnliches oder noch Raffinierteres bei Individuen erwarten, die ein affektbetontes Motiv treibt. Wir dürfen in solchen Fällen nicht mehr mit den Möglichkeiten einer normalen Psychologie rechnen – sonst müßten sie über die Energie eines Mucius Scaevola[14] verfügen –, sondern mit unterbewußten Mechanismen, die mit Anästhesien und anderen Auto-

12. [Vgl. die erste Arbeit in diesem Bande, Paragr. 116.]

13. Vgl. HOCHE, *Handbuch der gerichtlichen Psychiatrie.*

14. [Gajus Mucius, gen. Scaevola, der nach der Sage nach seiner Gefangennahme durch die Etrusker im Jahre 508 v. Chr. als Zeichen seiner Furchtlosigkeit seine rechte Hand im Altarfeuer verbrennen ließ.]

matismen die Realisierung einer Autosuggestion ins Werk setzen, weit über den anfänglich bewußten Anstoß hinaus, ohne weiteres Zutun oder sogar auf Kosten des Bewußtseins. Die völlig automatische Natur vieler hysterischer Erscheinungen erklärt deren Zähigkeit und bei schauspielerischen Leistungen deren Vollendung, da keine überlegenden und abwägenden Bewußtseinsprozesse hindernd eingreifen und unterbewußte Komplexe daher zur freien Entfaltung gelangen können. Es ist darum bei zweifelhaften Simulanten möglichst auf hysterische Anzeichen zu untersuchen, in Ermangelung geeigneter Untersuchungsmethoden für Bewußtseinsstörungen, welche sich leider allzuleicht der Beobachtung entziehen und überhaupt zu einem der dunkelsten Kapitel der Psychiatrie gehören.

306 Wenn wir uns den psychologischen Mechanismus eines Dämmerzustandes auf der oben besprochenen Grundlage vergegenwärtigen, so wird man sich nicht wundern, wenn viele Züge im Krankheitsbilde den Eindruck des Gemachten und Künstlichen erwecken oder wenn sogar einzelne Symptome als willkürlich produziert erkannt werden; man darf sich dadurch nicht zu dem Trugschluß verleiten lassen, daß damit auch die Vortäuschung der übrigen Anzeichen erwiesen sei. In der Anwendung gewisser Kunstgriffe, wie des JACOBI-JESSENschen, empfiehlt sich ebenfalls große Vorsicht, denn wenn der Explorand auch ein suggeriertes Symptom aufnimmt, so ist damit nach dem oben Gesagten weder pro noch contra etwas entschieden. Wird nach Ablauf der Störung ein Geständnis der Simulation gemacht, so ist dasselbe mit einer gewissen Vorsicht aufzunehmen (besonders wenn es, wie in einem gewissen Falle, auf Drohung von acht Tagen Dunkelarrest hin erfolgte). Es mag dies paradox klingen, aber gewisse Erfahrungen bei Hypnotisierten, die nach einer deutlichen Hypnose erklären, gar nicht hypnotisiert gewesen zu sein, nötigen uns zu dieser Vorsicht. Unter keinen Umständen darf man sich in einem zweifelhaften Falle mit dem bloßen Geständnis der Simulation begnügen; eine ausführliche Katamnese ist zur Aufklärung nötig, indem in den seltensten Fällen eine objektive Einsicht in den inneren Zustand des Exploranden während der Dauer der psychischen Störung möglich ist. Bei hysterischer Disposition können trotz Geständnis amnestische und anderweitige Defekte, die dem Exploranden selber unbekannt sind, vorhanden sein, die erst durch eine genaue Katamnese aufgefunden werden.

Wir haben oben von der affektbetonten Vorstellung gesprochen, welche bei hysterischer Disposition eine auslösende Rolle spielen kann. Wie schwer gelegentlich die Folgen eines großen Affektes sind, das zeigen uns die Störungen bei Unfall- und Schreckneurosen. Sehen wir ab von den lang andauernden Folgen des Affektes, so finden wir auch im Momente des Affektes eigentümliche Störungen, welche den Affekt längere oder kürzere Zeit überdauern können. Ich meine die emotionelle Verwirrtheit, die man auch als «Examenslähmung» oder «Emotionslähmung» bezeichnet. Letzterer Name stammt von BAETZ[15], der gelegentlich eines Erdbebens in Japan eine allgemeine Bewegungs- und Gefühlslähmung an sich selber beobachtete bei völliger Unversehrtheit der Apperzeption. Sein Fall gehört zu jenen zahlreichen anderen Erscheinungen, welche während und im Anschluß an große Affekte beobachtet werden[16]. Bekannt ist ja die tragikomische Verwirrung von Mensch und Vieh bei Bränden, wo Kissen und Matratzen die Treppen hinuntergetragen und Lampen und Porzellangeschirr zum Fenster hinausgeworfen werden. 307

In Analogie zu diesen Beobachtungen bei normalen Menschen dürfen wir bei Entarteten Entsprechendes, aber mit Abnormitäten in quantitativer und qualitativer Hinsicht erwarten. Unsere Kenntnisse sind in dieser Beziehung leider sehr mangelhaft, und die einschlägige Kasuistik ist ebenso spärlich. Ich habe bei Imbezillen einige Beobachtungen über dieses Kapitel gesammelt, die indessen als bloße kasuistische Mitteilungen aufgefaßt sein wollen. 308

1.

Die erste Beobachtung betrifft einen Imbezillen, welcher, der Notzucht angeklagt, uns zur Begutachtung zugewiesen wurde. Derselbe hatte in allen Verhören vollkommen vernünftige Auskunft gegeben; da aber der Richter zweifelte, ob der Angeklagte die zur Erkenntnis der Strafbarkeit seiner Handlung erforderliche Urteilskraft besitze, wurde die Einholung eines ärztlichen Gutachtens verfügt. Bei der Aufnahme zeigte der Explorand ein auffallend stupides Benehmen, das 309

15. l. c.
16. Vgl. hiezu auch die Arbeit von PHLEPS, *Psychosen nach Erdbeben.*

Verdacht auf Simulation erweckte. Der Explorand sprach mit niemandem, ging breitspurig, die Hände in die Taschen vergraben, im Zimmer auf und ab oder stand stumpfsinnig in einer Ecke und starrte ins Leere. Wenn man ihn fragen wollte, so mußte man ihm die Frage mehrere Male sehr laut wiederholen, bis die Antwort erfolgte. Er antwortete stockend, oft gar nicht, sondern starrte den Frager bloß an. Der Explorand war zeitlich und räumlich orientiert, aber nicht imstande zu sagen, warum und wozu er in die Anstalt gekommen sei. Außerdem fielen gewisse Sonderbarkeiten auf: beim Auf- und Abgehen machte er oft mit scharfer Wendung «kehrt» oder drehte sich beim Stehen plötzlich um sich selbst (im gleichen Zimmer befand sich ein Katatoniker, der ähnliche Bewegungen machte). Vom fünften Tage an begann das Verhalten sich langsam zu ändern, der Explorand wurde freier, gab seine steife Haltung auf, fragte spontan, wozu er eigentlich hier sei, er sei nicht geisteskrank. Bei der nunmehr möglichen Exploration fiel sofort eine außerordentliche Schwerbesinnlichkeit auf, alle Reaktionen erfolgten sehr langsam, auf alle genaueren Daten mußte sich der Explorand jeweils lange besinnen, die Erzählung seiner Lebensgeschichte war ein krauses Durcheinander von chronologisch ganz ungeordneten Fragmenten und schwerverständlichen Widersprüchen; an Jahreszahlen und Namen, die ihm vorher ganz geläufig waren, konnte er sich nicht erinnern, sondern umschrieb dieselben in ebenso umständlicher als ungeschickter Weise; z. B. war er einmal aus einer Lithographenanstalt entlassen worden, weil er die Säuregerüche nicht ertragen konnte. Dies erzählte der Explorand folgendermaßen: «Es war dort halt ein Ding offen, wo Ding drin war, es war so ein Pfännlein, und da ist mir auf einmal übel geworden usw.» An den folgenden Tagen wurde er allmählich munterer und konnte schließlich eine völlig klare und logisch geordnete Darstellung seiner Angelegenheit geben. Für seine anfängliche Stupidität hatte er Einsicht und erklärte sie durch den starken Schrecken, den ihm die Versetzung in die Irrenanstalt gemacht habe, «er habe es überhaupt immer so, wenn er an einen neuen Ort komme».

310 Hat der Patient simuliert? Meines Erachtens nicht; er versuchte später nie, Kapital aus dieser sonderbaren Störung zu schlagen, obwohl er mit der richtigen Dummpfiffigkeit des Imbezillen alle möglichen Entlastungsgründe geltend zu machen suchte. Er schien vielmehr diese abnorme Affektwirkung als ganz gewöhnlich und ordnungsgemäß

zu betrachten. Überdies erscheint es mir als unmöglich, die Verwirrung und Schwerbesinnlichkeit und besonders die «Examenslähmung» in derart naturgetreuer Weise zu simulieren. Die Nachahmung des Katatonikers, war sie absichtlich, unabsichtlich oder etwas bloß Zufälliges? Ich möchte mich eines abschließenden Urteils über diesen Fall enthalten.

2.

Die zweite Beobachtung betrifft wieder einen Schwachsinnigen. Es 311
war ein siebzehnjähriger Bursche, der, wegen Notzucht angeklagt, uns zur Begutachtung zugeführt wurde. Er zeigte anfangs ein sehr stumpfes Wesen, außerordentlich blöden Gesichtsausdruck, und gab stockende, mühsam hervorgebrachte Antworten. Während der mehrwöchigen Dauer seines Aufenthaltes besserte sich sein Zustand allmählich, der Patient wurde munterer, gab viel rascher und klarer Auskunft als früher, wobei es auffiel, daß er mit Wärtern und Mitpatienten viel früher natürlich und ungehemmt umging als mit den Ärzten. Zur genaueren Umschreibung seiner geistigen Störung nahm ich, im Abstand von drei Wochen, zwei Serien von im ganzen 324 Assoziationsversuchen bei ihm auf. Die erste Serie wurde am Tage nach dem Eintritt aufgenommen. Die Versuche[17] ergaben folgendes Resultat [Tabelle I, p. 178]:

17. Die Einteilung folgt dem Schema ASCHAFFENBURGS: Vgl. KRAEPELIN [Hg.], *Psychologische Arbeiten,* I, p. 231. Die angewendeten Reizworte sind wahllos zusammengestellt und sind weder nach Silbenzahl noch grammatikalischer und inhaltlicher Qualität einem Schema untergeordnet.

TABELLE I

Assoziationen	*6.5.1903*	*27.5.1903*	*Assoziationen*	*6.5.1903*	*27.5.1903*
	in %	in %		in %	in %
Koordination etc.	6,4	2,0	Innere	15,3	69,3
Prädikativ	8,9	67,3			
Kausalabhängig	0,0	0,0			
Koexistenz	14,1	15,3	Äußere	16,6	17,5
Identität	0,0	0,0			
Sprachliche Reminiszenz	2,5	12,2			
Wortergänzungen	0,0	0,0	Dem Klang nach aufgefaßt	3,7	0,0
Klang	2,5	0,0			
Reim	1,2	0,0			
Mittelbare	0,0	0,0			
Sinnlose [18]	64,1	3,0			
Perseveration [19]	15,3	0,0			
			Wiederholungen [20]:	*19,1*	*13,0*
			Es kommen 2mal vor	12,8	6,0
			Es kommen 3mal vor	5,1	1,0
			Es kommen 4mal vor	0,0	4,0
			Es kommen 5mal vor	0,0	0,0
			Es kommen 6mal vor	1,2	1,0
			Es kommen 7mal vor	0,0	1,0

18. Die sinnlosen Reaktionen bestanden in diesem Falle aus Bezeichnungen von Gegenständen, die der Patient zufällig im Gesichtsfeld hatte. In der zweiten Serie sind auch einige Fälle inbegriffen, in denen der Patient überhaupt nicht reagierte.

19. Mit dem Namen «Perseveration» bezeichne ich das, was ASCHAFFENBURG als «Assoziation auf vorher vorgekommene Worte» bezeichnet. In diesem Falle sind Assoziationen auf vorher vorgekommene Reiz- und Reaktionsworte zusammengezählt.

20. Wiederholungen, d. h. die Zahl der Reaktionsworte, die mehrfach vorkommen, in Prozenten ausgedrückt.

Aus dieser Zusammenstellung geht die Veränderung des geistigen 312
Zustandes mit Deutlichkeit hervor. Das Überwiegen der sinnlosen Reaktionen, der nicht sinngemäß aufgefaßten Reizworte (Wortergänzungen und Klangassoziationen) und der Wiederholungen in der ersten Serie weist auf einen Zustand von Assoziationshemmung hin, den man am besten mit dem Namen «Verlegenheit» charakterisiert[21]. Über das Vorkommen der Perseveration und namentlich das enorme Überwiegen derselben in der ersten Serie wage ich mich bei der Beschränktheit des Materials nicht auszusprechen. Diesen Symptomenkomplex möchte ich in Analogie zu dem oben geschilderten setzen.

3.

Ich möchte ferner über zwei Beobachtungen aus Untersuchungen, 313
die ich gegenwärtig gemeinsam mit Herrn Dr. med. RIKLIN durchführe, berichten:

Verlegenheit ist ein Zustand, in welchem die Aufmerksamkeit nicht 314
konzentriert werden kann, da sie durch eine stark betonte Vorstellung anderweitig gefesselt ist. Diesen Zustand versuchte ich einigermaßen nachzuahmen, indem ich die Aufmerksamkeit jeweilen im Momente der Assoziation ablenkte. Dies geschah folgendermaßen: Die (natürlich geübte) Versuchsperson mußte ihre Aufmerksamkeit den beim Zurufen des Reizwortes auftretenden visuellen Vorstellungen zuwenden, daneben aber, wie beim gewöhnlichen Versuch, möglichst rasch reagieren. Der Zustand der Versuchsperson entspricht also einigermaßen der Verlegenheit, insofern die Aufmerksamkeit gefesselt ist und für die zu gleicher Zeit erfolgende Reaktion daher nur ein Bruchteil von Aufmerksamkeitsbesetzung abfallen kann. Die zwei Versuche, bei zwei Personen aufgenommen, bestehen aus je 300 Einzelversuchen.

21. Der Übungsfaktor dürfte bei dieser ganz groben Störung wohl außer Betracht fallen.

TABELLE II

Assoziationen	N	A	N	A	*Assoziationen*	N	A	N	A
	in %					in %			
Koordination etc.	15,5	4,0	13,5	19,0					
Prädikativ	25,5	19,0	31,5	12,0	Innere	38,5	23,0	46,5	33,0
Kausalabhängig	1,5	0	1,5	2,0					
Koexistenz	7,5	6,0	7,5	4,0					
Identität	6,0	5,0	5,0	6,0	Äußere	58,5	65,0	51,0	36,0
Sprachliche Reminiszenz	45,0	54,0	37,0	26,0					
Wortergänzungen	0,5	8,0	2,0	5,0	Dem Klang				
Klang	0	2,0	0,5	15,0	nach	1,5	11,0	2,5	29,0
Reim	1,0	1,0	0	9,0	aufgefaßt				
Mittelbare	1,5	1,0	1,5	2,0					
Sinnlose	0	0	0	0					
Perseveration	1,0	2,0	1,5	1,0					

N = Normal A = Abgelenkt

315 Ähnliche Resultate ergeben Versuche über äußere Ablenkung, welche darin bestehen, daß die Versuchsperson gleichzeitig mit Metronomschlägen Bleistiftstriche von bestimmter Länge ausführt. Folgendes Beispiel, wieder auf ein Material von 300 Assoziationen basiert, zeigt eine analoge Veränderung:

TABELLE III

Assoziationen	N	A Metroschläge pro Minute 60	A Metroschläge pro Minute 100	*Assoziationen*	N	A Metroschläge pro Minute 60	A Metroschläge pro Minute 100
		in %				in %	
Koordination etc.	29,0	20,0	20,0	Innere	46,5	32,0	26,0
Prädikativ	16,0	12,0	6,0				
Kausalabhängig	1,5	0	0				
Koexistenz	7,5	2,0	2,0	Äußere	33,5	36,0	36,0
Identität	6,0	0	2,0				
Sprachliche Reminiszenz	20,0	34,0	32,0				
Wortergänzungen	0,5	0	2,0	Dem Klang nach aufgefaßt	5,5	20,0	16,0
Klang	5,0	20,0	14,0				
Reim	0	0	0				
Mittelbare	4,5	12,0	12,0				
Sinnlose	1,0	0	10,0				
Perseveration	0,5	2,0	2,0				
				Nicht aufgefaßt	1,0	0	10,0

N = Normal A = Abgelenkt

Bei dieser Versuchsanordnung spielt natürlich der Übungsfaktor 316
eine hervorragende Rolle, nichtsdestoweniger ist die Veränderung der Assoziationen recht handgreiflich. Wir behalten uns vor, später ausführlich über die Versuche und ihre Bedeutung für die Psychopathologie zu berichten[22]. Ich glaube, die angeführten Beispiele genügen, um

22. [Vgl. *Diagnostische Assoziationsstudien.* 1906/1911, Ges. Werke II; ferner: Über die Pychologie der Dementia Praecox. 1907, Ges. Werke III.]

ein erklärendes Licht auf die Assoziationsstörung des Imbezillen zu werfen.

317 Wir ersehen aus diesen Versuchen, daß bei mangelhafter Aufmerksamkeitsbesetzung die Qualität der Assoziationen sich im allgemeinen verschlechtert, d. h. daß eine deutliche Neigung vorhanden ist, zum Teil äußere, zum Teil rein mechanische Assoziationen zu produzieren. Ein Individuum, das nach derartigen Assoziationen denkt, faßt schlecht auf, verarbeitet schlecht und nähert sich daher dem Zustand einer gewissen Demenz. Darauf dürfte vielleicht der durch die Emotion gesteigerte Schwachsinn von Beobachtung 2 beruhen. Der in diesem Falle erhobene Befund wirft auch ein gewisses Licht auf den zuerst berichteten Fall, der leider nicht näher psychologisch untersucht wurde. Im zweiten Falle ist Simulation mit aller Sicherheit ausgeschlossen, und doch kommt sein Verhalten nach Art und Verlauf dem des ersten gleich. Ist es nicht denkbar, daß bei derartigen schwachsinnigen und entarteten Individuen die ungewohnte Internierung in eine Irrenanstalt mit Affekten verknüpft ist, die sich nur langsam ausgleichen, entsprechend der geringen Anpassungsfähigkeit der Imbezillen? Soweit überhaupt ein Urteil in diesem Punkte möglich ist, scheint es mir, als ob vielleicht weniger die Imbezillität hierbei in Betracht komme, als vielmehr eine auch bei anderen degenerierten Individuen vorkommende geistige Disposition, welche der inneren Verarbeitung von Affekten und neuen Eindrücken abnorme Hindernisse entgegenstellt und dadurch den Zustand einer beständigen Fassungslosigkeit und Verlegenheit hervorruft.

318 Inwiefern diese Disposition, Affekte in mangelhafter oder abnormer Weise auszugleichen, mit Hysterie zusammentrifft, ist nicht leicht zu sagen; nach der FREUDschen Hysterielehre wird sie damit identisch sein. Nach den Erfahrungen PIERRE JANETS sind die Affektwirkungen gerade bei Hysterischen am deutlichsten und produzieren jenen Zustand von Dissoziation, in welchem Wille, Aufmerksamkeit, Konzentrationsfähigkeit gelähmt und alle höheren psychischen Phänomene zugunsten der niederen vermindert sind, d. h. daß eine Verschiebung stattfindet nach der Seite des Automatischen, wobei alles das frei wird, was vorher unter der Herrschaft des Willens gebunden lag. JANET sagt über die Wirkung des Affektes auf Hysterische: «L'émotion a une action dissolvante sur l'esprit, diminue sa synthèse et le rend pour un

moment misérable. Les émotions, surtout les émotions déprimantes comme la peur, désorganisent les synthèses mentales; si on peut ainsi dire, leur action est analytique par opposition à celle de la volonté, de l'attention, de la perception qui sont synthétiques[23].»

In seinem neuesten Werke dehnt JANET seine Auffassung der Affektwirkung auch auf alle möglichen anderen Arten von psychopathischer Minderwertigkeit aus; er sagt ähnlich wie früher: «Un des phénomènes de l'émotion, c'est de s'accompagner d'un abaissement marqué du niveau mental. – Elle ne produit pas seulement la perte de la synthèse et la réduction à l'automatisme qui est si visible chez l'hystérique, elle supprime graduellement suivant sa force les phénomènes supérieurs et abaisse la tension au seul niveau des phénomènes dits inférieurs... Dans l'émotion nous voyons disparaître la synthèse mentale, l'attention, la volonté, l'acquisition de souvenirs nouveaux; en même temps nous voyons diminuer ou disparaître toutes les fonctions du réel, le sentiment et le plaisir du réel, la confiance, la certitude. A la place nous voyons subsister les mouvements automatiques[24]» etc. Eine besonders verderbliche Wirkung hat der Affekt auf das Gedächtnis; JANET sagt darüber: « Mais jamais ce pouvoir de dissociation qui appartient à l'émotion ne se manifeste plus nettement que dans son action sur la mémoire... Cette dissociation peut s'excercer sur les souvenirs au fur et à mesure de leur production et constituer l'amnésie continue. Elle peut aussi s'exercer tout d'un coup sur un groupe de souvenirs déjà constitué[25]» etc. Diese Affektwirkung ist für uns von ganz besonderer Bedeutung, da sie uns die Gedächtnisstörung in den Fällen emotioneller Verwirrtheit erklärt und auch auf die Amnesien der GANSERschen Dämmerzustände ein merkwürdiges Licht wirft. In dem GANSERschen Symptomenkomplex, den ich analysiert habe[26], war das wesentliche Phänomen eine anterograde Amnesie, die von affektiven Momenten abhängig war. Es zeigte sich, daß eine in diesem Falle vorhandene ausgedehnte retrograde Amnesie sich hauptsächlich auf alle unangenehmen, stark affektbetonten Ereignisse der jüngsten Ver- 319

23. *L'Automatisme psychologique,* p. 457 [modifiziert].
24. *Les Obsessions et la psychasthénie.*
25. *Névroses et idées fixes.* I, p. 144 f.
26. [*Ein Fall von hysterischem Stupor bei einer Untersuchungsgefangenen.* Paragr. 226 ff. dieses Bandes.]

gangenheit erstreckte. Ein Rezidiv, das die Patientin unter Beobachtung durchmachte, war verursacht durch einen starken Unlustaffekt. Ähnlich berichtet auch PHLEPS in seiner erwähnten Arbeit über die Amnesie, welche in seinen Fällen für den ursächlichen Affekt (das Erdbeben von Laibach) bestand.

320 Das Zustandsbild, das die beiden oben erwähnten Exploranden boten, war dasjenige eines hochgradigen Schwachsinnes, der offenbar akut eingesetzt hatte und durch keine irgendwie nachweisbare Erkrankung bedingt war. Die weitere Beobachtung ergab, daß der Grad des wirklich vorhandenen Schwachsinnes ein bei weitem geringerer war. Bei vielen sogenannten Simulanten, welche eine hochgradige Stupidität vortäuschen, finden wir dasselbe äußere Verhalten, vom bewußten plumpen Unsinnreden durch alle Intensitätsgrade bis zu den schwer zu beurteilenden Grenzfällen, von denen soeben die Rede war. Wir sehen aber auch bei den von GANSER und neuerdings von einer Reihe anderer Autoren[27] beschriebenen Dämmerzuständen Symptome, die anscheinend ebenfalls auf einen unwahrscheinlich hochgradigen Schwachsinn deuten, der aber auf einer rein funktionellen, aus psychologischen Motiven erklärbaren Einschränkung zu beruhen scheint, wie ich im oben zitierten Falle nachgewiesen habe. Die GANSERschen Antworten sind von der gleichen Qualität wie diejenigen eines Simulanten, bloß erfolgen sie aus einem Dämmerzustand, der mir klinisch nicht allzuweit von den oben berührten Fällen von emotiver Stupidität zu stehen scheint[28]. Wenden wir das bisher Gesagte auf die Simulationsfrage an, so lassen sich Fälle denken, welche durch die aufregenden Momente der Verhaftung, der Untersuchung, der Einzelhaft usw.[29] in eine emotio-

27. RAECKE, *Hysterischer Stupor.* A. WESTPHAL, *Über hysterische Dämmerzustände und das Symptom des «Vorbeiredens»;* LÜCKE, *Über das Ganser'sche Symptom.*

28. Von 58 Fällen von Simulation, die ich gesammelt habe, wurden in 29 unsinnige Antworten gegeben, wie sie dem GANSERschen Komplex entsprechen. Die bedeutende Verbreitung dieses für den GANSERschen Komplex so bezeichnenden Symptoms ist von Interesse für die Beurteilung des in Frage stehenden Zustandes.

29. SCHÜRMAYER sagt: Das böse Gewissen wirkt nicht selten so stark auf das Seelenleben des Menschen ein, daß es Seelenleiden vortäuschen kann. Niedergeschlagenheit und ärgerliche Stimmung findet sich fast bei jedem Inquisiten, der nicht professionierter Verbrecher ist. Starres Hinbrüten ist gewöhnlich bei ihnen, sie finden wochenlang die Nachtruhe nicht, kommen körperlich herunter, verweigern die Nahrung, haben Angst, Halluzinationen usw. Nicht nur die Leugnenden, sondern auch

nelle Verwirrtheit geraten, wodurch den einen der Gedanke der Simulation von Geistesstörung unmittelbar nahe gelegt wird, die andern aber durch oben angedeutete Disposition in einen Zustand von Stupidität verfallen, in welchem sich je nach der geistigen Beschaffenheit des Individuums bewußte Übertreibung, halbbewußte Schauspielerei und hysterische Automatismen zu einem unergründlichen Gemenge vereinigen können, ähnlich dem Bilde einer «traumatischen Neurose», wo «Simuliertes» und «Hysterisches» untrennbar zusammenhängen. Es scheint mir sogar, als ob es bloß ein Schritt wäre von Simulation zum GANSERschen Symptomenkomplex, als ob das GANSERsche Zustandsbild bloß eine aus dem Bewußtsein ins Unterbewußte geratene Simulation wäre. Daß eine solche Transposition möglich ist, zeigen die Fälle der pathologischen Schwindler und Träumer. Ein unterstützendes Moment ist dabei die geschilderte abnorme Affektwirkung. Die Literatur über Simulation läßt in dieser Hinsicht sehr viel zu wünschen übrig, denn sehr oft sind die Experten in schwierigen Fällen froh, wenn es ihnen gelingt, die einen oder andern Symptome als «simuliert» zu entlarven, woraus dann fälschlicherweise auch alles übrige als Simulation aufgefaßt wird.

Ich möchte hier über einen Fall[30], der in drei verschiedenen Bezie- 321
hungen lehrreich ist, referieren:

J., geb. 1867, Spinnereiarbeiter. 322

Heredität: Vater jähzornig. Schwester der Mutter melancholisch, beging Selbstmord.

Aus der Jugend des Patienten ist nichts Besonderes bekannt, als daß 323
der Vater ihm schon früh das Zuchthaus prophezeite. Mit 16½ Jahren lief Patient von zu Hause fort auf Wanderschaft, arbeitete in verschiedenen Fabriken, gesamthaft etwa sieben Jahre lang. Mit 22 Jahren heiratete er. Die Ehe war durch seine Schuld unglücklich. Nach zwei Jahren brannte er durch unter Mitnahme der Ersparnisse seiner Frau, wanderte nach Amerika aus, führte dort ein abenteuerliches Wanderleben, kam nach einigen Jahren wieder nach Deutschland zurück, das

die Geständigen werden so. Sie geben im Verhör ganz verkehrte Antworten und werden durch das Inquirieren geradezu zur Verzweiflung gebracht. *Lehrbuch der gerichtlichen Medicin*, p. 378.

30. [Vgl. auch Paragr. 359 ff. dieses Bandes.]

er wandernd und vagabundierend durchquerte. In der Schweiz angelangt, versöhnte er sich wieder mit seiner Frau, die indessen bald darauf die Scheidungsklage erhob. Er lief ihr wieder davon, unterschlug eine von einem Mitarbeiter ihm anvertraute Summe, verjubelte das Geld, wurde darauf verhaftet und zu sechs Monaten Zuchthaus verurteilt (1892). Nach Verbüßung der Strafe vagabundierte der Patient wieder in der Schweiz herum.

324 1894 verbüßte er einen Monat Gefängnis wegen Diebstahls. Damals (nicht im Zusammenhang mit der Strafe) soll ein Selbstmordversuch vorgekommen sein. Nach Verbüßung der Strafe wieder Herumvagabundieren bis 1896. Von da an arbeitete der Patient vier Jahre lang ununterbrochen in der gleichen Fabrik. 1900 heiratete er zum zweitenmal. Auch diese Ehe war unglücklich. 1901 lief er seiner Frau fort unter Mitnahme ihrer Ersparnisse im Betrage von 1200 Franken. Er jubelte damit vierzehn Tage herum, kam dann wieder zurück und brachte der Frau noch 700 Franken. Später (1902) nahm er das Geld wieder und lief endgültig fort, beging zwei Diebstähle, als ihm das Geld ausging. Er wurde bald darauf verhaftet, verbüßte für den ersten Diebstahl sechs Monate Arbeitshaus. Erst im Frühjahr 1903 wurde er als Täter für den zweiten Diebstahl erkannt und verhaftet. Beim ersten Verhör gab er seine Personalien richtig an, bestritt darauf die Anklage, verwirrte sich in Widersprüchen, und gab schließlich nur noch ganz unzusammenhängende und verwirrte Antworten. In der Einzelhaft wurde er nachts unruhig, warf die Schuhe unters Bett, verhängte das Fenster mit einer Decke, weil immer «einer hereinwolle»; folgenden Tags Nahrungsverweigerung, behauptete, das Essen sei vergiftet. Gab keine Antwort mehr, sah Spinnen an der Wand. In der zweiten Nacht, in gemeinschaftlicher Haft, war er unruhig, behauptete, es sei einer unter dem Bett. Am dritten und vierten Tag apathisch, antwortete nicht, aß nur, wenn er sah, daß die anderen auch aßen, versicherte, seine Frau getötet zu haben, unter dem Bett sei ein Mörder mit einem Messer. Nach dem Zeugnis des Gefängnisarztes machte der Patient den Eindruck eines Katatonikers.

325 Am 3. Juni 1903 Aufnahme behufs ärztlicher Begutachtung.

326 Der Patient erscheint ganz stumpf, apathisch, das Gesicht zeigt einen steifen, blöden Ausdruck. Ist nur mit Mühe zum Antworten zu bringen. Namen und Heimat gibt er richtig an. Zeitlich und örtlich

anscheinend desorientiert. Fünf vorgehaltene Finger gibt er als vier an, zehn als acht. Kennt die Uhr nicht. Geldstücke benennt er auffallend unrichtig. Aufforderungen kommt er richtig nach, führt dieselben jedoch in unsinniger Weise aus. Soll die Türe mit dem Schlüssel schließen: der Patient versucht den Schlüssel beharrlich mit dem Bart nach oben ins Loch zu stecken. Eine Zündholzschachtel öffnet er, indem er dieselbe von der Seite her aufbricht. Starker Verdacht auf Simulation. Wird auf den Wachsaal gelegt. Nachts ruhig, stand nur einmal auf, um sein Bett wegzuschieben, indem er behauptete, eine an der Decke angebrachte Verzierung falle herunter. Folgenden Tages status idem. Bei der Untersuchung ganz unsinnige Antworten, zu denen Patient jeweilen stark gedrängt werden muß. Es zeigt sich deutlich, daß Patient Fragen und Aufforderungen ganz gut auffaßt, sich aber bemüht, möglichst unsinnig darauf zu reagieren. Er kann nicht schreiben, nicht lesen. Den Bleistift nimmt er richtig in die Hand, das Buch aber verkehrt, die Zündholzschachtel bricht er wieder von der Seite auf, zündet aber eine Kerze richtig an und löscht dieselbe auch wieder richtig usw. Geldstücke bezeichnet und schätzt er ganz unsinnig.

Die körperliche Untersuchung ergibt gesteigerte Vorderarm- und 327
Patellarreflexe. Die Schmerzempfindlichkeit erscheint allgemein herabgesetzt, stellenweise fast ganz aufgehoben, so daß auch auf recht tiefe Stiche nur kaum merklich reagiert wird. Die Pupillenreaktion auf Schmerz ist erhalten. Die rechte Pupille ist etwas weiter als die linke. Reaktion normal. Das Gesicht ist deutlich asymmetrisch.

Diese Untersuchung wurde in einem Separatzimmer ausgeführt, wel- 328
ches auf dem gleichen Stock liegt wie der Wachsaal, wo der Patient sich vorher befand. Nach beendigter Untersuchung ließen wir den Patienten sein Zimmer selber wieder aufsuchen. Er ging zuerst in entgegengesetzter Richtung und rüttelte an einer Korridortüre, die er vorher nicht passiert hatte; dann hieß man ihn in der anderen Richtung gehen. Nun versuchte er zwei andere Türen zu öffnen, welche in Zimmer neben dem Wachsaal führen. Schließlich kam er an die richtige Türe, die ihm geöffnet wurde. Er trat ein, blieb aber steif an der Türe stehen. Er wurde aufgefordert, ins Bett zu gehen; der Patient blieb aber stehen, ohne auf die Aufforderung zu reagieren. Sein Bett befand sich in der der Türe entgegengesetzten Ecke, war aber deutlich sichtbar von der Stelle aus, wo der Patient stand. Wir ließen ihn nun stehen. Er

blieb eineinhalb Stunden an der gleichen Stelle steif aufgerichtet stehen, wurde dann plötzlich bleich, schwitzte stark, verlangte vom Wärter Wasser, fiel aber, noch bevor er das Wasser erhalten hatte, ohnmächtig zu Boden. Nachdem er zehn Minuten am Boden gelegen und sich wieder etwas erholt hatte, wurde er aufgerichtet, wobei er rasch wieder anfing, ohnmächtig zu werden. Er wurde darauf zu Bett gebracht. Auf Fragen reagierte er gar nicht, verweigerte die Nahrung. Im Laufe des Nachmittags stand er plötzlich auf und warf sich, mit dem Kopf voran, mit beträchtlicher Gewalt gegen die Türe; als man ihn wegen drohender Suizidgefahr davon abhalten wollte, kam es zu einem Handgemenge, wobei es mehrere Wärter zur Bändigung erforderte. Patient wurde in einen Wickel gelegt, worin er sich rasch beruhigte. 5. Juni nachts ruhig, kehrte nur einmal das Bett um. Bei der Morgenvisite packte er plötzlich den Arzt und wollte denselben zu sich ins Bett werfen, griff auch den Wärter an. Hyoscininjektion. An den folgenden Tagen zeigte Patient dasselbe stumpfe und blöde Verhalten mit gelegentlichen Anwandlungen von Gewalttätigkeit gegen Ärzte und Wärter, welche jedoch nie zu gefährlichen Schlägereien wurden. Sprachliche Äußerungen kamen nur sehr selten vor, waren immer blöd und ungereimt und wurden in ganz affektlosem Tone vorgebracht. Patient verweigerte in den ersten drei Tagen die Nahrung vollständig, vom vierten Tage an aß er wieder, und zwar täglich mehr. 7. Juni. Der Patient verlangte plötzlich einen Aderlaß, weil er zu viel Blut habe. Als ihm dies verweigert wird, fällt er wieder in ein stumpfes Hinbrüten zurück. Im Gegensatz zu seinem apathischen Verhalten nahm er anscheinend doch Anteil an seiner Umgebung; als er sah, wie sich ein neben ihm liegender Patient heftig gegen die Sondenernährung wehrte, rief er plötzlich, man solle dem Manne doch die Füße zusammenbinden, dann gehe es besser. 8. Juni. Der Patient wurde heute mit starken Strömen faradisiert. Geringe Reaktion. Es wurde ihm angekündigt, das geschehe von jetzt an täglich. 9. Juni. Heute morgen war der Patient plötzlich klar, verlangte eine Unterredung unter vier Augen. Er gab nun folgende Auskunft:

329 «Sie wissen ja, daß es mit mir nicht so gefährlich ist. Ich bin verhaftet worden – ich habe eine brave Mutter und brave Geschwister, und da bin ich in solche Angst und Aufregung geraten, daß ich gar nicht mehr wußte, was sagen, und so kam ich auf den Gedanken, es

noch fauler zu machen, als es ist. Hier merkte ich gleich, daß man mir nicht glaubte – es wurde mir auch zu dumm, den Verrückten zu spielen, und es verleidete mir auch, immer im Bett zu liegen. Es ist mir überhaupt alles verleidet, und ich denke immer an Selbstmord. – Ich bin nicht geisteskrank, und doch ist es mir manchmal, als ob nicht alles ganz recht im Kopfe wäre. – Ich habe das nicht getan, um der Gefängnisstrafe zu entgehen, sondern meiner Familie wegen. Ich hatte mir vorgenommen, recht zu sein, und habe neun Jahre lang, bis zum letzten Herbst, keine Strafe mehr gehabt.»

Auf die Frage, wie er denn dazu gekommen sei, Geistesstörung zu 330
simulieren, antwortete er: «Meine alte Mutter dauerte mich, und meine Tat reute mich. Ich kam in eine solche Angst und Aufregung, daß ich dachte, ich wolle mich noch schlechter machen, als ich sei. Als ich nach dem Verhör wieder in die Zelle kam, wußte ich fast nicht mehr, was anfangen. Ich hätte mich gerade fertig gemacht, wenn ich ein Messer gehabt hätte.» Über den Zweck seiner Simulation schien er sich nicht recht klar zu sein, «er habe sehen wollen, was man dann mit ihm mache». Über seine Handlungen in der simulierten Geistesstörung gab er Auskunft mit genügenden Motivierungen. Auffallend war die Angabe, daß er trotz ca. viertägigem Fasten *keinen Appetit* verspürt habe. Es wurde nun eine zusammenhängende Anamnese und Katamnese aufgenommen, woraus die Angabe hervorzuheben ist, daß der Patient immer von einer «inneren Unruhe» von Stelle zu Stelle getrieben wurde. Sobald er einige Zeit an einem Ort stabil gewesen, habe ihn der unbestimmte Freiheitsdrang wieder überfallen und weggetrieben. In seiner ganzen Erzählung zeigt er ziemliche Unsicherheit in allen genaueren Daten (Jahreszahlen usw.). Ganz auffallend wurde aber die Unsicherheit in der zeitlichen Schätzung der jüngsten Ereignisse. Obschon er zeitlich ordentlich orientiert war, versicherte er doch, schon seit vierzehn Tagen in der Anstalt zu sein (statt sechs). Am Abend des gleichen Tages war er in dieser Angabe unsicher geworden und schwankte nun zwischen zehn und zwölf Tagen. Die Einzelheiten des bisherigen Aufenthaltes in der Anstalt erzählte er unscharf und erinnerte sich an viele kleinere, an sich unbedeutende Begebenheiten während der Simulation nicht mehr, auch warf er vieles zeitlich durcheinander. Er erinnerte sich bloß noch undeutlich an die Szene der Aufnahme und an die damalige Untersuchung. Er wußte noch, daß er einen Schlüssel habe

ins Loch stecken müssen, aber er habe ihn in richtiger Weise darein gesteckt. An die Untersuchung am folgenden Tage erinnerte er sich auch, behauptete, das Zimmer sei damals ganz voll von Ärzten gewesen, etwa sieben oder acht (statt fünf). An die Einzelheiten der Untersuchung erinnerte er sich nur, wenn man ihm nachhalf.

331 Über die Szene nach der Untersuchung gab er folgende Auskunft: «Er wisse noch gut, wie er aus der Untersuchung gekommen sei; man habe ihn laufen lassen, und er habe sich dann in dem großem Gange verirrt. Es sei ihm nämlich vorgekommen, als sei er, um ins Untersuchungszimmer zu gelangen, zuerst eine Treppe hinaufgestiegen. Als er nun nicht wieder eine Treppe hinuntergehen mußte, habe er gedacht, man wolle ihn zum besten haben und ihn in ein unrichtiges Zimmer führen. Er habe darum, als man ihn endlich in den Krankensaal einließ, gedacht, das sei nicht das richtige Zimmer, und er habe den Saal auch nicht wieder erkannt, besonders noch, da er auch gesehen habe, daß alle Betten besetzt waren. (Sein Bett war aber leer und deutlich sichtbar.) Deshalb sei er am Eingang stehen geblieben, da sei es ihm eben übel geworden, und er sei umgefallen. Als man ihn darauf ins Bett brachte, habe er erst gesehen, daß noch ein Bett frei war, daß es das seinige war, und daß er sich auch im richtigen Zimmer befand.»

332 Der Patient behandelte dieses Intermezzo als bloßes Mißverständnis, ohne die geringste Ahnung zu besitzen, daß es sich um eine krankhafte Begebenheit handelte. Die gefährliche Rücksichtslosigkeit, mit der er seinen Kopf gegen die Türe stieß, erklärte er aus direkter Selbstmordabsicht.

333 Wir haben den Patienten am folgenden Tage (10. Juni) Additionen einstelliger Zahlen ausführen lassen (nach den KRAEPELINschen Rechnungsheften). Als arithmetisches Mittel der Minutenleistung ergaben sich 28,1 Additionen von einer Summe von 1297 Additionen in 46 Minuten. Der Übungszuwachs erwies sich als unbedeutend; die Differenz zwischen der durchschnittlichen Minutenleistung der ersten Hälfte und derjenigen der zweiten betrug, im arithmetischen Mittel ausgedrückt, bloß 1,5 zugunsten der zweiten Hälfte. Es ist also nicht nur eine recht geringe Leistung, sondern auch ein mangelnder Übungszuwachs zu konstatieren. Im Vergleich zu dieser relativ sehr leichten Arbeit ist die *Fehlerzahl eine abnorm hohe.* 11,2 Prozent der Additionen sind falsch. Auf die Minutenleistung der ersten Hälfte kommen

1,5 Fehler, auf diejenige der zweiten 4,7. Dieser Befund illustriert sehr gut das rasche Erlahmen von Energie und Aufmerksamkeit, ohne daß eine abnorme psychische Erschöpfbarkeit vorläge. Das *optische Auffassungsvermögen* war erheblich herabgesetzt. Der Patient braucht auffallend lange, um die einfachen Bilder des Meggendorferschen Bilderbuches aufzufassen. Die *Auffassung von Gehörtem und Gelesenem* war in gleichem Sinne herabgesetzt. Bei der Reproduktion einer einfachen Fabel von AESOP ließ der Patient wesentliche Stücke weg und fabulierte an anderen Orten dazu. Die *Merkfähigkeit,* besonders für Zahlen, war schlecht. Das Gedächtnis für Ereignisse der früheren Vergangenheit war, wie schon berichtet, leidlich; ebenso waren die Schulkenntnisse in normalem Umfang erhalten. Keine Anzeichen von Imbezillität. Keine Gesichtsfeldeinschränkung. Auch sonst keine hysterischen Stigmata. Rotgrünblindheit. Reflexe wie bei der ersten Untersuchung. Keine Sensibilitätsstörungen mit Ausnahme einer allgemeinen Hypalgesie. Eine Woche später (19. Juni) wurde der Patient nochmals einer genauen Untersuchung unterworfen, nachdem er in der Zwischenzeit eine korrekte Haltung bewahrt hatte. Im körperlichen Zustand keine Veränderungen. Das *Auffassungsvermögen* hat noch nicht die Stufe des durchschnittlich Normalen erreicht; trotzdem ist eine entschiedene Besserung zu konstatieren. Die *Merkfähigkeit* hat sich nicht gebessert. Die *Arbeitskurve* zeigt eine gewisse Veränderung.

Ich stelle hier der Übersichtlichkeit wegen die Resultate der ersten 334
und zweiten Untersuchung nebeneinander:

TABELLE IV

	10. Juni	19. Juni
Mittel der Minutenleistung	28,1	32,4
Mittel der ersten Hälfte pro Minute	27,4	31,9
Mittel der zweiten Hälfte pro Minute	28,9	32,9
Fehler in %	11,2	4,0
Fehler pro Minute der ersten Hälfte	1,5	1,1
Fehler pro Minute der zweiten Hälfte	4,7	1,5

Das Resultat der zweiten Untersuchung zeigt eine Erhöhung der 335
Minutenleistung um 4,3 gegenüber der ersten Serie und eine sehr deut-

liche Verminderung der Fehler. Vergleichen wir das Resultat mit der klinischen Beobachtung, so sehen wir letztere bestätigt, insofern tatsächlich im Verlaufe einer Woche eine deutliche Besserung von Energie und Aufmerksamkeit eingetreten ist. Eine Prüfung der Assoziationen wurde leider nicht vorgenommen. Am 23. Juni machte der Patient einen ostentativen Selbstmordversuch, indem er die Haut am linken Handgelenk langsam mit einem scharfen Stein durchsägte. Nachher wehrte er sich in kindischer Weise gegen das Verbinden.

336 Das Gutachten nahm Zurechnungsfähigkeit für den Diebstahl und Straffähigkeit an; für das Vergehen der Simulation aber verminderte Zurechnungsfähigkeit.

337 Es wird wohl kein Zweifel bestehen, daß der Patient wirklich simuliert hat. Man kann ruhig eingestehen, daß die Simulation vorzüglich war, so gut, daß man zwar nie die Simulationsmöglichkeit vergaß, aber doch zeitweise ernstlich an die Möglichkeit einer Dementia praecox oder eines tieferen hysterischen Dämmerzustandes im Sinne GANSERS dachte. Die konsequent starre Maske seines Gesichts, die Gefährlichkeit seiner Selbstmordversuche (zur Zeit der Störung), die wirkliche Ohnmacht, die anscheinend tiefe Hypalgesie waren Tatsachen, die nicht leicht aus bloßer Simulation erklärbar waren. Wir haben deshalb schon bald den Gedanken an eine reine Simulation aufgegeben mit der Annahme, daß, wenn es sich wirklich um eine Simulation handle, irgend ein pathologisches Plus dabei sein müsse, das irgendwie fördernd eingreife. Das plötzliche Geständnis kam deshalb etwas überraschend.

338 Nach dem oben berichteten Material ist der Patient ein Entarteter. Seine Vergeßlichkeit, sein Mangel an Konzentrationsvermögen deuten auf eine gewisse Form *hysterischer Minderwertigkeit,* indem gröbere Hirnläsionen anamnestisch ausgeschlossen zu sein scheinen. Obgleich wir keine direkten sonstigen Anhaltspunkte für Hysterie haben, erscheint doch diese Annahme als die wahrscheinlichste. (Die Hypalgesie ist ein Entartungsmerkmal, das auch sonst, besonders bei Verbrechern, vorkommt.) Wie wir gesehen haben, wird der Patient im Verhör verwirrt, was er mit seiner damaligen Verzweiflung, also mit einem starken Affekte begründet. Die Frage der logischen Motivierung ist in diesem Falle recht dunkel, und es hat allen Anschein, als ob der Patient nie einen eigentlich klaren Entschluß zur Simulation gefaßt hätte. Er

betont in der Katamnese ausdrücklich und wiederholt den starken Affekt, in dem er sich befunden habe, und wir haben keinen Grund, ihm in diesem Punkt nicht zu glauben. Es scheint vielmehr, daß dem Affekt eine wichtige ätiologische Rolle zukommt. Obschon jeder Zug des erfolgenden Krankheitsbildes simuliert ist (mit Ausnahme der Ohnmacht), so ist doch fast jedes Symptom von Erscheinungen begleitet, die nicht mehr simuliert sein können. Um mich nicht in Einzelheiten zu verlieren, beschränke ich mich ganz auf die in der Katamnese erhobene Tatsache, daß Patient wenigstens zeitweise *während der Simulation mangelhaft und verfälscht auffaßte,* womit die Störung der Aufmerksamkeit, welche am 9. Juni konstatiert wurde, übereinstimmt. Dementsprechend zeigt sich auch die Erinnerung für die kritische Zeit als auffallend getrübt. *Wir finden also mit Simulation zusammen wirkliche und erhebliche Störungen im Gebiete der Aufmerksamkeit. Die Störungen überdauern die Simulation und bessern sich deutlich im Laufe einer Woche.*

Ältere Autoren behaupten, daß die Simulation einen schädlichen 339
Einfluß auf den Geisteszustand habe[31]. Diagnostische Irrtümer vorbehalten, wird sich diese Schädigung wahrscheinlich auf eine der Hypnose ähnliche Aufmerksamkeitsstörung beschränken, was auch für unsern Fall eine plausible Erklärung sein dürfte[32]. Es ist jedoch nicht zu vergessen, daß eine derartige Veränderung nicht ohne weiteres eintritt auf einen bloßen Entschluß hin. Dazu bedarf es einer gewissen Prädisposition (Dissoziation im Sinne FORELS). Und hier kommt meines Erachtens dem Affekt eine entscheidende Bedeutung zu. Wie oben ausführlich dargelegt wurde, haben Affekte eine dissoziierende (zerstreuende) Wirkung auf das Bewußtsein, wahrscheinlich dadurch, daß *eine* Vorstellung einseitig und übermäßig hervorgehoben wird, wobei für den Rest bewußter Seelentätigkeit eine zu geringe Aufmerksamkeitsbesetzung abfällt. Dadurch werden alle mehr mechanischen, automatisch ablaufenden Vorgänge frei und erlangen auf Kosten des Bewußtseins allmählich eine gewisse Selbständigkeit. Ich erinnere an die

31. Vgl. A. LAURENT, *Etude sur la simulation.*

32. Schon 1856 vertrat RICHARZ, einer der Experten im Fall Stockhausen, die gewiß richtige Ansicht, daß ein äußerlich angenommenes Benehmen einen großen Einfluß auf die Verstellungstätigkeit habe. *Über psychische Untersuchungsmethoden.*

schönen Experimente BINETS[33] und JANETS[34] über Automatisierung im Zustande der Zerstreutheit.

340 Auf dieser Grundlage ist JANETS Auffassung der Affektwirkung basiert, wonach jeglicher Automatismus durch Zerstreutheit (d.h. Schwäche der Aufmerksamkeit) begünstigt wird und hauptsächlich, wie BINET sich ausdrückt, «an der psychischen Schattenseite» gedeiht. Es ist also anzunehmen, daß gewisse gleichzeitig mit dem Affekt im Bewußtsein vorhandene Vorstellungen, die mit dem Affekt inhaltlich gar nicht verwandt zu sein brauchen, automatisiert werden. Diese Annahme wird durch klinische Erfahrung auch reichlich bestätigt, besonders durch die Anamnese hysterischer Tics. Unser Fall, der den Zustand einer Halbsimulation darstellt, zeigt als wesentliches Symptom eine starke und stabile Aufmerksamkeitsstörung, wie sie etwa dem Hypnotisierten zukommt, bei welchem ebenfalls die Aufmerksamkeit in einer bestimmten Richtung gefesselt ist. Ein interessanter Gegenstand kann unsere Aufmerksamkeit derart auf sich ziehen, daß wir von ihm «gefesselt» sind. Bei Hysterischen geht immer etwas mehr mit; sie haben Neigung, sich immer mehr mit *dem interessierenden Gegenstand zu identifizieren.* Dabei kommt nicht eine beschränkte Anzahl von Assoziationen, wie beim Normalen, sondern eine unbeschränkte, mit allen unterbewußten Verknüpfungen zustande; diese Verbindungen lassen sich bei der eigentümlichen Natur der Hysterischen nur schwer lösen. *Von diesem Standpunkt aus fasse ich unseren Patienten als einen Simulanten auf, dem die Simulation nur zu gut geraten, d.h. ins Unterbewußte entglitten ist.*

341 Es wäre wünschenswert, wenn man mehr auf derartige Grenzfälle achtete. Sie würden vielleicht vieles aufklären, was gegenwärtig der Erklärung noch die größten Schwierigkeiten bereitet. Ich denke hier an einen Fall, der schon mehrfach von deutschen Kliniken aus begutachtet wurde. Es ist ein raffinierter Hochstapler und Dieb, der jeweilen im Momente der Verhaftung in einen Katatonie-ähnlichen Stupor versinkt, in welchem er Monate lang verharren kann. Dieser Fall wurde

33. l. c.
34. *L'Automatisme psychologique.*

auch von unserer Anstalt aus begutachtet. Im Momente der Entlassung erwachte der Patient plötzlich aus dem tiefsten stuporösen Blödsinn und verabschiedete sich höflich und völlig korrekt.

Der freundlichen Mitteilung des Herrn Kollegen Dr. RÜDIN verdanke ich folgenden Fall aus der Heidelberger Klinik: Wegen Diebstahls und Sittlichkeitsdelikten mehrfach vorbestraftes Individuum. Seit vierzehn Jahren epileptisch. Bei der Verhaftung nach dem zweiten Sittlichkeitsdelikt 1898 war der Patient kaum zum Antworten zu bringen, nach wenigen Tagen ganz mutazistisch, darauf sieben Monate lang stuporöses Verhalten bei erhaltener Orientierung. 1901 bei einem Einbruchdiebstahl in flagranti ertappt, sofort Erregungszustand, darauf wieder stuporöses Verhalten sechs Wochen lang. 1902 wieder wegen Diebstahls verhaftet, wobei der Patient stark erschrak, still war und nur ganz notdürftige Antworten gab. In der Folge wieder mutazistisch, befolgt Aufforderungen nicht, ist aber sonst ganz geordnet. Der Patient wurde in allen drei Fällen begutachtet und wegen epileptischen Stupors unzurechnungsfähig erklärt. 342

LEPPMANN[35] berichtet über folgenden Fall von «Simulation»: Imbeziller Mörder, verfällt in der Untersuchungshaft nach einwandfreiem Geständnis in einen stuporösen Zustand («stupide Melancholie»). Nach dem Schwinden der «Depression» Simulation von Blödsinn mit Gedächtnisverlust für die jüngere Vergangenheit. Wird zu fünfzehn Jahren Zuchthaus verurteilt. Nach dem Urteilsspruch verfällt der Patient sofort wieder in ängstlichen Stupor. 343

LANDGRAF[36] berichtet über einen merkwürdigen Simulanten: Gewohnheitsdieb. Im zweiten Jahr einer zehnjährigen Kerkerstrafe wird er blödsinnig, stumm, schließt die Augen. Verbringt in diesem Zustand acht Jahre (!) auf der Krankenabteilung, ißt oft wochenlang nichts, ist dann gewöhnlich schlaflos und spielt nachts mit Obstkernen, Knöpfen usw. Gegen die Chloroformnarkose wehrt er sich heftig. Nachher vierzehn Tage lang wie gelähmt, läßt unter sich. Nach abgelaufener 344

35. *Simulation von Geistesstörung umgrenzt von Störungsanfall und Rückfall.*
36. *Ein Simulant vor Gericht.*

Strafzeit nach Hause entlassen, blöd, blind und stumm. Plötzlich entweicht der Patient von Hause, begeht mehrere raffinierte Diebstähle. Nach vierzehn Tagen aufgegriffen, wieder ähnliches abnormes Verhalten wie früher. Als Simulant begutachtet, darauf Verurteilung zu zehn Jahren Zuchthaus. In der Haft zehn Wochen lang blöd, blind, taub, stumm, fällt nie aus der Rolle. Dann öffnet er die Augen, fängt an zu arbeiten, bleibt aber taub und stumm bis zu seinem Tode.

345 MARANDON DE MONTYEL [37] berichtet folgenden Fall:
Eine menstruierende, psychopathische Frau versucht ihr vierjähriges Kind zu ertränken, wird verhaftet, legt ein einwandfreies Geständnis ab und begründet ihre Tat mit finanzieller Notlage. Sechs Tage darauf widerruft sie die Notlage, gibt Amnesie für die Tat und ihre Motive vor, zeigt blödes Wesen, kennt weder ihre Umgebung noch ihre Vergangenheit (anterograde Amnesie). Wird wegen einer zugleich vorhandenen Depression als unzurechnungsfähig begutachtet und in einer Irrenanstalt interniert, worauf sich ihr Zustand bessert. Mehrere Monate später sieht sie einmal den Staatsanwalt, erschrickt heftig und hat folgenden Tages einen Rückfall der «Simulation».

346 Der Fall des Reiner Stockhausen, der sogar monographisch von JACOBI, BÖCKER, HERTZ und RICHARZ bearbeitet wurde (1855) [38] verdient der Erwähnung: St. war ein degeneriertes, mehrfach wegen Diebstahl und Vagabondage vorbestraftes Individuum. Während eines Verhörs gerät er in Verwirrung, gibt auffallend unsinnige Anworten (GANSER), hauptsächlich mit dem Charakter der Negation. («Es ist ja alles fort, muß mich totschießen, immer Geld haben, es ist aber nichts da, alles verkauft, alles weg usw. [39].») Später gibt er weniger Auskunft, ist oft gereizt. Die Antworten murmelt er halb unverständlich, wiederholt häufig stereotype Redensarten: «Hab' ja nichts mehr, es ist alles

37. *Folie simulée par une aliénée inculpée de tentative d'assassinat.*

38. Vgl. auch JESSENS Kritik der Arbeit von BÖCKER, HERTZ und RICHARZ, *Reiner Stockhausen, ein actenmäßiger Beitrag zur psychisch-gerichtlichen Medicin,* und RICHARZ' Replik. *Über psychische Untersuchungsmethoden.* Ferner SNELL, *Über Simulation von Geistesstörung.*

39. Es ist auffallend, daß derartige Negationen bei den in Rede stehenden Affektionen häufig wiederkehren. Beruht dies vielleicht auf dem mangelhaften Assoziationszufluß der emotionellen Verwirrtheit?

verkauft, verbrannt, versoffen usw.» Ist höchst unreinlich, schläft wenig und unruhig.

Drei der Gutachten nahmen Simulation an, eines Geisteskrankheit. 347
Darauf ein Jahr in einer Irrenanstalt behufs Beobachtung. Anfangs sehr aufgeregt und unzugänglich, dann legte er sein früheres starres und verschlossenes Wesen immer mehr ab. Er benahm sich «als ein friedlicher, leidlich umgänglicher ... verständiger Mensch». Sobald aber die Rede auf Dinge kam, welche mit dem ihm zur Last gelegten Verbrechen in Verbindung gesetzt werden konnten, oder sobald auf seinen Gesundheits- und Gemütszustand eingegangen wurde, erschien er heftig aufgebracht und begann sogleich «wie ein Verrückter zu sprechen». Ein viertes Gutachten nimmt Simulation an, weil die bei dem Patienten beobachteten Erscheinungen mit «Tobsucht, Melancholie, Wahnsinn, Narrheit, Verrücktheit oder Blödsinn» nicht übereinstimmen. Darauf zu fünfzehn Jahren Zuchthaus verurteilt, was keinen Eindruck auf den Patienten macht. Noch zwei Jahre nachher wurde der Patient von seinen früheren Gutachtern zeitweise untersucht, wobei stets das konsequente Fortdauern der seit drei Jahren bestehenden Symptome konstatiert wurde.

Endlich möchte ich einen von SIEMENS [40] publizierten Fall erwähnen: 348
Junger Taglöhner, fälschlicherweise des Mordes beschuldigt, weint in der Untersuchungshaft unaufhörlich, beteuert seine Unschuld, antwortet dann nichts mehr, jammert bloß noch, verweigert Nahrung, schläft schlecht. Einmal aufgeregt, zerstört er alles um sich herum. Wahrscheinlich etwas imbezill (konnte nur sehr schlecht lesen und schreiben). Bei der Aufnahme in die Anstalt äußert er starke Angst, muß zu allen Antworten durch wiederholtes Fragen gedrängt werden, äußert, er sei nicht krank, schläft wenig; anfangs Nahrungsverweigerung. Antwortet später nicht mehr auf Fragen, sieht die Ärzte verständnislos an, erzählt aber dem Wärter die Geschichte seiner Verhaftung. Trotz seines apathischen Benehmens muß er über die Witze eines Maniakus lachen. Bleibt zwei Monate bis zu seiner Entlassung in diesem Zustand. Die Nachricht seiner Entlassung empfängt er, ohne eine Miene zu verziehen. *Zu Hause noch einige Zeit schweigsam, teilnahmslos, arbeitet nichts.*

40. *Zur Frage der Simulation von Seelenstörung.*

Dann wieder normal, beklagt sich über das erlittene Unrecht, bestreitet Geisteskrankheit.

349 Man wird diese Fälle vom Standpunkt der modernen Auffassung aus wohl kaum mehr zur Simulation rechnen. Das Charakteristische dieser Störungen besteht in ihrer Abhängigkeit von äußeren, meist stark affektvollen Vorgängen; sie nähern sich dadurch und auch durch ihr klinisches Verhalten psychogenen («hysterischen») Affektionen, wie sie zum Teil von GANSER und RAECKE beschrieben wurden, und zum Teil (besonders der letzte Fall) der Stupidität, welche ich als «emotionell» bezeichnen möchte. Daß die ätiologische Hauptrolle bei psychogenen Störungen dem Affekte zufällt, hat FREUD überzeugend dargetan. Es lohnte sich deshalb, mehr als dies bisher geschehen, auf verdrängte Affekte bei den zweifelhaften Zuständen Krimineller zu achten. Wir besitzen bereits einige Beobachtungen, die hierher gehören; so z. B. den von WESTPHAL [41] beobachteten interkurrenten GANSERschen Komplex, der auf eine Emotion zurückzuführen ist; über eine ähnliche Erfahrung berichtet auch LÜCKE [42]. Das Rezidiv eines GANSERschen Komplexes, welches ich beobachtete [43], entsprach sogar ganz dem FREUDschen Mechanismus einer Affektverdrängung. Man darf daher mit einiger Berechtigung diese sonderbaren Zustände als *prolongierte* Affektwirkungen auffassen; daß dabei alle möglichen «gemachten» und von der Umgebung abhängigen Symptome mitunterlaufen, ist bei psychogenen Störungen nicht verwunderlich.

350 Man kann die Frage der Simulation an Hand der Kasuistik nicht bearbeiten, ohne gewisse Beobachtungen allgemeiner Natur zu machen.

351 Was das Material betrifft, so läßt sich nicht leicht ein ungleichwertigeres und weniger verwertbares denken. In vielen Fällen ist die Darstellungsweise ungenügend, indem der Hauptwert auf die durchsichtigen Symptome gelegt wird, wobei die übrigen Symptome zu kurz kommen (namentlich die hysterischen!). Die Untersuchung und «Entlarvung» besteht oft in Kunststücken, wenn nicht gar, wie in früherer

41. A. WESTPHAL, *Über hysterische Dämmerzustände.*

42. l. c.

43. [Vgl. *Ein Fall von hysterischem Stupor bei einer Untersuchungsgefangenen.* Paragr. 226 ff. dieses Bandes.]

Zeit, in Grausamkeiten, wie kalte Duschen und dergleichen. Der Standpunkt der früheren Autoren, der sich sogar auf einige noch gangbare Bücher vererbt hat, daß nämlich das, was nicht mit den bekannten Krankheitsbildern oder einem dogmatischen Begriffssystem übereinstimmt, keine Krankheit, sondern Simulation sei, ist betrübend und nicht wissenschaftlich. Schädigend auf Darstellung und Untersuchung wirkt vor allem auch ein diagnostischer Optimismus [44], der sich mit den Tatsachen schlecht verträgt. Es gibt von Zeit zu Zeit Simulationsfälle, die auch erfahrene Irrenärzte lange Zeit an der Nase herumführen können, z. B. der Fall BILLODS [45], der neunmal erfolgreich simulierte, ein Fall LAURENTS [46] simulierte angeblich zwei Jahre lang mit Erfolg; ein Fall, der bei einer zweiten Begutachtung als geschickter Simulant entlarvt wurde, war unter der Leitung eines sehr erfahrenen Arztes entmündigt worden [47]. Man hat also allen Grund, vorsichtig zu sein.

Es ist endlich noch ein Punkt, der erwähnenswert ist: Der Begriff 352
der Simulation wird nicht von allen Autoren in demselben Sinne aufgefaßt. So erwähnt z. B. FÜRSTNER [48] folgenden Fall von «Simulation»:

Die siebzehnjährige Sabine S. inszenierte, angeregt durch die Lektüre des Lebens der Katharina Emmerich [49], einen großen Heiligenschwindel, enthielt sich scheinbar ganz der Nahrung, bohrte sich zweimal Nägel durch den Fußrücken bis zur Sohle usw. Sie produzierte alle möglichen Wunder, führte Ärzte und Beamte hinters Licht und erregte großes Aufsehen. Als FÜRSTNER sie untersuchte, brachte sie naturgetreue tonische und klonische Krämpfe in den Augen und in der Gesichts- und Halsmuskulatur hervor. In der Irrenanstalt entpuppte sich ihre mystische Nahrungsenthaltung usw. natürlich als purer, aber

44. Vgl. die folgenden Äußerungen: «Zu ihrer [der Simulation] Enthüllung genügt . . . schon der schlichte, gesunde Menschenverstand.» (CLAUS, *Ein Fall von simulirter Geistesstörung,* p. 153.) «So hat denn die Simulationsfrage praktisch geringere Schwierigkeiten als theoretisch.» (BOLTE, l. c., p. 59.)

45. *Rapport médico-légal sur un cas de simulation de folie.*

46. E. LAURENT, *Un Détenu simulant la folie pendant trois ans.*

47. WILBRAND UND LOTZ, *Simulation von Geisteskrankheit* bei einem schweren *Verbrecher.*

48. *Über Simulation geistiger Störungen.*

49. [Vgl. *Symbole der Wandlung,* 1952, p. 490 ff.; Ges. Werke V.]

geschickt angelegter Schwindel. Der Zweck ihres ganzen Unternehmens war angeblich bloß die Aufnahme bei einem Verwandten, der als Geistlicher fungierte.

353 Derartige Fälle kann man doch wohl nicht als Simulation bezeichnen, denn die in diesem Fall angewendeten Mittel stehen in keinem Verhältnis zum Zweck, sondern sind Symptome einer bekannten Geistesstörung, für welche uns die Geschichte Hunderte von Beispielen liefert. Wenn ein Verbrecher Geistesstörung simuliert, so ist das ein relativ bequemes und einfaches Mittel, um z. B. in die Irrenanstalt versetzt zu werden, aus der er leichter entweichen kann. In diesem Fall ist das Mittel dem Zweck angemessen. Wenn eine Hysterica sich aber selber quält, um interessant zu erscheinen, so ist Zweck und Mittel Ausfluß einer krankhaften Geistestätigkeit. Eine hysterische Lungenblutung ist simuliert, vorgetäuscht, deswegen ist aber der Patient noch kein Simulant, sondern er ist wirklich krank, nur nicht lungenkrank. Wenn der Arzt den Patienten einen Simulanten nennt, so geht daraus hervor, daß er das Symptom eigentlich unrichtig deutete, d. h. nicht als hysterisches Symptom erkannt hat. Wenn Sabina S. Wunder vortäuschte, so ist sie doch keine Simulantin, indem unter diesem Namen ein Mensch verstanden wird, der eigentlich gesund ist, und dessen Handlungen eben die innere Gesundheit verdecken sollen, während bei Sabina S. die abnormen Handlungen die innere Krankhaftigkeit offenbaren. Ebensowenig lügen die Hysterischen, wenn schon das, was sie sagen, im objektiven Sinne nicht wahr ist. Wo irgend Hysterie in Betracht kommt, muß der Begriff «Simulation» vorsichtig angewendet werden, um Mißverständnisse zu vermeiden.

354 Das Ergebnis meiner Arbeit möchte ich in folgende Schlußsätze zusammenfassen:

1. Es gibt Menschen, die eine abnorme Nachwirkung starker Affekte (namentlich Schrecken und Angst) in Form einer anhaltenden Fassungslosigkeit zeigen, welche man als «emotionelle Stupidität» bezeichnen kann.

2. Affekte und deren spezifische Wirkung auf die Aufmerksamkeit begünstigen das Auftreten von psychischen Automatismen im weitesten Sinne.

3. Aus abnormer Affektnachwirkung und Automatisation (oder Autohypnose) ist wahrscheinlich eine gewisse Anzahl von Simulationsfällen zu erklären und deshalb als krankhaft aufzufassen.

4. Auf gleiche Weise ist wahrscheinlich auch der GANSERsche Komplex bei Untersuchungsgefangenen zu erklären und als eine der Simulation nah verwandte, aber automatisierte Erscheinung aufzufassen.

Zum Schlusse möchte ich meinem hochverehrten Chef, Herrn Pro- 355
fessor BLEULER, für die gütige Erlaubnis zur Benutzung des Materials meinen besten Dank aussprechen.

ÄRZTLICHES GUTACHTEN ÜBER EINEN FALL VON SIMULATION GEISTIGER STÖRUNG[1]

SIMULATION von Geisteskrankheit ist im allgemeinen eine recht seltene Erscheinung. Sie beschränkt sich fast ausschließlich auf Untersuchungsgefangene und Sträflinge. Für das übrige Publikum ist die Scheu vor der Irrenanstalt zu groß und gerade diese Form von Simulation zu unbequem, als daß es sich lohnen würde, auf diesem Wege nach irgend welchen unrechtmäßigen Vorteilen zu streben. Die Menschensorte, welche Simulation aufweist, setzt sich erfahrungsgemäß meist aus deutlich entarteten Individuen zusammen, welche sowohl geistig wie körperlich unverkennbare Degenerationszeichen aufweisen. Die Erfahrung lehrt also, daß die Simulation in der Regel auf einem krankhaften Boden erwächst. Auf diesen Umstand ist es zurückzuführen, daß die Erkennung der Simulation von Geisteskrankheit mit zu den schwierigsten Aufgaben der diagnostischen Kunst gehören kann. Ist die Simulation erkannt und bewiesen, so erhebt sich die Frage der Zurechnungsfähigkeit, deren Entscheidung den mannigfaltigsten Schwierigkeiten begegnen kann. 356

357 Abgesehen von den Fällen von Übertreibung wirklicher oder bloß eingebildeter Krankheitssymptome gibt es eine Reihe sonderbarer Geisteszustände bei Entarteten; Zustände, welche ursächlich auf die starken Affekte der Verhaftung, Untersuchung und Einzelhaft zurückzuführen sind. Es gibt schon in der Breite des Normalen Menschen, die starke Affekte viel schlechter verarbeiten, die durch Unlustaffekte übermäßig deprimiert oder zornig gereizt werden und längere Zeit nachher noch nicht in die indifferente Stimmungslage zurück-

1. [Erschienen in: *Schweiz. Z. f. Strafrecht* XVII (1904) pp. 55-75.]

kehren können. Auf dem Gebiete der psychopathischen Minderwertigkeit, dieser ebenso breiten als unbestimmten Zone zwischen «gesund» und «krank», finden wir die einzelnen Typen des Normalen karikiert, und die starken Affekte des Normalen nehmen hier in jeder Hinsicht ein übermäßiges und absonderliches Wesen an. Die Affektzustände sind oft abnorm langdauernd oder abnorm intensiv; sie ziehen andere psychische Gebiete oder körperliche Funktionen in Mitleidenschaft, welche durch den normalen Affekt nicht direkt berührt werden. Auf diese Weise können eigentümliche, plötzlich auftretende Veränderungen des psychischen Verhaltens zustande kommen, welche oft so auffallend sind, daß sie den Gedanken an Simulation wachrufen. Besonders bei Schwachsinnigen beobachtet man derartige emotionelle Veränderungen, welche meistens die Form eines hochgradigen Blödsinns annehmen. Es ist nicht ausgeschlossen, daß sich mit derartigen Zuständen auch noch gelegentlich eine bewußte Übertreibung verbindet, was das Gesamtbild schließlich unendlich kompliziert. Die Kenntnis derartiger psychologischer Möglichkeiten hat nicht nur für den Arzt, sondern auch für den Untersuchungsbeamten eine gewisse praktische Bedeutung. Der vorliegende Fall erscheint mir in dieser Beziehung sehr lehrreich, indem er einen Untersuchungsgefangenen betrifft, bei welchem sich psychopathische Minderwertigkeit mit halbbewußter Simulation mischt. Die psychiatrische und psychologische Seite dieses Falles wurde bereits einer näheren Bearbeitung unterzogen. Die Arbeit ist jüngst erschienen in: *Journal für Psychologie und Neurologie*[2]. Ich bringe hier nur das Gutachten zur allgemeinen Kenntnis. Bezüglich der psychologischen Erörterungen zu diesem Falle muß ich auf meine erwähnte Publikation verweisen.

358 Der Fall wurde uns von der Bezirksanwaltschaft Zürich zur Begutachtung zugewiesen.

GUTACHTEN

359 Wir wurden ersucht um Abgabe eines Gutachtens über den Geisteszustand des I. G. von Rothrist, Kanton Aargau, geboren den 24. März 1867, Spinner, und speziell um Beantwortung folgender Fragen:

2. [*Über Simulation von Geistesstörung.* Vgl. Paragr. 301 ff. dieses Bandes.]

1. «Ist der Explorand geisteskrank?»
2. «Treffen die Vermutungen von Herrn Dr. S. zu, eventuell an welcher andern Geisteskrankheit leidet Explorand?»
3. «Seit wann besteht dieser Zustand vermutlich?»

Das Material, auf welches sich unser Gutachten stützt, besteht aus 360
den Untersuchungsakten betreffend einen Velodiebstahl, dessen der Explorand angeklagt ist, Akten des Kriminalgerichtes Schwyz betreffend Diebstahl 1902, Akten des Bezirksgerichtes Hinwil betreffend Diebstahl 1894, Akten des Bezirksgerichtes Baden betreffend Unterschlagung 1892, einer schriftlichen Auskunft des Bruders des Exploranden, der Aussage des Polizeisoldaten S. und den in der Anstalt gemachten Beobachtungen.

1. Vorleben und Tatbestand

Der *Vater* des Exploranden soll ein solider, aber etwas jähzorniger 361
Mann gewesen sein. Die *Mutter* lebt und ist gesund. Ein Bruder des Vaters soll ein Frömmler sein. Eine Schwester der Mutter endete durch Selbstmord infolge von Schwermut. Der Explorand hat keine Kinder. Seine erste Frau hatte bloß eine Totgeburt.

Aus der Jugend des Exploranden ist nichts Besonderes bekannt, als 362
daß er ein etwas nichtsnutziger Junge war, dem der Vater oft sagte, er komme noch ins Zuchthaus. Er besuchte acht Jahre die Schule. Mit fünfzehn Jahren trat er in eine Spinnereifabrik ein, wo er anderthalb Jahre arbeitete. Eines schönen Tages lief er fort und kam nach Turgi, wo er in einer ähnlichen Fabrik wieder Arbeit fand. Er blieb dort sechzehn Monate und soll den Eltern hie und da Geld geschickt haben. Dann wanderte er wieder und bekam eine Stelle in der Spinnerei Wollishofen, wo er zirka fünf Monate blieb. Dann wanderte er wieder «viele Wochen», kam nach Linthal, arbeitete zirka anderthalb Jahre, wanderte wieder, kam nach Ziegelbrücke, wo er zirka drei Jahre blieb. Er heiratete dort mit zweiundzwanzig Jahren. Die Ehe war nicht glücklich, er brannte der Frau nach zirka zwei Jahren durch, unter Mitnahme ihrer mühsam gemachten Ersparnisse (zirka 300 Franken), und wanderte nach Nordamerika aus, wo er in der Hauptsache ein unstetes Abenteurerleben führte und nach mannigfachen Irrfahrten eine Stelle als

Kohlenzieher auf einem Europadampfer fand, der ihn nach Deutschland zurückbrachte. Er wanderte von Bremen durch ganz Deutschland in die Schweiz zurück, kam nach Wald, arbeitete dort ein halbes Jahr, versöhnte sich auch wieder mit seiner Frau. Der Frieden dauerte aber nicht lange. Die Frau verlangte nach einiger Zeit die Scheidung, die auch ausgesprochen wurde. Sie benützte dazu den Anlaß, den ihr der Explorand durch seine erste Bestrafung gab. Angeblich infolge unregelmäßiger Arbeitsgelegenheit war der Explorand nach Baden im Aargau gegangen, wo er in einer Spinnerei Arbeit fand. Dort brannte er am 13. November 1892 durch, unter Mitnahme von 275 Franken, welche Summe ihm sein Zimmerkamerad zur Aufbewahrung anvertraut hatte, da der Explorand über einen verschließbaren Koffer verfügte. Er reiste mit seinem Raube nach Zürich, dann nach Mühlhausen, Colmar, Straßburg, Belfort, Montbéliard, Chaux-de-Fonds, Bern, Glarus, wo er am 27. November 1892 im Momente, als er das Ortsgeschenk holen wollte, verhaftet wurde. Er hatte die unterschlagene Summe völlig aufgebraucht. Der Explorand soll auch zirka 1892 in Baden wegen Betrugs mit zehn Tagen Gefängnis vorbestraft sein. Er erhielt sechs Monate «korrektionelle Zuchthausstrafe» und drei Jahre Einstellung im Aktivbürgerrecht. Nach Verbüßung seiner Strafe wanderte er wieder ziemlich ziellos in der Schweiz herum, indem er bald da, bald dort kürzere Zeit in verschiedenen Stellungen arbeitete. Am 15. März 1894 wurde er vom Bezirksgericht Hinwil zu einem Monat Gefängnis verurteilt, da er aus einem Hausgange eine Baumschere im Werte von Fr. 4.50 hatte mitlaufen lassen. Aus dem bei dieser Gelegenheit eingeholten Leumundszeugnisse geht hervor, daß er «vor einiger Zeit» in «total verwahrlostem Zustande» im Kanton Glarus aufgegriffen und in seine Heimatgemeinde geschafft worden sei; er habe vorher einen Selbstmordversuch begangen und sich auf dem Transport sehr widerspenstig gezeigt, so daß man ihn in das Ortsgefängnis sperren mußte, wo er aber nachts ausbrach und entfloh.

363 Nach den Angaben des Exploranden wanderte, respektive vagabundierte er in allen Schweizerkantonen herum bis im Jahre 1896, wo er in Schwanden wieder feste Arbeit in einer Spinnerei annahm. Er blieb angeblich vier Jahre und acht Monate an dieser Stelle, heiratete im Herbst 1900. Die Ehe war kinderlos und nicht sehr glücklich.

364 Im Sommer 1901 lief er nach einer durchschwärmten Sonntagsnacht

am Montagmorgen fort unter Mitnahme eines Sparkassenbuches von Fr. 1200.–, das seiner Frau gehörte und welches er widerrechtlich auf der Bank in Glarus erhoben hatte. Er war deshalb sub 12. Juli 1901 im Zürcher Polizeianzeiger ausgeschrieben. Nach 14 Tagen kam er wieder zurück und gab seiner Frau Fr. 700.–. Den Rest behielt er für sich. Nach zirka acht Wochen lief er wieder fort, angeblich auf Arbeitssuche, indem er wieder Fr. 400.– mitnahm. Als er nach einiger Zeit wieder zurückkehrte, spiegelte er seiner Frau vor, er habe kein Geld mehr. Er hatte aber offenbar noch zirka Fr. 500.–. Er lief nach zehn Monaten wieder fort, logierte nach seiner Angabe immer in Gasthöfen, stahl am 15. September 1902 ein vor einem Hause in Zürich stehendes Velo und am 26. Oktober 1902 ein zweites im Gange einer Wirtschaft in Siebnen (Kanton Schwyz) im Wert von Fr. 200.–, fuhr damit nach Luzern und wurde am 28. Oktober 1902 verhaftet, im Momente, als er das Velo für Fr. 120.– verkaufen wollte. Er wurde am 22. November 1902 zu sechs Monaten Arbeitshaus verurteilt.

In der Folge ergab es sich, daß der Explorand das zuerst gestohlene 365
Velo bei Kleinmechaniker L. in Glarus für Fr. 70.–, respektive für einen Feldstecher im Werte von Fr. 45.– und Rest in bar verkauft hatte.

Als der Explorand am 29. Mai 1903 auf der Bezirksanwaltschaft 366
verhört wurde, gab er seine Personalien richtig an, bestritt die Anklage und behauptete, das Velo von einem gewissen Emil H. an der letzten Kirchweih in Wädenswil gekauft zu haben. Von da an aber gab er unklare und unzusammenhängende Antworten.

Der Explorand soll vorher gar keinen abnormen Eindruck gemacht 367
haben. Erst in der Einzelhaft wurde er nachts unruhig. Er warf die Schuhe unters Bett, verhängte das Fenster mit einer Decke, «weil immer einer herein gewollt habe». Am folgenden Morgen verweigerte er die Nahrung, indem er behauptete, er bekomme Gift. Von da an sprach er nur noch, wenn man ihn dazu drängte; er behauptete auch, eine Spinne sei an der Wand gelaufen, die Spinnen seien giftig, was ein Zeichen sei, daß er vergiftet werde. In der Nacht vom 31. Mai auf den 1. Juni schlief er in einer Viererzelle. Er war in den Nächten jeweils unruhig, behauptete oft, es sei einer unter dem Bett. Am 2. Juni war das Verhalten des Exploranden noch dasselbe, er war apathisch, sprach nicht mit den andern Gefangenen; er aß, sobald er sah, daß die andern auch aßen. Aus dem Zeugnis des Herrn Bezirksarztadjunkten geht hervor,

daß die Äußerungen («man wolle ihn umbringen, weil er seine Frau getötet habe, er habe unter dem Bett einen Mörder mit einem Messer gesehen» etc.) und das übrige Verhalten des Explorananden den Eindruck eines katatonischen Zustandes gemacht haben.

2. Beobachtungen in der Anstalt

368 Bei der Aufnahme am 3. Juni 1903 saß der Explorand teilnahmslos da, war nur mit Mühe zum Antworten zu bringen. Der Ausdruck des Gesichts ist stumpf und maskenartig. Gibt Namen und Heimat richtig an, weiß, daß er in Zürich ist, sonst örtlich und zeitlich anscheinend nicht orientiert, kann auch sein Geburtsjahr nicht angeben. Fünf vorgehaltene Finger gibt er beharrlich als vier an, zehn als acht. Liest die Uhr falsch: statt 5.50 «5½», statt 7.30 «3½», als ihm 3.30 vorgehalten wird, sagt er: «auch ½4». Von Geldstücken erkennt er bloß das Fünffrankenstück. Einfrankenstücke nennt er Zwanzigrappenstücke. Bei der Aufforderung, die Türe mit einem ihm gegebenen Schlüssel zu schließen, steckt er den Schlüssel mit dem Bart nach oben ins Schlüsselloch. Eine Zündholzschachtel versucht er so zu öffnen, daß er sie von der Seite her aufbricht. Der Explorand wurde darauf zu Bett gebracht. In der Nacht war er ruhig, schob nur einmal sein Bett weg, indem er behauptete, die an der Decke befindliche Gipsrosette falle herunter.

369 Bei der am folgenden Morgen vorgenommenen Untersuchung gab der Explorand ganz spärliche Antworten, mußte beständig gedrängt werden. Er war anscheinend unklar über Zeit und Ort, gab an, in einem Spital in Zürich zu sein. Die Fragen faßte er alle offenbar ganz gut auf, gab aber ganz unsinnige Antworten, die alle sehr einsilbig waren und sich auf ein Minimum von Worten beschränkten.

370 Beispiele: Wie heißt dieses Spital? «Zürcher Spital.» Was für Leute sind in Ihrem Zimmer? «Kranke.» Wo fehlt es diesen Kranken? «Sie können nicht laufen.» Fehlt es diesen Kranken nicht im Kopf? «Nein, in den Beinen.» Wie lange sind Sie jetzt hier? «Zwei Tage.» Was haben wir heute für einen Tag? «Samstag.» An was für einem Tag sind Sie gekommen? «Mittwoch.» Was ist heute? «Samstag» (richtig: Donnerstag). Was ist heute? «Sonntag.» Was war für ein Fest am letzten Sonntag? (Pfingsten) «Gesangsfest in Zürich, ich hörte sin-

gen.» Wo waren Sie am letzten Sonntag? «In Zürich.» Was haben Sie getan? «Nichts.» Wo haben Sie gewohnt? (Keine Antwort.) In Glarus? In Wädenswil? «In Glaris.» Wo waren Sie, bevor Sie hierher kamen? «In Zürich.» Was haben Sie in Zürich gemacht? sind Sie herumgelaufen? «Bin gefahren.»

Der Explorand gibt nun gar keine Antwort mehr, trotz energischen 371
Drängens. Er wird nun zu verschiedenen Tätigkeiten aufgefordert, wobei beobachtet wird, daß er die Aufforderungen, wie schon vorher die Fragen, richtig auffaßt, aber in einer gesucht unsinnigen Weise ausführt.

Der Explorand wird aufgefordert, das Wort «Rothrist» zu schreiben. 372
Er nimmt die Feder sofort richtig in die Hand und schreibt eine Zickzacklinie.

Er soll lesen, nimmt das Buch verkehrt und versucht, von rechts nach 373
links zu lesen; nennt den Buchstaben O «Ring», eine 9 (umgekehrt) «5», eine 1 «Strich»,

eine	6	(umgekehrt)	«3»,	
»	4	»	«2»,	
»	3	»	—	(keine Antwort),
»	2	»	«2»,	
»	3	»	«5».	

Sagt spontan, er könne das nicht lesen. 374

Er wird aufgefordert, das Buch richtig in die Hand zu nehmen. Er 375
blättert um. Das Buch wird richtig vor ihn hingelegt. Frage: Wie heißt das? Explorand: «Wie heisset Ihr? Warum seid Ihr da?» Der Explorand kann nicht zum Lesen gebracht werden.

Er wird aufgefordert, die Türe mit dem Schlüssel zu schließen. Er 376
dreht, um zu schließen, nach rechts, um zu öffnen, nach links; beides mit Anwendung von Kraft (das Schloß öffnet sich notabene nach rechts).

Soll eine Zündholzschachtel öffnen: er versucht zuerst wieder, wie 377
gestern, von der Seite aufzubrechen, auf Zureden öffnet er aber richtig, zündet richtig an, zündet auch eine Kerze an und löscht beides richtig.

Soll die Klinge eines Taschenmessers öffnen: er öffnet den Zapfen- 378
zieher.

Soll ein Brillenfutteral öffnen und die Brille aufsetzen. Sagt spontan: 379
«Ich will keine.» «Das ist ja keine.» Dreht das Futteral zwischen den

Fingern herum. Öffnet aber dann richtig, als man es ihm vormacht. Versucht aber, die Brille verkehrt aufzusetzen.

380 Erhält ein Portemonnaie mit der Frage: was ist das? «Drucke.» (Schachtel). Inhalt? «Zigarren», will dasselbe öffnen, indem er das Schloß abzureißen versucht.

381 Es wird ihm Geld (Fr. 3.40) vorgelegt mit der Frage: wie viel ist das? «Fünf Franken.»

382 Es wird ihm ein Goldstück (Fr. 20.–) vorgelegt mit der Frage: wie viel ist das wert? «Nichts.»

383 Die körperliche Untersuchung ergibt lebhafte Vorderarm- und Patellarreflexe.

384 Die Schmerzempfindlichkeit erscheint allgemein herabgesetzt, stellenweise fast aufgehoben, so z. B. am rechten Vorderarm. Die Reaktion der Pupille auf Schmerz ist erhalten. Die rechte Pupille ist etwas weiter als die linke. Beide zeigen aber normale Reaktion. Das Gesicht des Exploranden ist etwas asymmetrisch, indem der linke Augenbrauenbogen höher steht als der rechte. Am linken Unterschenkel hat Explorand starke Venenerweiterungen. Auf der linken Brust, in der Höhe der zweiten und dritten Rippe, befindet sich eine flache, 5,5 cm lange und fast 3 cm breite Narbe (von dem angeblichen Selbstmordversuch herrührend).

385 Diese Untersuchung wurde in einem Separatzimmer ausgeführt, welches auf der gleichen Etage liegt wie der Wachsaal, wo der Explorand seit dem vorhergehenden Abend lag. Nach beendigter Untersuchung hießen wir den Exploranden selber sein Zimmer wieder aufsuchen. Er ging zuerst in entgegengesetzter Richtung und rüttelte an einer Korridortüre, die er vorher nicht passiert hatte, dann hieß man ihn in der andern Richtung gehen. Nun versuchte Explorand, zwei andere Türen zu öffnen, welche in Zimmer neben dem Wachsaal führten. Schließlich kam er an die rechte, die ihm geöffnet wurde. Explorand trat ein, blieb aber an der Türe stehen. Er wurde nun aufgefordert, sein Bett aufzusuchen, er blieb aber starr stehen, ohne auf unsere Aufforderung zu reagieren. Sein Bett befand sich in der entgegengesetzten Ecke, war aber deutlich sichtbar von der Stelle aus, wo der Explorand stand. Wir ließen ihn stehen. Er stand eineinhalb Stunden an derselben Stelle, wurde dann bleich, schwitzte stark, verlangte vom Wärter Wasser und fiel plötzlich um, noch bevor er das Wasser erhalten hatte, indem er

dem Ofen entlang zu Boden glitt. Das Gesicht wurde blaß-blaurot und war von Schweiß bedeckt. Der Explorand sprach nichts und reagierte gar nicht auf Anrede, war jedoch bei Bewußtsein. Nach zirka zehn Minuten wurde er wieder auf die Füße gestellt, kaum war er aufgerichtet, so wurde er wieder bleich, der Puls wurde sehr klein, weich, die Frequenz erhöhte sich etwas. Er wurde nun zu Bett gebracht, wo er ruhig und stumm liegen blieb.

Nachmittags gegen vier Uhr stand der Explorand plötzlich auf, ging 386
zur Türe und stieß mit dem Kopf heftig dagegen, dann nahm er einen Anlauf und warf sich mit ganz beträchtlicher Wucht mit dem Kopf gegen die Tür. (Nach Aussage unseres Oberwärters soll es so gekracht haben, als ob im Wachsaal «alles zusammenfalle».) Als man ihn festhalten wollte, wehrte er sich derart, daß man ihn wickeln mußte, worauf er sich sofort beruhigte.

In der Nacht vom 4./5. Juni war er ruhig, kehrte nur einmal sein 387
Bett um und wollte dann nicht mehr hineingehen. Bei der Morgenvisite packte er plötzlich den Arzt und wollte ihn zu sich ins Bett werfen, packte dann auch den Wärter an und rang mit demselben. Er erhielt darauf eine narkotisierende Einspritzung. An den folgenden Tagen zeigte der Explorand dasselbe apathische, stumpfe Verhalten mit gelegentlichen Anwandlungen von Gewalttätigkeit gegen Ärzte und Wärter, welche sich jedoch ganz aufs Ringen beschränkten und nie zu Schlägereien wurden. Sprachliche Äußerungen kamen nur sehr wenige vor, waren immer blöd und ungereimt und wurden in ganz affektlosem Ton vorgebracht. Er aß an den ersten drei Tagen nichts. Am vierten begann er endlich ein wenig zu essen und aß von da an täglich besser. Am 7. Juni sagte er plötzlich zum Arzt, er habe zu viel Blut, man solle ihn zu Ader lassen, welcher Wunsch natürlich nicht erfüllt wurde. Es wurde auch bemerkt, daß der Explorand im Widerspruch mit seiner anscheinenden Stumpfheit lebhaften Anteil nahm an dem, was um ihn vorging; so rief er plötzlich, man solle dem Patienten, der sich gerade sehr stark gegen die Sondenernährung wehrte, die Füße zusammenbinden, dann gehe es besser.

Am 8. Juni wurde der Explorand mit starken, faradischen Strömen 388
elektrisiert, mit der Ankündigung, das geschehe von jetzt an täglich und werde sehr viel zur Besserung seines Zustandes, besonders seiner Sprache, beitragen.

389 Am 9. Juni morgens war der Explorand plötzlich klar, verlangte eine Unterredung mit dem Herrn Direktor. Er wurde nun wieder in ein Separatzimmer gebracht, wo er folgendermaßen sprach:

390 «Sie wissen ja, daß es mit mir nicht so gefährlich ist. Ich bin verhaftet worden – ich habe eine brave Mutter und brave Geschwister und da bin ich in eine solche Angst und Aufregung geraten, wußte gar nicht mehr, was sagen, und kam so auf den Gedanken, es noch fauler zu machen, als es ist. Hier merkte ich gleich, daß man mir nicht glaubte, es wurde mir auch zu dumm, den Verrückten zu spielen, und es verleidete mir auch, immer im Bett zu liegen. Es ist mir alles verleidet. Ich hatte Selbstmordgedanken. Ich habe diese Woche einen Aderlaß verlangt und hatte dabei den Plan, mich gegen das Verbinden zu wehren und so das Blut laufen zu lassen. – Ich bin nicht geisteskrank, und doch ist es mir manchmal, als ob im Kopfe nicht alles ganz recht wäre. – Ich habe das nicht getan, um der Gefängnisstrafe zu entgehen, sondern meiner Familie wegen. Ich habe neun Jahre keine Strafe mehr gehabt bis im letzten Herbst.» (Weint.)

391 Auf die Frage, wie er denn dazu gekommen sei, Geistesstörung zu simulieren, meinte er: «Meine alte Mutter dauerte mich, und meine Tat reute mich. Ich kam in eine solche Angst und Aufregung, daß ich dachte, ich wolle noch mehr machen, als ist. – Als ich nach dem Verhör wieder in die Zelle kam, wußte ich fast nicht mehr, was anfangen. Ich wäre hier zum Fenster hinausgesprungen, wenn's keine Gitter gehabt hätte. – Ich dachte, ich wolle der Mutter und den Geschwistern die Schande nicht mehr bereiten. Ich hätte eine schöne Existenz gehabt, wenn ich hätte recht sein können. Ich habe immer herumgesoffen, statt zu arbeiten. Die Frau sagte mir immer, es fehle mir im Kopfe; natürlich, wenn man den Kopf voll gesoffen hat.» Was mit ihm geschehen werde, wenn er simuliere, habe er nicht recht gewußt; er habe sehen wollen, was man dann mit ihm mache. Andere hätten auch schon simuliert und seien so davongekommen, – er habe auch nicht gewußt, daß er ins Burghölzli komme, er habe gedacht, das sei das Kantonsspital.

392 Auf diese Weise sei er auf den Gedanken gekommen, den Verrückten zu spielen. Er aß nicht mehr, weil er dachte, er wolle sich am Ende ganz verhungern lassen. (Ein andermal gab er an, er habe auch gar keinen Appetit mehr verspürt.) Er sei ganz verzweifelt gewesen und sei es jetzt noch, man könne ihm heute eine Ader öffnen; er sei bis jetzt

nur vor dem Selbstmord zurückgeschreckt, weil er seiner Mutter nicht auch noch die Schande bereiten wollte, ein Selbstmörder zu sein.

Vergiftungsangst habe er vorgeschützt, weil er dann einen Grund 393
hatte, nicht zu essen. Die Halluzinationen simulierte er, weil er gewußt habe, daß Geisteskranke oft solche Sachen sehen. Als er in gemeinschaftliche Haft versetzt wurde, mußte er konsequenterweise wieder essen, als er sah, daß die andern auch aßen. Während dieser Erzählung brach der Explorand mehrfach in Tränen aus und befand sich offenbar in sehr zerknirschter Stimmung.

Er wurde nun an diesem und am folgenden Tage (9./10. Juni) einer 394
eingehenden Untersuchung unterworfen.

Pupillen-, Patellar- und die übrigen Reflexe zeigten keine Verände- 395
rung. Bei der Prüfung der Schmerzempfindlichkeit reagierte der Explorand deutlich, jedoch zeigte es sich, daß die Schmerzempfindlichkeit im allgemeinen nicht unbeträchtlich herabgesetzt war und zwar gleichmäßig an der ganzen Körperoberfläche *(Hypalgesie)*. Das Gesichtsfeld zeigte keine Einschränkung. Der Explorand erwies sich als typisch rot-grün-blind. Das *Auffassungsvermögen* war bedeutend herabgesetzt, so daß der Explorand einfache Bilder bloß sehr langsam und fehlerhaft auffaßte. Wurde ihm das Bild lange genug gezeigt, so faßte er dasselbe auf und konnte es richtig bezeichnen. Die ihm vorerzählte AESOPsche Fabel vom Esel mit dem Löwenfell faßte er, was den Sinn betrifft, richtig auf, reproduzierte die Geschichte aber sehr mangelhaft:

«Ein Esel fand eine Löwenfalle mit einem toten Löwen darin 396
(diesen Passus fügte der Explorand spontan dazu). Dann nahm er das Fell und wickelte sich darein. Er lief darin herum und brüllte wie ein Löwe. Da zerrissen ihn die andern Tiere. Der Sinn ist: Man soll sich nicht größer machen als man ist.»

Seine *Merkfähigkeit* ist ebenfalls herabgesetzt, was beim Kopfrech- 397
nen deutlich zum Ausdruck kommt, indem er den einen oder anderen Komponenten einer einfachen Rechnung leicht vergißt. So kann er 147 + 178 nicht addieren, einfachere Aufgaben gehen mit Schwierigkeit, z. B. 15 + 17 = 42 — 42 — 37. Rechnet folgendermaßen: 15 + 15 = 30 + 7 = 37 — 32. Am schlechtesten gehen die Divisionen, wo der Explorand 92 : 8 nicht ausführen kann. Neben einer

schlechten Veranlagung für Mathematik spielt hier die herabgesetzte Merkfähigkeit, d. h. ein *sogenanntes schlechtes Gedächtnis,* die Hauptrolle.

398 Sonst zeigt der Explorand eine mittlere Intelligenz und verfügt, wenn auch nicht über große, so doch über ausreichende und seinen Verhältnissen entsprechende Kenntnisse.

399 Der Explorand verfaßte nun auch eine fünfeinhalb Folioseiten starke Biographie, worin er sich die Hauptschuld an seinem verfehlten Leben und auch an dem unglücklichen Ausgang seiner beiden Ehen beimißt. In demselben zerknirschten und reuigen Ton trägt er auch mündlich seine Geschichte vor und betont immer wieder, daß er allein schuld sei an seiner Verbrecherlaufbahn, daß er leichtsinnig getrunken und seine Arbeit versäumt habe, eine innere Unruhe habe ihn immer wieder fortgetrieben und habe ihn auch daran gehindert, sich seiner Frau anzupassen; er habe sich nie «in das Joch schicken» können. Von Zeit zu Zeit mußte er eben fortlaufen aus unbestimmtem Freiheitsdrang.

400 Die Darstellung seines Schicksals ist richtig, soweit sie objektiv kontrolliert werden konnte. Der Explorand irrt sich bloß häufig in den Daten. Auch die Geschichte seiner verschiedenen Diebstähle erzählte er getreu und ohne Beschönigung. Auffallend unsicher erwies sich der Explorand in der zeitlichen Lokalisierung der jüngsten Ereignisse. Er ist nicht sicher, ob er drei oder vier Tage in Selnau, einem Quartier von Zürich, war; am 9. Juni morgens glaubte er bestimmt, schon vierzehn Tage in der Anstalt zu sein, später, gegen Mittag schien es ihm, daß es doch sicher mindestens zwölf Tage seien. Am Abend schwankte er zwischen zehn und zwölf Tagen. Zeitlich war er sonst zureichend orientiert. Die Einzelheiten seines hiesigen Aufenthaltes erzählte er unscharf und erinnerte sich an viele kleinere Begebenheiten während seiner Simulation nicht mehr, auch warf er vieles zeitlich durcheinander. Er erinnerte sich bloß noch undeutlich an die Aufnahmeszene und an die damalige Untersuchung; er wußte noch, daß er einen Schlüssel ins Loch stecken mußte, aber er habe ihn richtig eingesteckt. An die Untersuchung am folgenden Tage erinnerte er sich auch, behauptete aber, das Zimmer sei ganz voll von Ärzten gewesen, etwa sieben oder acht (in Wirklichkeit fünf). An die Einzelheiten der Untersuchung erinnerte er sich noch, aber nur, wenn man ihm nachhalf.

401 Über die Szene nach der Untersuchung gibt er folgende Auskunft:

Er wisse noch gut, wie er aus der Untersuchung gekommen sei, da habe man ihn laufen lassen, und er habe sich in dem großen Gang verirrt. Es sei ihm nämlich gewesen, als sei er, um ins Untersuchungszimmer zu gelangen, zuerst eine Treppe hinaufgestiegen. Als er nun nicht wieder eine Treppe hinuntergehen mußte, habe er gedacht, man wolle ihn zum besten halten und ihn in ein falsches Zimmer führen. Er habe darum, als man ihn in den Krankensaal führte, gedacht, das sei nicht das richtige Zimmer, und habe den Saal auch nicht wieder erkannt, besonders noch, da er auch gesehen habe, daß alle Betten besetzt waren – deshalb blieb er beim Eingang stehen. Man habe ihn dort stehen lassen, und da sei es ihm eben schlecht geworden, und er sei umgefallen. Als man ihn darauf ins Bett brachte, habe er erst gesehen, daß noch ein Bett frei sei, daß es das seinige und daß er auch im richtigen Zimmer sei.

Daß er so wuchtig mit dem Kopf gegen die Türe stieß, erklärte er 402
durch seine Verzweiflung, in welcher es ihm gleich gewesen wäre, wenn er den Kopf eingerannt hätte.

(Seinen in den Akten berichteten Selbstmordversuch will der Explo- 403
rand nicht gelten lassen, er habe damals bloß ungeschickt mit einem Revolver gespielt, wobei derselbe losgegangen sei; Selbstmordabsicht habe er keine gehabt.)

Um den damaligen Zustand (10. Juni) des Exploranden genauer 404
zu präzisieren, haben wir eine sogenannte Arbeitskurve von ihm aufgenommen. Wir haben ihn 46 Minuten lang einstellige Zahlen addieren lassen und haben die Ergebnisse (Leistung und Fehler) in einer Kurve zusammengestellt [3]. Auffallend ist hierbei die trotz des Übungs-

3. Die Kurve wurde so hergestellt, daß jeweils die Anzahl der pro Minute ausgeführten Additionen als Koordinate aufgeschrieben wurde. Entsprechend wurden die Fehlerzahlen auch in eine Kurve vereinigt. Die Kurven waren dem Gutachten beigelegt. Statt der Kurven führe ich hier nur orientierend die Mittelzahlen an:

	10. Juni	17. Juni	
Mittel der Minutenleistung	28,1	32,4	Additionen
Minutenmittel der ersten Hälfte der Gesamtzahl . . .	27,4	31,9	Additionen
Minutenmittel der zweiten Hälfte der Gesamtzahl . .	28,9	32,9	Additionen
Von der Gesamtzahl der Additionen waren unrichtig .	11,2%	4,0%	
Mittel der Fehlerzahl pro Minute der ersten Hälfte der Additionen	1,5	1,1	Fehler
Mittel der Fehlerzahl pro Minute der zweiten Hälfte der Additionen	4,7	1,5	Fehler

zuwachses geringe Höhe der Minutenleistung und die große, rasch zunehmende Fehlerzahl. Dieses Verhalten entspricht nicht demjenigen der Ermüdung, sondern einem Zustande eigentümlicher psychischer Schwäche und Unsicherheit.

405 An den folgenden Tagen wurde der Explorand sich selber überlassen. Er beschäftigte sich mit Lesen und Kartenspielen, äußerte hie und da Klagen über vage Beschwerden («schwach im Rücken» etc.), räsonierte über Wärter und Anstalt, fand, daß sogenannte Patienten hier seien, denen gar nichts fehle etc.

406 Am 19. Juni wird der Explorand nochmals einer eingehenden Untersuchung unterworfen.

407 Der körperliche Zustand weist keine Änderungen auf.

408 Das *Auffassungsvermögen* zeigt eine entschiedene Besserung, indem der Explorand zwar noch nicht sicher und rasch genug, aber doch schon schneller und genauer als früher auffaßt.

409 Eine Veränderung der *Merkfähigkeit* kann nicht nachgewiesen werden. Der Explorand reproduziert seine Aufgaben und führt seine Rechnungen noch genau so unsicher aus wie am 9. Juni.

410 Dagegen zeigt die Arbeitskurve (die schon am 17. Juni aufgenommen wurde) eine entschiedene Besserung. Die Durchschnittsleistung steht nicht nur höher, sondern auch die Fehlerzahl ist erheblich heruntergegangen.

411 Der Explorand zeigt nun anhaltend eine leicht deprimierte Stimmung und erkundigt sich oft, wann er wieder fortkomme.

412 Am 23. Juni machte er plötzlich einen *Selbstmordversuch,* indem er mit einem scharfen Stein die Haut am linken Handgelenk in der Gegend der Arterie langsam durchsägte. Als er dann blutete, verlangte er vom Wärter ein Messer, weil er es «noch nicht ganz durchgebracht habe», wobei natürlich der Suizidversuch entdeckt wurde. Als man die Wunde nähen und verbinden wollte, wehrte er sich zuerst dagegen; als man ihm aber drohte, man werde ihn durch vier Wärter festhalten lassen, gab er sofort nach.

3. Gutachten

Aus dem sub 1 und 2 zusammengestellten Material ergibt sich: 413

Der Explorand neigte von jeher zu einem arbeitsscheuen, vagabundierenden Leben. Er hielt es fast nirgends längere Zeit aus, er wechselte fast beständig Wohnort und Stellung; im geordneten Leben der Ehe hielt er es nicht aus, sondern geriet in Streit mit der Frau, vergriff sich an ihrem Geld und brachte es durch. Günstige Gelegenheiten verführten ihn mehrmals zu Diebstählen. Die für den Explorranden charakteristische Unbeständigkeit beruht nach seiner Meinung auf einer inneren Unruhe, die ihn immer wieder wegtreibt, auch aus Stellungen, wo es ihm hätte wohl sein können. Der Explorand empfindet selber diese Eigentümlichkeit und sieht auch ein, daß er seine unglückliche Lebensführung nur sich selber zuzuschreiben hat. 414

Die Untersuchung zeigt, daß der Explorand, auch abgesehen von dieser Besonderheit, kein ganz normaler Mensch ist. Er weist eine Reihe von Abweichungen von der Norm auf, welche man nicht geradezu als krankhaft, aber doch als Entartungsmerkmale bezeichnen muß, so z. B. *die allgemeine Herabsetzung der Schmerzempfindlichkeit* (Hypalgesie), *die Rotgrünblindheit* (Daltonismus), *die herabgesetzte Merkfähigkeit und die Störung des Auffassungsvermögens für Gesehenes und Gehörtes,* welche charakterisiert ist durch Verlangsamung und Mangel an Genauigkeit. 415

Dieser abnorme Zustand entspricht weniger irgend einer bekannten Geisteskrankheit als vielmehr dem Bilde der *erblichen Entartung.* Starke hereditäre Einflüsse sind bei der Spärlichkeit unserer Kenntnisse von seinen Familienverhältnissen nicht nachweisbar, aber trotzdem können sie vorhanden gewesen sein. 416

Man kann unter Umständen unter den erblich Belasteten gewisse Gruppen unterscheiden, welche bestimmten Krankheitsbildern entsprechen, je nach der zufälligen Konstellation ihrer Symptome. Der Explorand nähert sich am ehesten der *Hysterie,* indem seine Hauptsymptome, die Unbeständigkeit seines Charakters und die Vergeßlichkeit, gerade im Gebiete der Hysterie eine große Rolle spielen. Die Rotgrünblindheit, die Abstumpfung der Sinnestätigkeit überhaupt, sind Symptome, die bei allen möglichen Formen der Entartung (oder bei «psychopathi- 417 scher Minderwertigkeit») vorkommen können. Seine leichte affektive Erregbarkeit, seine neugierige Anteilnahme und seine vorschnelle Beurteilung unserer Anstaltsverhältnisse sind nicht mit Sicherheit als hysterisch zu bezeichnen, machen jedoch einen solchen Eindruck. Einen ausgesprochen hysterischen Charakter trägt hingegen sein hier begangener Selbstmordversuch, welcher nur so weit getrieben wurde, bis die Gefährlichkeit anfing. (Es ist allerdings nicht ausgeschlossen, daß die Verstimmung einmal einen so hohen Grad erreichen kann, daß der Versuch einen mehr als theatralischen Abschluß findet).

418 Wenn wir berücksichtigen, daß der Explorand aus einer sonst gut beleumundeten Familie stammt und nicht bloß ein moralisch verkommener Mensch ist, sondern hauptsächlich durch abnorme psychische Veranlagung an einer beharrlichen und zielbewußten Lebensführung verhindert wird, so müssen wir annehmen, daß die von ihm angegebenen Beweggründe zur Simulation, vor allem der starke Affekt der Reue, zureichend gewesen seien, obschon das Psychologische jenes Moments nicht ohne weiteres klar ist. Es ist auffallend, wie unbestimmt sich der Explorand in dieser Beziehung ausdrückt, indem er sich nicht einmal klar gewesen ist, was er eigentlich mit der Simulation erreichen wollte und was ihm geschehen würde, wenn er simuliere. Es ist zwar sehr wahrscheinlich, daß ihm der Gedanke einer Entschuldigung für seine Vergehen nahe lag; aber nach allem, was er uns hierüber mitgeteilt hat, war er sich in jenem Momente durchaus nicht ganz klar über die Tragweite seiner Handlungsweise. Es sieht ganz danach aus, als hätte er damals mehr einem unbestimmten Drange, sich aus seiner Situation zu retten, als einem klaren Gedanken Folge gegeben.

419 Was das Äußere seines damaligen Zustandes betrifft, muß hervorgehoben werden, daß der Explorand, abgesehen von einer Reihe von kleineren Inkonsequenzen und Unwahrscheinlichkeiten, welche bei uns immer den Gedanken an Simulation wachhielten, im großen und ganzen die Rolle des Geisteskranken vorzüglich gespielt hat, und zwar so gut, daß eine ausgesprochene Verwandtschaft zu gewissen hysterischen Dämmerzuständen einerseits und andererseits zu gewissen Formen der Dementia præcox (Spaltungsirresein) unverkennbar war. Die Stumpfheit seines Gesichtsausdrucks, die Rücksichtslosigkeit, mit welcher der Explorand seinen Kopf gegen die Türe schlug, die wirkliche Ohnmacht waren Tatsachen, die sich nur schwer aus einer reinen Simulation

erklären ließen, weshalb wir schon damals den Eindruck hatten, daß, wenn überhaupt bloße Simulation vorliege, noch irgend ein krankhaftes Plus dabei sein müsse, welches den Exploranden zu seiner schwierigen Rolle befähige. Die weitere Beobachtung bestätigte unsere Vermutung vollkommen. Nach dem, was uns der Explorand nachher eingestand, handelte es sich um eine absichtliche Simulation von Geistesstörung, die aber wider Wissen und Willen des Exploranden so gut geriet, daß sie fast zur Geistesstörung wurde, resp. schon anfing, krankhafte Züge anzunehmen, indem durch die konsequent fortgeführte Darstellung eines blödsinnartigen Zustandes die normale Geistestätigkeit in Mitleidenschaft gezogen wurde, was sich durch verschiedene Symptome, die nicht mehr simuliert sein konnten, bemerkbar machte. Beweisend sind hierfür die Äußerungen, die der Explorand über die oben berichtete Szene im Wachsaal gemacht hat. Das schlechte Gedächtnis, das übrigens für die Zeit der Simulation auch ganz besonders mangelhaft ist, kommt bei dem erwähnten Bericht des Exploranden nicht in Betracht, da es sich hier um eine ganz positive Erinnerung an eine nicht mehr als normal zu betrachtende Fälschung der Auffassung handelt, welche die damalige merkwürdige Situation befriedigend erklärt. Wir sehen also, daß der Explorand damals die Umgebung in krankhaft undeutlicher und geradezu verfälschter Weise auffaßte. Ferner ist für die Annahme einer Bewußtseinsstörung beweisend die augenscheinliche Hilflosigkeit des Exploranden, welche damals auch zur Ohnmacht führte. Er hätte ja sehr leicht irgendwie die Stellung ändern oder sonst etwas tun können, um der unbequemen Stellung und der Ohnmacht auszuweichen, ohne deshalb aus der Rolle zu fallen. Bedeutsam ist auch die Angabe, daß er am Anfang seiner Hungerkur auch gar keinen Appetit verspürt habe. Dieser Umstand deutet mit den andern darauf hin, daß die Absicht, Geistesstörung zu simulieren, zur mächtigen *Autosuggestion* wurde, welche bis zur Verschleierung des Bewußtseins führte und auf diese Weise über den bewußten Willen hinaus auf seine Handlungen einwirkte. In dieser Tatsache besitzen wir nun auch den Schlüssel zum Verständnis seiner schauspielerischen Leistung. Die Wissenschaft kennt zahlreiche Fälle, in denen anfangs bewußte Täuschungen durch Autosuggestion zu unwillkürlichen und unbewußten wurden und dabei an überzeugender Kraft und Konsequenz erheblich zunahmen. Hierher gehören namentlich alle Fälle von pathologischem Schwindel (Pseudologia phantastica).

420 Man beobachtet derartige Phänomene in der Regel bei hysterisch veranlagten Personen; ein Grund mehr zur Annahme einer hysterischen Entartung des Exploranden.

421 Obwohl gewisse Episoden seiner Simulation zweifellos nur durch die Einengung und Verschleierung des Bewußtseins zustande kamen, darf man sich nicht wundern, daß der Explorand gelegentlich aus der Rolle fiel und eine seiner anscheinenden Stumpfheit widersprechende Teilnahme an der Umgebung an den Tag legte.

422 Die wahrscheinlichste Annahme ist die, daß der Explorand den größten Teil seiner anscheinenden Geistesstörung mit bewußter Absicht spielte, daß aber einzelne Momente der Simulation so überzeugend auf ihn wirkten, daß sie die Bedeutung einer starken Suggestion erlangten und ihn in eine eigentliche *Autohypnose versetzten.* Daß durch diese abnormen psychischen Vorgänge die geistige Tätigkeit auch anderweitig geschädigt wurde, beweist das verschiedene Verhalten der Arbeitskurve am zweiten Tage nach Aufhören der Simulation und neun Tage später.

423 Wie aus den Äußerungen des Exploranden hervorgeht, war die Entwicklung der Simulation mit starken Affekten verknüpft. Affekte haben immer einen störenden Einfluß auf das Bewußtsein, indem sie den gefühlsbetonten Gedankengang übermäßig hervorheben, wobei alle andern gleichzeitig vorhandenen Gedankengänge verdunkelt werden. Daher ist es verständlich, daß der Explorand sich selber nicht ganz klar darüber war, was er eigentlich mit der Simulation erreichen wollte. Nach unserer Ansicht sind die anfänglich vorhandenen Affekte die Quelle der späteren mächtigen Suggestion zur Simulation. Daß überhaupt dieses Phänomen einer teilweise bewußten, teilweise unbewußten Simulation zustande kam, verdankt der Explorand offenbar seiner hysterischen Disposition, deren hervorragendstes Kennzeichen eine *abnorme Zersetzlichkeit* (Dissoziabilität) des Bewußtseins ist, welche in Momenten eines starken Affektes leicht zur Verwirrung des Bewußtseins und zur Ausbildung einer schwer zu bekämpfenden Suggestion führen kann. Der psychologische Mechanismus seiner Simulation scheint uns überhaupt darauf hinzudeuten, daß die von jeher vorhandene psychische Schwäche die letzte Ursache war, welche den Exploranden zur Idee der

Simulation führte, indem er wahrscheinlich die durch den Affekt verursachte Verwirrung selber empfand und vielleicht in den Wunsch umsetzte, er möchte lieber verrückt sein, als seiner Mutter nochmals die Schande einer neuen Bestrafung zu bereiten.

Sei dem, wie ihm wolle: es genügt, darauf hinzuweisen, daß die 424
Simulation krankhafte Züge trägt und auch in ihrer Entstehung nicht ganz von normalen Gründen beeinflußt erscheint.

Für die Annahme, daß schon vor der Zeit der Haft, resp. schon zur 425
Zeit der Begehung der Tat, eine gleiche oder ähnliche Bewußtseinsstörung vorhanden war, haben wir keinerlei Anhaltspunkte, und es ist auch sonst ganz unwahrscheinlich, daß damals irgend eine krankhafte Störung bestand, wenn man nicht seinen gewöhnlichen Zustand einer angeborenen Entartung als eine solche bezeichnen will. Derartige Entartungserscheinungen kommen aber bei einer großen Anzahl von Gewohnheitsverbrechern vor, welche im Sinne des Gesetzes als voll zurechnungsfähig betrachtet werden. Wir sind der Ansicht, daß der psychologische Zustand dagegen, aus welchem der Entschluß zur Simulation gefaßt wurde, nicht ganz derjenige ist, welcher unter dem Begriff der Zurechnungsfähigkeit verstanden wird, indem hier eine unverkennbare Prädisposition dem Wunsche entgegenkam und denselben derart unterstützte, daß man annehmen muß, der Explorand habe bei dem Vergehen der Simulation unter abnormen Einflüssen gehandelt, welche seine Selbstbestimmung in erheblichem Grade beschränkten.

Wir kommen daher zu dem Schlusse, *daß eine Geistesstörung im* 426
Sinne des Gesetzes nicht vorhanden war zur Zeit der Begehung des Diebstahls, daß aber eine verminderte Zurechnungsfähigkeit bei der Simulation anzunehmen ist.

In Erwägung des Umstandes, daß der größte Teil der Simulation 427
bewußt geschah, also mithin ein spontaner Dämmerzustand ausgeschlossen ist, ist der Explorand auch als *straffähig* zu betrachten.

Wir beantworten daher die gestellten Fragen folgendermaßen: 428

1. Der Explorand ist zur Zeit nicht geisteskrank. 429

2. Er befindet sich dagegen in einem Zustand psychopathischer Minderwertigkeit mit hysterischen Zügen.

3. Dieser Zustand besteht vermutlich seit der Geburt. Er schließt die Zurechnungsfähigkeit für den Diebstahl nicht aus; für die Simulation aber ist eine Verminderung der Zurechnungsfähigkeit anzunehmen.

OBERGUTACHTEN ÜBER ZWEI WIDERSPRECHENDE PSYCHIATRISCHE GUTACHTEN [1]

Der Fall, daß sich zwei psychiatrische Gutachten in ihren Schlußfolgerungen widersprechen, kommt nicht allzu selten vor, besonders wenn es sich, wie im vorliegenden Falle, um die so elastische Grenze zwischen *Unzurechnungsfähigkeit* und *verminderter Zurechnungsfähigkeit* handelt. Das Eigenartige dieses Falles besteht erstens darin, daß dem Experten nicht die Inkulpatin selber zur Begutachtung zugestellt wurde, sondern bloß die über sie bereits ergangenen Gutachten. Maßgebend war der Behörde für dieses Procedere die Überlegung, daß die bereits vorliegenden Gutachten ein erschöpfendes Material gesammelt hätten und deshalb eine neue Beobachtung überflüssig sei. Dieser Ansicht konnte der Experte beipflichten. Zweitens ist dieser Fall insofern von Interesse, als er Anlaß gab zu einer prinzipiellen Auseinandersetzung über das praktisch wichtige Verhältnis des moralischen Defektes zur Hysterie. Die im Obergutachten geäußerten Ansichten möchte der Experte gerne dem kompetenten Urteil der Fachkollegen unterbreiten. 430

Unser Gutachten stützt sich auf die jetzigen Untersuchungsakten etc., unter C. folgt das Verzeichnis des umfangreichen Aktenmaterials. 431

Außerdem haben wir versucht, uns durch eine zweimalige Unterredung mit der Inkulpatin im Untersuchungsgefängnis ein eigenes Urteil zu bilden. 432

1. [Erschienen in: *Mschr. f. Kriminalpsychologie u. Strafrechtsform* II (1906) pp. 691-698.]

Fragestellung des Untersuchungsrichters:

433 1. Ist nach den psychiatrischen Gutachten von A. und B. anzunehmen, daß Frau Z. vollkommen unzurechnungsfähig ist, oder liegt nur eine verminderte Zurechnungsfähigkeit vor?

2. War das Material, das der Direktion der Anstalt B. vorlag, ein vollständiges?

I. DAS GUTACHTEN VON A. 17. NOVEMBER 1904

434 A. *Tatbestand:* Frau Z. hat zwei Frauenspersonen dadurch um 200 M betrogen, daß sie ihnen angab, sie sei Besitzerin eines Ratenloses der Ungarischen Staatslotterie, welches einen hohen Gewinn gezogen habe (38 000 oder 180 000 M). Sie bedürfe nun des Geldes, um die Raten nachzuzahlen, nur so könne sie dann den Gewinn erheben.

435 B. *Untersuchung:* Vor dem Untersuchungsrichter behauptet Inkulpatin, ein gewisser August Baumann habe ihr im November 1903 noch weitere Lose im Betrage von 2000 Franken angeboten. Um diese Lose zu kaufen, habe sie das Geld zusammenzubringen versucht.

436 Die Untersuchung ergab aber, daß sie schon 1900 und 1901 eine gewisse Bl. unter den gleichen Angaben um 4000 Franken erleichtert hatte. Die Existenz Baumanns wurde aber von Inkulpatin mit solcher Hartnäckigkeit behauptet, daß zunächst vermutet wurde, sie sei vielleicht das Opfer dieses Baumann.

437 Trotz ausgiebiger Nachforschungen konnte aber die Existenz des Baumann nicht nachgewiesen werden. Da Inkulpatin trotzdem bei ihrer Behauptung blieb, und auch noch einige Zeugenangaben ihre geistige Gesundheit in Frage zogen, so hielt der Untersuchungsrichter eine krankhafte Selbsttäuschung nicht für unmöglich. Aus diesen Gründen kam Inkulpatin zur ärztlichen Begutachtung.

438 C. *Materialien des Gutachtens.* Dem Gutachten liegen zugrunde die damaligen Untersuchungsakten. Darin sind besonders hervorzuheben: Die Akten des Kantonsgerichtes zu G., ein Bericht der Strafanstaltsdirektion von G., welcher sich folgendermaßen ausspricht: «Die Z. ist eine genußsüchtige, ausschweifende Person und eine raffinierte Betrü-

gerin. Ihr Verhalten in der Strafanstalt war ein durchaus normales, und von einem psychischen Defekt nie etwas zu konstatieren»; schließlich ein bezirksärztliches Gutachten von K. – September 1904 –, welches auf Grund einiger nervöser Beschwerden, der unerschütterlichen «Selbstsuggestion» der Existenz Baumanns und der anfangs unvollständigen Korrektur eines im Gefängnis gehabten Angsttraumes, einen abnormen Geisteszustand und eine beschränkte Zurechnungsfähigkeit annimmt. Außerdem sind als wichtig einige Zeugenaussagen zu nennen, welche Inkulpatin als geistig abnorm darstellen.

Die Beobachtung begann am 28. September 1904, das Gutachten 439
wurde am 17. November abgegeben. Die Beobachtung ergab das Vorhandensein *hysterischer Symptome;* der Glaube an die Existenz Baumanns ist als *pathologischer Schwindel* aufzufassen, an den Inkulpatin selber glaubt. Daß die Art und Weise, wie sie das Geld erhob, betrügerisch war, gibt sie zu; sie will aber die Absicht gehaben haben, das Geld wieder zurückzuzahlen, sobald sie den Gewinn bekommen habe.

Es sind sonst keine Störungen der Intelligenz und des Bewußtseins 440
vorhanden.

D. *Schlußfolgerungen des Gutachtens.* Der wesentliche Befund ist 441
das Bestehen einer Hysterie. Der Hysterie zugrunde liegt der *hysterische Charakter.* Er ist gewöhnlich angeboren. «Erfahrungsgemäß pflegen Personen dieser Art gewohnheitsmäßig auch ohne Not zu lügen, ganze Geschichten zu erfinden», für den Betreffenden haben sie aber den Wert der Wirklichkeit. «Es läßt sich sagen, daß bei derart konstitutionell hysterisch veranlagten Personen Lüge und Betrug nicht in derselben Weise zu beurteilen sind, wie bei Normalen, daß dieselben einem schon vorhandenen Hang zur Täuschung leichter unterliegen, ihre Lügen sich selbst leicht suggerieren, und daß bei ihnen eine Reihe von Hemmungen, die den Normalen von Betrug und Lüge abhalten, nicht zur Geltung kommen.»

Das Gutachten nimmt *verminderte Zurechnungsfähigkeit* an. 442

E. *Kritik des Gutachtens.* Die Vorgeschichte ist unvollständig, da sie 443
sozusagen ausschließlich auf den Untersuchungsakten fußt. Daran trägt aber nicht der Gutachter Schuld, sondern die große räumliche Entfernung A.'s von der Schweiz, wodurch das persönliche Zeugenverhör verhindert wurde. Ein briefliches Verhör ist in diesem Falle ganz un-

möglich. Die Auffindung hysterischer Symptome ist nicht besonders schwer, weshalb auch das Risiko einer Täuschung ein geringes ist. Dazu kommt, daß die untersuchenden Ärzte X. und Y. Fachleute von bestem Rufe sind. Wenn also schon eine größere Vollständigkeit wünschenswert gewesen wäre, so erscheint der Befund des Gutachtens nichtsdestoweniger nicht bloß zuverlässig, sondern auch als ausreichend zur Begründung der oben zitierten Schlußfolgerung.

444 Nicht diskutiert wird die wichtige Frage, was für ein Einfluß auf das Handeln dem Glauben an die Existenz Baumanns beizumessen ist. Glaubte sie wirklich an Baumann und seine Lose, so mußten ihr die betrügerischen Manipulationen viel weniger verwerflich erscheinen, denn sie konnte sich immer wieder vor sich selber damit entschuldigen, daß sie sich sagte, sie werde das Geld wieder zurückzahlen. Dieser Gedankengang hätte für eine Hysterische mit ihrem schwachen Charakter sehr viel Verlockendes. Bei der Bestimmung des Grades der Zurechnungsfähigkeit hätte dieser Umstand erheblich mitsprechen müssen. Die Gutachten von A. scheinen nun wirklich angenommen zu haben, daß Inkulpatin an Baumann glaubt. Dann ist eine Lücke im Gutachten vorhanden, welche die ganze Schlußfolgerung als zweifelhaft erscheinen läßt. Hat Inkulpatin aber damit gelogen, daß sie (zweckmäßigerweise) ihre Schuld einem Unbekannten zuschob, so könnte das Resultat des Gutachtens trotzdem richtig sein, obschon es auch zu dieser Frage keine Stellung nimmt.

II. DAS GUTACHTEN VON B. 23. MÄRZ 1905

445 A. *Tatbestand.* Frau Z. hat eine gewisse H. um 700 Franken betrogen. Sie gab der Geschädigten an, sie besitze ein Los der Budapester Lotterie, welches gewonnen habe (erst 135 000 und dann 270 000 Franken). Unter verschiedenen Vorspiegelungen nebensächlicher Bedeutung ließ sie sich von der H. von Zeit zu Zeit größere Beträge geben. Sie wiederholte im wesentlichen also das gleiche Spiel wie früher.

446 B. *Untersuchung.* Im Verhör bestand Inkulpatin wieder darauf, daß sie wirklich ein Lotterielos vom Agenten Baumann erhalten habe. Infolge des Umstandes, daß Inkulpatin bereits einmal ärztlich begut-

achtet wurde, fand es der Untersuchungsrichter geraten, noch ein zweites Gutachten einzuholen.

C. *Materialien des Gutachtens.* Dem Gutachten liegen zugrunde: 447
Die damaligen Untersuchungsakten etc. (folgt das Aktenverzeichnis). Außerdem wurden von der Anstalt aus private Erkundigungen über Inkulpatin eingezogen.

Dieses Material ist bedeutend vollständiger als das von A. Wir ver- 448
zichten auf eine ausführliche Wiedergabe aller derjenigen wertvollen Gesichtspunkte, die sich aus dem erwähnten Material ergeben. Wir verweisen auf das Gutachten. Sie bestätigen ausführlich, daß Inkulpatin sozusagen von vornherein eine moralisch defekte und psychopathische Person ist, die schon Delikte verschiedenster Art hinter sich hat.

Die Beobachtung begann am 19. Januar 1905, das Gutachten wurde 449
am 23. März 1905 abgegeben. Die Beobachtungszeit war demnach eine so lange, daß man eine sehr gründliche Aufnahme des psychischen Status erwarten konnte. Als Hauptbefund wurden wieder eine Reihe *unzweifelhaft hysterischer Symptome* nachgewiesen. (Daß z. B. mehr und etwas andere körperliche Störungen gefunden wurden als in A., hat keine besondere Bedeutung. Hysterische Symptome können sich rasch verändern.) Ebenso wurden entsprechend dem Gutachten von A. kein krankhafter Intelligenzdefekt und keine Bewußtseinsstörung nachgewiesen. Die bei weitem gründlichere Untersuchung des geistigen Zustandes erwies in der Hauptsache das Bestehen eines *hysterischen Charakters* mit allen seinen Nebensymptomen, der sozialen Unverträglichkeit, Reizbarkeit, schlechtem Gedächtnis, Neigung zum Lügen und zur Intrige etc.

Der Glaube an die Existenz Baumanns erwies sich auch hier als uner- 450
schütterlich, (wenigstens hatte es so den Anschein). Inkulpatin behauptete, den größten Teil des Geldes an die Baumannschen Lose gewendet zu haben. Im Verkehr mit ihrer Umgebung zeigte sie ein hinterlistiges und aufrührerisches Wesen.

D. *Schlußfolgerungen des Gutachtens.* Aus dem Leben und Verhal- 451
ten der erblich belasteten Inkulpatin geht mit aller Deutlichkeit hervor, daß sie an *Hysterie* leidet. Der *hysterische Charakter* spricht sich aus als *krasser Egoismus.* Sie zeigt eine außerordentliche Gefühllosigkeit gegenüber ihren Angehörigen, ihrem Mann und Verlobten, die sie beide ohne weiteres beschwindelt hat. Auch auf sexuellem Gebiet zeigt sich

Inkulpatin ohne moralische Hemmungen. Sie ist genußsüchtig und verschwenderisch. Charakteristisch ist ihre große *Unstetigkeit* und *Launenhaftigkeit.* Ihre Gefühle schwanken in übermäßiger Weise.

452 Sie weiß, was erlaubt und was verboten ist, *das moralische Gefühl geht ihr aber vollkommen ab.*

453 Der Glaube an die Existenz Baumanns ist als *pathologischer Schwindel* aufzufassen, in den sie sich allmählich so hineinerzählt hat, daß sie jetzt daran zu glauben scheint.

454 Die rechtswidrigen Handlungen der Inkulpatin sind als Symptome ihres hysterischen Irreseins aufzufassen. Sie ist deshalb *total unzurechnungsfähig.* Die Krankheit hat sich mit der Persönlichkeit selber entwickelt. Sie ist deshalb unheilbar.

455 Inkulpatin ist eine gemeingefährliche Kranke, und «es ist nötig, die Gesellschaft vor dem Treiben der Angeklagten zu schützen, was bei der Raffiniertheit ihres Vorgehens nur durch dauernde Internierung in einer geschlossenen Anstalt zu erzielen sein dürfte».

456 E. *Kritik des Gutachtens.* Das Material des Gutachtens läßt nichts zu wünschen übrig, es reicht bei weitem aus zur Begründung der konstitutionellen Hysterie. In den Schlußfolgerungen aber geht das Gutachten nach unserer Ansicht entschieden zu weit. Es wird mit Recht konstatiert, daß *ein völliger Mangel der moralischen Gefühle vorliege.*

457 *Das ist aber kein hysterisches Symptom und gehört in keinerlei Weise zum hysterischen Charakter.* Es gibt Tausende von schweren Hysterikern, die sehr feine moralische Gefühle haben, und es gibt ebensoviele schwere Verbrecher ohne irgendwelche Hysterie. *Moralischer Defekt* und *Hysterie sind zwei ganz verschiedene Dinge, die unabhängig voneinander vorkommen,* wie die alltägliche Erfahrung zeigt.

458 *Wie aus dem Gutachten hervorgeht, ist Inkulpatin eine moralisch defekte Person, die daneben noch hysterisch ist. Zur Kriminalität der Inkulpatin kann nur der moralische Defekt führen, nicht aber die Hysterie,* sonst müßten alle Hysterischen kriminell sein, was aber aller Erfahrung zuwiderläuft.

459 Damit fällt also die Schlußfolgerung, daß die rechtswidrigen Handlungen Symptome der Hysterie seien, völlig dahin. Damit tritt auch die Frage der Zurechnungsfähigkeit in ein durchaus anderes Licht, worauf wir unten zurückkommen werden.

460 Die Frage des Glaubens an Baumann findet trotz gründlicher Dis-

kussion auch in diesem Gutachten keine befriedigende Lösung. Immerhin sieht man hier, dank der größeren Gründlichkeit, viel deutlicher, daß dieser Frage für die Freiheit des Handelns keine besondere Bedeutung zukommt. Bevor diese Idee auftrat, hat Inkulpatin gelogen, betrogen und sexuell exzediert, und auch bei dem dem Gutachten von B. vorliegenden Delikt hat Inkulpatin mit vollem Bewußtsein, zu betrügen, gehandelt. Daß also irgend ein pathologischer Zwang von dieser Idee ausging, erscheint völlig ausgeschlossen.

Man kann vielleicht sagen, daß die Generalidee der betrügerischen 461
Handlungen vom Glauben an die Existenz Baumanns abhängt, vorausgesetzt, daß dieser Glaube wirklich vorhanden ist. Sei dem, wie ihm wolle, jedenfalls ist sicher, daß Inkulpatin die Einzelheiten des Betrugs mit klarem Bewußtsein ausgeführt hat. (Z. B. reist sie nach K., angeblich, um das Geld dort für die Lose einzuzahlen, nach einigen Tagen aber kehrt sie mit neuen Kleidern und mit Geschenken beladen wieder zurück.)

Die richtige Schlußfolgerung aus dem vorliegenden Gutachten ist 462
also, daß Inkulpatin infolge ihres moralischen Defektes rechtswidrig gehandelt hat. Insofern aber muß man dem Gutachten beipflichten, als die unzweifelhaft vorhandene Hysterie einen bedeutenden Einfluß auf das Handeln hat.

III. OBERGUTACHTEN

Aus dem von A. und B. gesammelten Material scheint uns unzwei- 463
felhaft hervorzugehen, daß die Z. eine moralisch defekte, hysterische Person ist.

Der moralische Defekt (moral insanity) ist ein angeborener Zu- 464
stand, der durch das Fehlen der moralischen Gefühle charakterisiert ist. Die *Hysterie* verursacht niemals das Entstehen eines moralischen Defektes, sondern kann höchstens das Bestehen eines solchen vortäuschen oder einen vorhandenen in seinen Einflüssen auf das Handeln übertreiben. Die Hysterie ist ein angeborener oder erworbener krankhafter Zustand, bei welchem die Affekte übermäßig stark sind. Die Kranken sind daher beständig mehr oder weniger das Opfer ihrer Affekte. Dabei bestimmt aber die Hysterie im allgemeinen nur das *Quantum,* nicht das

Quale der Affekte. Letzteres ist durch den *Charakter* gegeben. Ein Weichherziger wird, wenn er hysterisch ist, nur noch leichter zu Tränen kommen, ein Rücksichtsloser wird dadurch noch härter, ein zu Exzessen Geneigter wird seinen Neigungen noch viel widerstandsloser zum Opfer fallen. So muß man sich auch den Einfluß der Hysterie auf das kriminelle Handeln vorstellen.

465 Ein von vornherein moralisch Defekter, der hysterisch wird oder ist, hat darum noch weniger Widerstandskraft als ein *Nur*-moralisch-Defekter. Dieses Verhalten zeigt uns das Gutachten von B. bei der Inkulpatin recht schön. Sie unterliegt immer wieder, kaum der Untersuchung oder Haft entlassen, sofort der Versuchung zu betrügerischen Handlungen. Sie führt sie mit vollendetem Raffinement durch und hat, nach allem zu schließen, einen geradezu unheimlichen Einfluß auf ihre Opfer. Wie das Gutachten von B. mit Recht bemerkt, ist diese große Überredungskunst und Überzeugungskraft auf Rechnung der Hysterie zu setzen, denn bei der Hysterie ist immer soviel Gefühl und natürliche Schauspielergabe dabei, daß Hysterische, auch wenn sie noch so sehr lügen und übertreiben, doch immer wieder Gläubige finden. Selbst Ärzte sind schon oft hysterischen Vorspiegelungen zum Opfer gefallen.

466 Keines der beiden Gutachten hat nachgewiesen, daß Inkulpatin unter dem Zwange einer krankhaften Überzeugung, einer Wahnidee (Baumann) oder unter einem unwiderstehlichen krankhaften Triebe handelt. Beide heben hervor, daß sie das Unmoralische ihrer Handlungsweise kennt. *Eine Verschleierung des Bewußtseins im Moment der Tat ist ebenfalls ausgeschlossen.*

467 Inkulpatin gibt einfach ihren bösen Neigungen nach. Sie tut nichts anderes als jeder Gewohnheitsverbrecher. Ihre Hysterie fördert ihr Tun und hindert etwaige Gegenentschlüsse. Es ist so, weil sozusagen nur böse Neigungen vorhanden sind. Wären auch gute da, so würde die Hysterie unter Umständen auch die guten fördern, wie das bei nicht moralisch defekten Hysterischen der Fall ist. Daraus erhellt, daß das Wesentliche nur der moralische Defekt sein kann.

468 *Ist Inkulpatin infolge des moralischen Defektes unzurechnungsfähig?*

469 Jeder Gewohnheitsverbrecher ist moralisch defekt, also in naturwissenschaftlichem Sinne krank. Die gegenwärtige Strafrechtspflege aber wendet sich an die Individuen, bei denen die Erkenntnis der Strafbar-

keit des Handelns vorhanden ist und bei denen auch die Selbstbestimmung nicht unter einem unwiderstehlichen Zwange steht.

Der juristische Begriff der Unzurechnungsfähigkeit umfaßt also alle psychisch erheblich Abnormen mit Ausnahme der moralisch Defekten. Im Sinne des Gesetzes darf also bei der Frage der *Zurechnungsfähigkeit* logischerweise der moralische Defekt nicht in Betracht kommen. 470

Ist nun im vorliegenden Fall die Hysterie allein so stark, daß sie totale Unzurechnungsfähigkeit bedingt? 471

Wie aus dem Gutachten B. hervorgeht, ist Inkulpatin moralisch defekt. Ist nun ein solcher Defekt vorhanden und kommen dabei Verbrechen vor, so müssen sie natürlich zuerst mit dem moralischen Defekte in Verbindung gebracht werden, denn das sind zwei Dinge, die ohne weiteres zusammengehören. Sollen die Delikte aus der Hysterie stammen, so muß aus dem Charakter der Delikte nachgewiesen werden, daß sie in der Hysterie wurzeln und nicht im moralischen Defekt. 472

Sind die Delikte der Inkulpatin spezifisch hysterisch? 473

Der Beweis dafür ist nicht erbracht. Allem Anschein nach handelt es sich um bewußte und beabsichtigte betrügerische Handlungen, wie sie bei geschickten Betrügern üblich sind. Ihre Wurzel ist die böse Neigung und die Schwäche ihr gegenüber. Das ist aber nicht hysterisch. Der einzige Punkt, wo man eine spezifisch hysterische Motivierung vermuten könnte, ist die Frage des Baumann. Aber gerade hier ist größtes Mißtrauen am Platze. Dieser Schwindel ist zweckmäßig und einmal beinahe geglückt (K.). Im Gutachten von B. wird hervorgehoben, daß Inkulpatin sich einmal äußerte, sie lasse sich nicht hypnotisieren, da sie «nicht verpflichtet sei, den Ärzten die volle Wahrheit zu sagen». Bei diesem Ausspruch darf man vielleicht vermuten, daß Inkulpatin doch noch mehr Einsicht in ihre Schwindeleien hat, als man ihr zumutete. Das mahnt gerade dem Baumannschwindel gegenüber zur größten Vorsicht. Unterzeichneter hat über diesen Punkt eingehend mit Inkulpatin anläßlich der jetzigen Delikte gesprochen und dabei festgestellt, daß sie jetzt absichtlich geschwindelt hat, um Geld zu bekommen. Baumann spielte dabei durchaus keine Rolle. Inkulpatin versicherte auch, daß sie keine Lose besitze, die Existenz Baumanns aber behauptet sie heute noch mit größter Bestimmtheit und vielen Tränen, so daß man sich nur schwer des Eindruckes der Wirklichkeit erwehren 474 kann. Praktisch wichtig ist aber an dieser Frage bloß, daß Inkulpatin dieses Mal ganz klar und ohne Umschweife, wie schon vor 1900, auf eigene Rechnung betrogen hat. Es ist also auch daraus auf keine hysterische Motivierung ihrer Delikte zu schließen.

475 Ihre Delikte, besonders der merkwürdig sichere Erfolg, sind aus dem Zusammenwirken von moralischem Defekt und Hysterie zu verstehen, wobei der Hysterie eine bloß fördernde Wirkung in Hinsicht des Deliktes zuerkannt werden kann. Hysterische sind infolge der Stärke ihrer Affekte immer das Opfer derselben, sie gehören sozusagen nie sich selber, sondern dem momentanen Affekte. Ihr Handeln ist darum stets kompromittiert durch den momentanen Affekt (Laune). Wie sehr der Affekt aber das Urteil trübt und die Überlegung stört, ist allbekannt. Bei einem stärkeren Grade von Hysterie, wie ihn Inkulpatin aufweist, stehen die Willensentschlüsse immer unter abnormen Affekteinflüssen, wie das beim Normalen, der das Für und Wider seiner Handlungen ruhig abwägen kann, nicht der Fall ist. Die Hysterie beschränkt also die Zurechnungsfähigkeit.

476 Wir beantworten demnach Ihre Fragen nach bestem Wissen und Gewissen folgendermaßen:

I. *Auf Grund der beiden Gutachten von A. und B. kann nur eine verminderte Zurechnungsfähigkeit angenommen werden.*

II. Das Material des Gutachtens von B. ist mit so großer Sorgfalt und Gründlichkeit gesammelt und zusammengestellt, daß man seiner Vollständigkeit wohl kaum mehr als Nebensächliches beifügen könnte.

477 Der Standpunkt des Gutachtens bedeutet nichts anderes als ein Aufgeben der naturwissenschaftlichen Auffassung des moralischen Defektes in praxi. Die Konsequenz dieses Standpunktes ist der Ausschluß des moralisch Defekten aus dem juristischen Begriff der Geistesstörung. Theoretisch kann dies als Rückschritt oder Konzession an die Laienpsychologie des Strafrechts bezeichnet werden, praktisch als Rücksichtslosigkeit gegenüber der Gesellschaft. Wir Irrenärzte dürfen uns aber weder an den einen noch an den anderen Vorwurf kehren, denn wir sind in erster Linie dafür angestellt, über das Wohl und Wehe der uns anvertrauten staatlichen Anstalten zu wachen. Vertreten wir nun auch in praxi unsere Theorie von dem Kranksein des moralisch Defekten, so erleben wir es, daß mit zunehmender psychologischer Bildung

der Gerichtsbehörden unsere Anstalten mit Verbrechern gefüllt werden, dank unseren altruistischen Gutachten. Dadurch wird binnen kurzer Frist der Zustand in einer Anstalt unhaltbar. (Im Burghölzli braucht es gegenwärtig gerade noch einen Verbrecher, um die Situation unmöglich zu machen.) Wir verderben damit den Charakter und den Ruf einer Anstalt vollständig, und man wird es keiner anständigen Familie verdenken, wenn sie alles aufbietet, um einen armen geisteskranken Angehörigen nicht in das wüste Getümmel einer Verbrecherabteilung einliefern zu müssen. Durch die Anwesenheit von Verbrechern wird der Ton und der Geist des Hospitals vergiftet. Zudem sind die wenigsten Irrenanstalten für die Behandlung und Bewahrung von Verbrechern eingerichtet. Je mehr die Juristen die Nutzlosigkeit der gegenwärtigen Strafrechtspflege einsehen, desto mehr werden sie darauf dringen, ihre ewigen unverbesserlichen Kunden durch Internierung in eine Irrenanstalt endlich einmal los zu werden mit dem neuerdings an Beliebtheit zunehmenden Hinweis, daß man die Gesellschaft schützen müsse. Das will ja die Strafrechtspflege tun, warum muß es dann die Irrenanstalt büßen? Die Irrenanstalt darf nie das Exekutivorgan des Strafrechts werden. Dadurch, daß wir die Strafrechtspflege von unbequemen Elementen entlasten, bessern wir sie nicht, sondern ruinieren bloß unsere Anstalten. Solange die Gesellschaft die Strafrechtspflege nicht ändern will, soll sie es auch empfinden, daß infolge der rapiden Vermehrung der vermindert Zurechnungsfähigen gerade die gefährlichsten Verbrecher in immer kürzeren Intervallen auf sie losgelassen werden. Einzig auf diese Weise kann der Masse die Notwendigkeit von Reformen demonstriert werden.

ZUR PSYCHOLOGISCHEN TATBESTANDSDIAGNOSTIK[1]

WIE den Lesern des *Centralblattes* bekannt sein dürfte, war die «*psychologische Tatbestandsdiagnostik*» in letzter Zeit Gegenstand mehrfacher Erörterungen. Das Wesen der psychologischen Tatbestandsdiagnostik besteht darin, daß der Vorstellungskomplex eines Verbrechens in den Assoziationen nachgewiesen wird. Wie bekannt, habe ich gemeinsam mit RIKLIN in unserer Arbeit: *Experimentelle Untersuchungen über die Assoziationen Gesunder*[2], den Begriff des «gefühlsbetonten Vorstellungskomplexes» aufgestellt und dessen Wirkungen auf die Assoziationen beschrieben; besonders ausführlich ist letzteres geschehen in meiner Habilitationsschrift: *Über das Verhalten der Reaktionszeit beim Assoziationsexperimente.* Die Aufsuchung des gefühlsbetonten Komplexes in den Assoziationen Geisteskranker ist uns seit bald zwei Jahren ein wichtiges diagnostisches Hilfsmittel geworden, wie aus mehrfachen Publikationen von RIKLIN und mir hervorgeht. 478

Nach dem Erscheinen meiner «*Diagnostischen Assoziationsstudien*» ist im GROSSschen *Archiv für Kriminal-Anthropologie und Kriminalistik,* Bd. XV, eine Arbeit von WERTHEIMER und KLEIN publiziert worden[3]. Die Autoren besprechen im wesentlichen die Möglichkeit, daß man in den Assoziationen auch den gefühlsbetonten Vorstellungskomplex eines begangenen Verbrechens nachweisen könne. Da nun WERTHEIMER und KLEIN irrtümlicherweise als «Erfinder» bezeichnet werden, so möchte ich bei dieser Gelegenheit zur Klärung der Sachlage bemerken, daß, was das Experiment betrifft, die Ehre des Erfindertitels 479

1. [Erschienen in: *Centralbl. f. Nervenheilk. u. Psychiat.* XXVIII (1905) pp. 813-818.]

2. [Alle in diesem Aufsatz erwähnten Schriften JUNGS sind in Bd. II der Ges. Werke enthalten. Die Studien zur Wortassoziation wurden 1904/05 publiziert.]

3. *Psychologische Tatbestandsdiagnostik.*

GALTON oder WUNDT zukommt. Der Begriff des gefühlsbetonten Vorstellungskomplexes und die Feststellung seiner spezifischen Wirkungen auf die Assoziation stammt aber aus der Zürcher Klinik, speziell aus den *Diagnostischen Assoziationsstudien*[4]. Wenn WERTHEIMER und KLEIN etwas mehr Pietät für ihre Vorarbeiter gehabt und die Quelle zitiert hätten, aus welcher sie ihre anscheinend originellen Ideen schöpften, so hätten sie sich verschiedene unangenehme Erörterungen ersparen können[5] (vgl. die Kritik WEYGANDTS in der neuesten Nummer der Aschaffenburgschen Monatsschrift[6].)

480 WERTHEIMERS Verdienst beschränkt sich bis jetzt darauf, den Spezialfall des gefühlsbetonten Komplexes, das Verbrechen und die Möglichkeit seiner Auffindung aus den Assoziationen, betont zu haben. Versuche in dieser Richtung sind im Gange, wie ich aus privaten Mitteilungen entnehme; allerdings scheinen sie noch nicht über das Stadium der Laboratoriumsversuche hinaus zu sein.

481 Es wird nun gewiß interessieren, daß es mir heute gelungen ist, zum ersten Male unsere *Methode der Komplexnachweisung in praxi an einem Delinquenten mit bestem Erfolg zu erproben.*

482 Eine ausführliche Darstellung dieses Falles wird in einer der näch-

4. [Erschienen in: *J. f. Psychol. u. Neur.* IV (1904/05) pp. 26-27.]

5. Wie bekannt sein dürfte, habe ich an verschiedenen Stellen meiner Assoziationsarbeiten angegeben, daß WERTHEIMER die Idee zu seiner Tatbestandsdiagnostik aus meinen Arbeiten geschöpft habe. Im *Archiv für die gesamte Psychologie* VII (1/2) weist WERTHEIMER nach, daß seine erste Arbeit 12 Tage vor der meinigen erschienen ist. Wir sind also beide unabhängig voneinander zu den gleichen Feststellungen gelangt. Ich ziehe daher meine frühere Angabe als irrtümlich zurück. Ich bin folgendermaßen zu meiner irrtümlichen Auffassung gelangt:

Geraume Zeit nach dem Erscheinen meiner ersten Assoziationsarbeiten wurde ich mit der WERTHEIMER-KLEINschen Publikation bekannt. Da die Ähnlichkeit der WERTHEIMERschen Ideen mit den meinigen mich frappierte, erkundigte ich mich sofort nach dem Autor und erhielt von WERTHEIMER persönlich sehr nahestehender, autoritativer Seite die unzweideutige Auskunft, dass WERTHEIMER bei der Abfassung seiner Arbeit unter dem Einfluß meiner Ideen gestanden hätte. An der Richtigkeit dieser Auskunft glaubte ich nicht zweifeln zu dürfen, da die betreffende Persönlichkeit, damals wenigstens, in Beziehungen zu WERTHEIMER stand, welche irrtümliche Angaben, meiner Ansicht nach, einfach ausschlossen. [Erklärung erschienen in: *Z. f. angew. Psychol.* I (1907) Heft 1/2 p. 163.]

6. *Zur psychologischen Tatbestandsdiagnostik.*

sten Nummern der *Schweizerischen Zeitschrift für Strafrecht*[7] erscheinen. Ich erlaube mir, jetzt nur kurz den Fall zu referieren:

Gestern abend kam ein älterer Herr zu mir in sichtlicher Erregung 483
Er erzählte mir, er wohne mit einem 18jährigen Manne zusammen, dessen Vormund er sei. Seit einigen Wochen habe er nun bemerkt, daß ihm von Zeit zu Zeit kleinere und größere Beträge in seiner Kasse fehlten, im ganzen bis jetzt über 100 Franken. Er habe die Sache sofort der Polizei angezeigt, sei aber nicht imstande, Beweise gegen irgendeine Person vorzubringen. Er habe allerdings Verdacht auf sein Mündel, aber keine zwingenden Beweise. Wenn er wüßte, daß sein Mündel der Täter sei, so möchte er gerne die Sache im stillen abmachen, um die höchst ehrenwerte Familie desselben zu schonen. Dazu müsse er aber zuerst wissen, ob sein Mündel wirklich der Täter sei. Er verlangte nun von mir, ich solle den jungen Herrn hypnotisieren und ihn in der Hypnose ausfragen. Ich lehnte begreiflicherweise dieses Ansinnen ab, proponierte aber das Assoziationsexperiment, das man in der Form einer gelegentlichen Konsultation leicht plausibel machen könne (der Delinquent hatte mich schon früher einmal wegen gewisser leichter nervöser Beschwerden konsultieren wollen). Der Vormund ging auf den Plan ein, und heute morgen erschien der junge Herr zur Konsultation. Ich hatte natürlich vorher mein Reizwörterformular (100 Reizwörter) mit entsprechenden Komplexreizwörtern versehen. Das Experiment ging glatt vonstatten; zur weiteren und festeren Umschreibung der Komplexreaktionen schloß ich noch mein Reproduktionsverfahren an. Aus den Assoziationen ergab sich nun mit einer derartigen Evidenz der Komplex des verübten Diebstahls, daß ich nachher dem Herrn mit ruhiger Bestimmtheit sagen konnte: «Sie haben gestohlen.» Der Täter erbleichte, war vollkommen perplex und gestand nach kurzem Zögern unter Tränen den Diebstahl rückhaltlos ein.

Ich möchte diesem vorläufigen Referat bloß noch beifügen, daß die 484
Wirkungen des Diebstahlkomplexes auf die Assoziationen natürlich genau dieselben sind wie bei irgend einem anderen Komplex von ähnlicher Gefühlsstärke. Für alles Nähere muß ich auf die spätere Publikation verweisen.

7. [XVIII (1905) pp. 369-408. *Die psychologische Diagnose des Tatbestandes.*]

BIBLIOGRAPHIE

A. Verzeichnis der zitierten Zeitschriften mit Abkürzungen

Allg. Z. f. Psychiat. = Allgemeine Zeitschrift für Psychiatrie und psychisch-gerichtliche Medicin. Berlin.

Ann. méd.-psychol. = Annales médico-psychologiques. Paris.

Arch. f. d. ges. Psychol. = Archiv für die gesamte Psychologie. Leipzig.

Arch. f. Kriminal-Anthropologie und Kriminalistik = Archiv für Kriminal-Anthropologie und Kriminalistik. Leipzig.

Arch. f. Psychiat. u. Nervenkr. = Archiv für Psychiatrie und Nervenkrankheiten. Berlin.

Archs. de Neur. = Archives de Neurologie. Paris.

Brain. A Journal of Neurology. London.

Centralbl. f. Nervenheilk. u. Psychiat. = Centralblatt für Nervenheilkunde und Psychiatrie. Berlin und Leipzig.

L'Encéphale. Journal des maladies mentales et nerveuses. Paris.

Friedreich's Blätter für gerichtliche Medicin und Sanitätspolizei. Nürnberg.

Harper's Mag. = Harper's Magazine. New York.

Jbb. f. Psychiat. u. Neur. = Jahrbücher für Psychiatrie und Neurologie. Leipzig und Wien.

J. f. Psychol. u. Neur. = Journal für Psychologie und Neurologie. (Früher: Zeitschrift für Hypnotismus). Leipzig.

Mind. A Quarterly Review of Psychology and Philosophy. London.

Mschr. f. Kriminalpsychologie u. Strafrechtsform = Monatsschrift für Kriminalpsychologie und Strafrechtsreform. Heidelberg.

Münch. med. Wschr. = Münchener medicinische Wochenschrift. München.

Neur. Centralbl. = Neurologisches Centralblatt. Berlin.

Proc. Soc. Psych. Res. = Proceedings of the Society for Psychical Research. London.

Progr. méd. = Progrès médical. Paris.

Rev. philos. = Revue philosophique de France et de l'étranger. Paris.

Schweiz. Z. f. Strafrecht = Schweizerische Zeitschrift für Strafrecht. Bern.
Trans. Coll. Phys. Philadelphia = Transactions of the College of Physicians of Philadelphia.
Trib. méd. = Tribune médicale. Paris.
Union méd. = Union médicale. Paris.
Wien. med. Presse = Wiener medizinische Presse. Wien.
Z. f. angew. Psychol. = Zeitschrift für angewandte Psychologie und psychologische Sammelforschung. Leipzig.
Z. f. Hypnot. = Zeitschrift für Hypnotismus, Psychotherapie, sowie andere psychophysiologische und psychopathologische Forschungen. (Fortgesetzt als: Journal für Psychologie und Neurologie). Leipzig.
Die Zukunft. Berlin.

B. Allgemeine Bibliographie

ASCHAFFENBURG, Gustav: Experimentelle Studien über Associationen. In: Psychologische Arbeiten, hg. von Emil Kraepelin, I. Leipzig 1896, pp. 209–299.

AZAM, Charles Marie Etienne-Eugène: Hypnotisme, double conscience et altérations de la personnalité. Paris 1887.

BAETZ, E. von: Über Emotionslähmung. In: *Allg. Z. f. Psychiat.* LVIII (1901) pp. 717–721.

BAIN, Alexander: The Senses and the Intellect. 4. Aufl. London 1894.

BALLET, Gilbert: Le Langage intérieur et les diverses formes de l'aphasie. Paris 1886.
Übersetzung: Die innerliche Sprache und die verschiedenen Formen der Aphasie. Leipzig und Wien 1890.

BAUMANN, Julius: Über Willens- und Charakterbildung auf physiologisch-psychologischer Grundlage. Berlin 1897.

BEHR, Albert: Bemerkungen über Erinnerungsfälschungen und pathologische Traumzustände. In: *Allg. Z. f. Psychiat.* LVI (1899) pp. 918–952.

BILLOD, E.: Rapport médico-légal sur un cas de simulation de folie. In: *Ann. méd.-psychol.,* Jg. 26 (1868) t. XII pp. 53–82.

BINET, Alfred: Les Altérations de la personnalité. Paris 1892.

Blätter aus Prevorst. Originalien und Lesefrüchte für Freunde des inneren Lebens, mitgetheilt von dem Herausgeber der Seherin aus Prevorst [Justinus KERNER] 4. Sammlg. Karlsruhe 1833.

BÖCKER, F. W., Carl HERTZ und Franz RICHARZ: Reiner Stockhausen, ein actenmäßiger Beitrag zur psychisch-gerichtlichen Medicin. Elberfeld 1855.

BOETEAU, M.: Automatisme somnambulique avec dédoublement de la personnalité. In: *Ann. méd.-psychol.,* Jg. 50 (1892) t. XV pp. 63–79.

BOHN, Wolfgang: Ein Fall von doppeltem Bewußtsein. Diss. Breslau 1898.

BOLTE, August: Über einige Fälle von Simulation. In: *Allg. Z. f. Psychiat.* LX (1903) pp. 47–59.

BONAMAISON, L.: Un Cas remarquable d'hypnose spontanée. In: *Rev. de l'Hypnot.,* Jg. 4 (1890) pp. 234–243.

BOURRU, H., et P. BUROT: La Suggestion mentale et les variations de la personnalité. Paris 1895.

BRESLER, Johann: Culturhistorischer Beitrag zur Hysterie. In: *Allg. Z. f. Psychiat.* LIII (1896) pp. 333–376.

BREUER, Joseph, und Sigmund FREUD: Studien über Hysterie. Leipzig und Wien 1895.

BUROT, P.: Siehe BOURRU.

CARDANUS, Hieronymus: De subtilitate libri XXI. Nürnberg 1550.

CELLINI, Benevenuto: Das Leben des B' C', Florentinischen Goldschmieds und Bildhauers, von ihm selbst geschrieben. Übers. und mit einem Anhange hg. von GOETHE. Tübingen 1803.

CLAUS, –: Ein Fall von simulirter Geistesstörung. In: *Allg. Z. f. Psychiat.* XXXIII (1877) pp. 153–170.

CULLERRE, Alexandre: Un Cas de somnambulisme hystérique. In: *Ann. méd.-psychol.,* Jg. 46 (1888) t. VII pp. 354–370. Bespr.: H. KURELLA in: *Allg. Z. f. Psychiat.* XLVI (1890) Literaturbericht p. 356.

DELBRÜCK, Anton: Die pathologische Lüge und die psychisch abnormen Schwindler. Eine Untersuchung über den allmählichen Übergang eines normalen psychologischen Vorganges in ein pathologisches Symptom. Stuttgart 1891.

DESSOIR, Max: Das Doppel-Ich. 2., vermehrte Aufl. Leipzig 1896.

VAN DEVENTER, J.: Ein Fall von sanguinischer Minderwerthigkeit. In: *Allg. Z. f. Psychiat.* LI (1895) pp. 550–578.

DIEHL, August: Neurasthenische Krisen. In: *Münch. med. Wschr.,* Jg. 49 (1902) Nr. 9 pp. 363–366.

DONATH, Julius: Über Suggestibilität. In: *Wien med. Presse* (1892) Nr. 31 Kol. 1244–1246.

– Der epileptische Wandertrieb (Poriomanie). In: *Arch. f. Psychiat. u. Nervenkr.* XXXII (1899) pp. 335–355.

ECKERMANN, Johann Peter: Gespräche mit Goethe in den letzten Jahren seines Lebens. Reclam III Leipzig 1884.

EMMINGHAUS, H.: Allgemeine Psychopathologie. Leipzig 1878.

ERLER, –: Hysterisches und hystero-epileptisches Irresein. In: *Allg. Z. f. Psychiat.* XXXV (1879) pp. 16–45.

FLAUBERT, Gustave: Salammbô. Definitive Ausg. Paris 1885.

FLOURNOY, Théodore: Des Indes à la planète Mars. Etude sur un cas de somnambulisme avec glossolalie. 3., unveränderte Aufl. Paris und Genf 1900.

FOREL, August: Der Hypnotismus. Stuttgart 1889.

FREUD, Sigmund: Die Traumdeutung. Leipzig und Wien 1900.

– Siehe BREUER.

FÜRSTNER, C.: Über Simulation geistiger Störungen. In: *Arch. f. Psychiat. u. Nervenkr.* XIX (1888) pp. 601–619.

– Die Zurechnungsfähigkeit der Hysterischen. In: *Arch. f. Psychiat. u. Nervenkr.* XXXI (1899) pp. 627–639.

GANSER, Sigbert: Über einen eigenartigen hysterischen Dämmerzustand. In: *Arch. f. Psychiat u. Nervenkr.* XXX (1898) pp. 633–640.

GÖRRES, Johann Joseph von: Die christliche Mystik. 4 Bde. Regensburg und Landshut 1836–1842.

GOETHE, Johann Wolfgang von: Zur Naturwissenschaft im allgemeinen. Cotta XXX Stuttgart 1858.

– Die Wahlverwandtschaften. Cotta XIV Stuttgart 1858.

GRAETER, Carl: Ein Fall von epileptischer Amnesie, durch hypnotische Hypermnesie beseitigt. In: *Z. f. Hypnot.* VIII (1899) pp. 129–163.

GROSS, Hans: Kriminal-Psychologie. 2. Aufl. Leipzig 1905.

GUINON, Georges: Documents pour servir à l'histoire des somnambulismes. In: *Progr. méd.,* XIII (1891) pp. 401–404, 425–429, 460-466, 513–517; XIV pp. 41–49, 137–141.

– und Sophie WOLTKE: De l'Influence des excitations des organes des sens sur les hallucinations de la phase passionnelle de l'attaque hystérique. In: *Archs. de Neur.* XXI (1891) pp. 346–365.

HAGEN, F. W.: Zur Theorie der Hallucination. In: *Allg. Z. f. Psychiat.* XXV (1868) pp. 1–113.

– Besprechung von HECKER: Über Visionen. In: *Allg. Z. f. Psychiat.* VI (1849) Literaturbericht pp. 285–295.

HAHN, R.: Besprechung von JUNG: Zur Psychologie und Pathologie sogenannter occulter Phänomene. In: *Arch. f. d. ges. Psychol.* III (1904) Literaturbericht pp. 26–28.

HARDEN, Maximilian: Der kleine Jacobsohn. In: Die Zukunft XLIX (1904) pp. 370–378.

HAUPTMANN, Carl: Die Bergschmiede. Dramatische Dichtung. München 1902.

HECKER, Just. Frdr. Carl: Über Visionen. Eine Vorlesung . . . Berlin 1848.

– Siehe HAGEN.

HERTZ, Carl: Siehe BÖCKER.

HOCHE, A.: Handbuch der gerichtlichen Psychiatrie. Berlin 1901.

HÖFELT, J. A.: Ein Fall von spontanem Somnambulismus. In: *Allg. Z. f. Psychiat.* XLIX (1893) pp. 250–255.

JAMES, William: The Principles of Psychology. 2 Bde. London und New York 1891.

JANET, Pierre: L'Anesthésie hystérique. Conférence . . . Evreux 1892.

– Der Geisteszustand der Hysterischen. (Die psychischen Stigmata). Übersetzung. Leipzig und Wien 1894.

– Névroses et idées fixes. 2 Bde. Paris 1898.

– Les Obsessions et la psychasthénie. 2 Bde. Paris 1903.

– L'Automatisme psychologique. Essai de psychologie expérimentale sur les formes inférieures de l'activité humaine. Paris 1889 (7. Aufl. 1913).

JESSEN, Peter Willers: Über psychische Untersuchungsmethoden. Böcker, Hertz und Richarz: Reiner Stockhausen, ein actenmäßiger Beitrag . . . In: *Allg. Z. f. Psychiat.* XII (1855) pp. 618–632.

– Doppeltes Bewußtsein. In: *Allg. Z. f. Psychiat.* XXII (1865) p. 407.

JUNG, C. G.: Siehe HAHN.

– und Franz RIKLIN: Diagnostische Assoziationsstudien. 1. Beitrag: Experimentelle Untersuchungen über Assoziationen Gesunder. In: *J. f. Psychol. u. Neur.* IV (1904/1905) pp. 24–67.

KANT, Immanuel: Allgemeine Naturgeschichte und Theorie des Himmels nebst zwei Supplementen. Reclam. Leipzig 1884.

KARPLUS, J. P.: Über Pupillenstarre im hysterischen Anfall. In: *Jbb. f. Psychiat. u. Neur.* XVII (1898) pp. 1–53.

KERNER, Justinus: Die Seherin von Prevorst. 2 Teile. Stuttgart und Tübingen 1829.

– Siehe: Blätter aus Prevorst.

KLEIN, Julius: Siehe WERTHEIMER.

KRAEPELIN, Emil: Siehe ASCHAFFENBURG.

KRAFFT-EBING, Richard von: Lehrbuch der Psychiatrie auf klinischer Grundlage für practische Ärzte und Studirende. Stuttgart 1879.

KRAUSS, A.: Die Psychologie des Verbrechens. Ein Beitrag zur Erfahrungsseelenkunde. Tübingen 1884.

LADD, George Trumbull: Contribution to the Psychology of Visual Dreams. In: *Mind* XVII (1892) pp. 299–304.

LANDGRAF, Karl: Ein Simulant vor Gericht. In: *Friedreich's Blätter,* Jg. 35 (1884) pp. 411–433. Zusammenfassung in: *Allg. Z. f. Psychiat.* XLII (1886) Literaturbericht p. 60.

LAURENT, Armand: Etude médico-légale sur la simulation de la folie. Considérations cliniques et pratiques à l'usage des médecins experts, des magistrats et des jurisconsultes. Paris 1866.

LAURENT, Emile: Un Détenu simulant la folie pendant trois ans. In: *Ann. méd.-psychol.,* Jg. 46 (1888) t. VIII pp. 225–234.

LEHMANN, Alfred: Aberglaube und Zauberei von den ältesten Zeiten an bis in die Gegenwart. Übersetzung. Stuttgart 1898.

– Die körperlichen Äußerungen psychischer Zustände. Übersetzung. 3 Teile. Leipzig 1899.

LEPPMANN, A.: Simulation von Geistesstörung umgrenzt von Störungsanfall und Rückfall. In: *Allg. Z. f. Psychiat.* XLVIII (1892) p. 530 f.

LOEWENFELD, Leopold: Über hysterische Schlafzustände, deren Beziehungen zur Hypnose und zur Grande Hystérie. In: *Arch. f. Psychiat. u. Nervenkr.* XXII (1891) pp. 715–738; XXIII (1892) pp. 40–69.

– Der Hypnotismus. Handbuch der Lehre von der Hypnose und der Suggestion, mit besonderer Berücksichtigung ihrer Bedeutung für Medicin und Rechtspflege. Wiesbaden 1901.

LÜCKE, Robert: Über das Ganser'sche Symptom mit Berücksichtigung seiner forensischen Bedeutung. In: *Allg. Z. f. Psychiat.* LX (1903) pp. 1–35.

MACARIO, M. M. A.: Des Hallucinations. In: *Ann. méd.-psychol.* (1845) t. VI pp. 317–349; (1846) t. VII pp. 13–45. Bespr. in: *Allg. Z. f. Psychiat.* IV (1847) p. 137 f.

Mac NISH, Robert: The Philosophy of Sleep. Glasgow 1830.

MARANDON DE MONTYEL, E.: Folie simulée par une aliénée inculpée de tentative d'assasinat. In: *L'Encéphale* II (1882) pp. 47–61. Bespr. in: *Allg. Z. f. Psychiat.* XL (1884) p. 337 f.

MAURY, Louis Ferdinand Alfred: Le Sommeil et les rêves. Etudes psychologiques sur ces phénomènes et les divers états qui s'y rattachent. Paris 1861.

MENDEL, E.: Die Manie. Eine Monographie. Wien und Leipzig 1881.

MESNET, Ernest: De l'Automatisme de la mémoire et du souvenir dans le somnambulisme pathologique. In: *Union méd.* XVIII (1874) pp. 105–112.

– Somnambulisme spontané dans ses rapports avec l'hystérie. In: *Archs. de Neur.* Nr. 69 (1892) pp. 289–304.

MITCHELL, Silas Weir: Mary Reynolds. A Case of Double Consciousness. In: *Trans. Coll. Phys. Philadelphia* X (1888) pp. 366–389. Ferner in: *Harper's Mag.* (1860). Bespr. in: JAMES p. 381 f. (siehe dort).

Mörchen, Friedrich: Über Dämmerzustände. Ein Beitrag zur Kenntnis der pathologischen Bewußtseinsveränderungen. Diss. Marburg 1901.

Moll, Albert: Die Bewußtseinsspaltung in Paul Lindaus neuem Schauspiel. In: *Z. f. Hypnot.* I (1893) pp. 306–310.

Müller, Erdmann: Über «Moral insanity». In: *Arch. f. Psychiat u. Nervenkr.* XXXI (1899) pp. 325–377.

Müller, Johannes: Über die phantastischen Gesichtserscheinungen. Eine physiologische Untersuchung mit einer physiologischen Urkunde des Aristoteles über den Traum, den Philosophen und Ärzten gewidmet. Coblenz 1826.

Myers, Frederic W. H.: Automatic Writing. In: *Proc. Soc. Psych. Res.* III (1885) pp. 1–63.

Naef, Max: Ein Fall von temporärer, totaler, theilweise retrograder Amnesie (durch Suggestion geheilt). Diss. Leipzig 1898.

Nietzsche, Friedrich: Also sprach Zarathustra. Werke VI Leipzig 1901.

Nissl, F.: Hysterische Symptome bei einfachen Seelenstörungen. In: *Centralbl. f. Nervenheilk. u. Psychiat.*, Jg. 25 (1902) XIII pp. 2–38.

Pelman, Carl: Über das Verhalten des Gedächtnisses bei den verschiedenen Formen des Irreseins. In: *Allg. Z. f. Psychiat.* XXI (1864) pp. 63–121.

Phleps, Eduard: Psychosen nach Erdbeben. In: *Jbb. f. Psychiat. u. Neur.* XXIII (1903) pp. 382–406.

Pick, Arnold: Vom Bewußtsein in Zuständen sogenannter Bewußtlosigkeit. In: *Arch. f. Psychiat. u. Nervenkr.* XV (1884) pp. 202–223.

– Über pathologische Träumerei und ihre Beziehungen zur Hysterie. In: *Jbb. f. Psychiat u. Neur.* XIV (1896) pp. 280–301.

Pinel, Philippe: Traité médico-philosophique sur l'aliénation mentale ou la manie. Paris 1801.

Preyer, W.: Die Erklärung des Gedankenlesens. Leipzig 1886.

Prince, Morton: An Experimental Study of Visions. In: *Brain* XXI (1898) pp. 528–546.

Proust, A. A.: Cas curieux d'automatisme ambulatoire chez un hystérique. In: *Trib. méd.*, Jg. 23 (1890) p. 202 f.

Quicherat, Jules: Procès de condamnation et de réhabilitation de Jeanne d'Arc, dite La Pucelle . . . hg. von J' Q'. 5 Bde. Paris 1841–1849.

Raecke, Julius: Beitrag zur Kenntniß des hysterischen Dämmerzustandes. In: *Allg. Z. f. Psychiat.* LVIII (1901) pp. 115–163.

– Hysterischer Stupor bei Strafgefangenen. In: *Allg. Z. f. Psychiat. LVIII* (1901) pp. 409–446.

Redlich, Johann: Ein Beitrag zur Kenntniß der Pseudologia phantastica. In: *Allg. Z. f. Psychiat.* LVII (1900) p. 65 f.

Ribot, Théodule Armand: Die Persönlichkeit. Übersetzung. Berlin 1894.

RICHARZ, Franz: Über psychische Untersuchungsmethoden. In: *Allg. Z. f.* Psychiat. XIII (1856) pp. 256–314.

– Siehe BÖCKER.

RICHER, Paul: Etudes cliniques sur l'hystéro-épilepsie ou grande hystérie. Paris 1881.

RICHET, Charles: La Suggestion mentale et le calcul des probabilités. In: *Rev. philos.* XVIII (1884) II pp. 609–674.

RIEGER, Conrad: Der Hypnotismus. Jena 1884.

RÜDIN, Ernst: Über die klinischen Formen der Gefängnisspsychosen. In: *Allg. Z. f. Psychiat.* LVIII (1901) pp. 447–462.

SCHNITZLER, Arthur: Der Fall Jacobsohn. In: Die Zukunft XLIX (1904) pp. 401–404.

SCHOPENHAUER, Arthur: Preisschrift über die Freiheit des Willens. Werke in Auswahl II Leipzig 1891.

SCHROEDER VAN DER KOLK, Jacobus L. C.: Pathologie und Therapie der Geisteskrankheiten auf anatomisch-physiologischer Grundlage. Übersetzung. Braunschweig 1863.

SCHÜLE, Heinrich: Handbuch der Geisteskrankheiten. Leipzig 1878.

SCHÜRMAYER, Ignaz Heinrich: Theoretisch-practisches Lehrbuch der gerichtlichen Medicin. Erlangen 1850.

SIEFERT, Ernst: Über chronische Manie. In: *Allg. Z. f. Psychiat.* LIX (1902) pp. 261–270.

SIEMENS, Fritz: Zur Frage der Simulation von Seelenstörung. In: *Arch. f. Psychiat. u. Nervenkr.* XIV (1883) pp. 40–86.

SNELL, Ludwig S.: Über Simulation von Geistesstörung. In: *Allg. Z. f. Psy*chiat. XIII (1856) pp. 1–32.

STEFFENS, Paul: Über drei Fälle von «Hysteria Magna». In: *Arch. f. Psychiat. u. Nervenkr.* XXXIII (1900) pp. 892–928.

TILING, Th.: Die Moral insanity beruht auf einem excessiv sanguinischen Temperament. In: *Allg. Z. f. Psychiat.* LVII (1900) pp. 205–240.

VAN DEVENTER: Siehe DEVENTER

WERNICKE, Carl: Grundriß der Psychiatrie in klinischen Vorlesungen. Leipzig 1900.

WERTHEIMER, Max: Zur Tatbestandsdiagnostik. Eine Feststellung. In: *Arch. f. d. ges. Psychol.* VII (1906) Referate p. 139 f.

– und Julius KLEIN: Psychologische Tatbestandsdiagnostik. In: *Arch. f. Kriminal-Anthropologie u. Kriminalistik* XV (1904) pp. 72–113.

WESTPHAL, A.: Über hysterische Dämmerzustände und das Symptom des «Vorbeiredens». In: *Neur. Centralbl.,* Jg. 22 (1903) pp. 7–16 und 64–72.

WESTPHAL, C.: Die Agoraphobie, eine neuropathische Erscheinung. In: *Arch. f. Psychiat. u. Nervenkr.* III (1871) pp. 138–161.

WEYGANDT, Wilhelm: Zur psychologischen Tatbestandsdiagnostik. In: *Mschr. f. Kriminalpsychologie u. Strafrechtsreform* II (1905/1906) pp. 435–438.

WILBRAND, – und – LOTZ: Simulation von Geisteskrankheit bei einem schweren Verbrecher. In: *Allg. Z. f. Psychiat.* XLV (1889) pp. 472–490.

WINSLOW, Forbes Benignus: On Obscure Diseases of the Brain and Disorders of the Mind. London 1860.

WOLTKE, Sophie: Siehe GUINON.

ZSCHOKKE, Johann Heinrich Daniel: Eine Selbstschau. 3. Aufl. Aarau 1843.

ZÜNDEL, Friedrich: Pfarrer Joh. Christoph Blumhardt. Ein Lebensbild. Zürich und Heilbronn 1880.

AUTOREN- UND TEXTREGISTER

SACHREGISTER

GESAMMELTE WERKE VON C. G. JUNG

Bei Arbeiten mit mehreren Auflagen geben wir die Jahreszahlen der ersten und der zuletzt erschienenen Auflage der Einzelausgaben an.

1. BAND: PSYCHIATRISCHE STUDIEN

Zur Psychologie und Pathologie sogenannter okkulter Phänomene. 1902
Über hysterisches Verlesen. 1904
Kryptomnesie. 1905
Über manische Verstimmung. 1903
Ein Fall von hysterischem Stupor bei einer Untersuchungsgefangenen. 1902
Über Simulation von Geistesstörung. 1903
Ärztliches Gutachten über einen Fall von Simulation geistiger Störung. 1904
Obergutachten über zwei widersprechende psychiatrische Gutachten. 1906
Zur psychologischen Tatbestanddiagnostik. 1905

2. BAND: EXPERIMENTELLE UNTERSUCHUNGEN

STUDIEN ZUR WORTASSOZIATION

Experimentelle Untersuchungen über die Assoziation Gesunder (Jung und Riklin). 1904/1915*
Die psychologische Diagnose des Tatbestandes. 1906/1941
Analyse der Assoziationen eines Epileptikers. 1905/1915*
Die Assoziationsmethode. 1909/1916
Über das Verhalten der Reaktionszeit beim Assoziationsexperiment 1905/1915*
Über die Reproduktionsstörungen beim Assoziationsexperiment. 1907/1915*

* Ursprünglich unter dem Titel «Diagnostische Assoziationsstudien Bd. I und II» veröffentlicht.

Die psychopathologische Bedeutung des Assoziationsexperimentes. 1906
Psychoanalyse und Assoziationsexperiment. 1905/1915*
Assoziation, Traum und hysterisches Symptom. 1906/1915*

PSYCHOPHYSISCHE UNTERSUCHUNGEN

Über die psychophysischen Begleiterscheinungen im Assoziationsexperiment. 1907
Psychophysische Untersuchungen mit dem Galvanometer und Pneumographen bei normalen und geisteskranken Individuen (Jung und Peterson). 1907
Weitere Untersuchungen über das galvanische Phänomen und die Respiration bei Normalen und Geisteskranken (Jung und Ricksher). 1907

3. Band: PSYCHOGENESE DER GEISTESKRANKHEITEN

Über die Psychologie der Dementia Praecox. 1907
Der Inhalt der Psychose. 1908/1914
Über das psychologische Verständnis pathologischer Vorgänge. 1914
Kritik über E. Bleuler: Zur Theorie des schizophrenen Negativismus. 1912
Über die Bedeutung des Unbewußten in der Psychopathologie. 1914
Über das Problem der Psychogenese bei Geisteskrankheiten. 1919
Geisteskrankheit und Seele. 1927
Über die Psychogenese der Schizophrenie. 1939
Neuere Betrachtungen zur Schizophrenie. 1959
Die Schizophrenie. 1958

4. Band: FREUD UND DIE PSYCHOANALYSE

Die Hysterielehre Freuds, eine Erwiderung auf die Aschaffenburgsche Kritik 1906
Die Freudsche Hysterietheorie. 1908
Traumanalyse. 1909
Ein Beitrag zur Psychologie des Gerüchtes. 1910
Ein Beitrag zur Kenntnis des Zahlentraumes. 1911
Morton Prince: The Mechanism and Interpretation of Dreams: Eine kritische Besprechung. 1912
Zur Kritik über Psychoanalyse. 1910
Zur Psychoanalyse. 1912
Versuch einer Darstellung der psychoanalytischen Theorie. 1913/1955
Allgemeine Aspekte der Psychoanalyse. 1909/1916
Psychoanalyse und Neurose. 1913/1920

5. Band: SYMBOLE DER WANDLUNG* 1952

I. Teil:

II. Teil:

6. Band: PSYCHOLOGISCHE TYPEN 1921/1950**

* Eine Neubearbeitung von «Wandlungen und Symbole der Libido». 1912
** Erschienen 1960

Das Typenproblem in der Psychiatrie
Das Problem der typischen Einstellungen in der Ästhetik
Das Typenproblem in der modernen Philosophie
Das Typenproblem in der Biographik
Allgemeine Beschreibung der Typen
Definitionen
Schlußwort
Anhang:
Vier Arbeiten über Psychologische Typologie. 1913 bis 1936

7. Band: ZWEI SCHRIFTEN ÜBER ANALYTISCHE PSYCHOLOGIE *

Über die Psychologie des Unbewußten. 1943/1960
Die Beziehungen zwischen dem Ich und dem Unbewußten. 1928/1963
Anhang:
Neue Bahnen der Psychologie. 1912
Die Struktur des Unbewußten. 1916

8. Band: DIE DYNAMIK DES UNBEWUSSTEN

Über die Energetik der Seele. 1928/1965
Die transzendente Funktion. 1916/1958
Allgemeines zur Komplextheorie. 1934/1965
Die Bedeutung von Konstitution und Vererbung für die Psychologie. 1929
Psychologische Determinanten des menschlichen Verhaltens. 1936/1942
Instinkt und Unbewußtes. 1928/1965
Die Struktur der Seele. 1928/1950
Theoretische Überlegungen zum Wesen des Psychischen. 1947/1954
Allgemeine Gesichtspunkte zur Psychologie des Traumes. 1928/1965
Vom Wesen der Träume. 1945/1965
Die psychologischen Grundlagen des Geisterglaubens. 1928/1965
Geist und Leben. 1926/1950
Das Grundproblem der gegenwärtigen Psychologie. 1931/1947
Analytische Psychologie und Weltanschauung. 1931/1950
Wirklichkeit und Überwirklichkeit. 1933
Die Lebenswende. 1931/1950
Seele und Tod. 1934/1947
Synchronizität als ein Prinzip akausaler Zusammenhänge. 1952

* Erschienen 1964

9. Band *

I. Teil: DIE ARCHETYPEN UND DAS KOLLEKTIVE UNBEWUSSTE

Über die Archetypen des kollektiven Unbewußten. 1935/1954
Über den Begriff des kollektiven Unbewußten. 1936
Über den Archetypus mit besonderer Berücksichtigung des Animabegriffes 1936/1954
Die psychologischen Aspekte des Mutter-Archetypus. 1939/1954
Über Wiedergeburt. 1940/1950
Zur Psychologie des Kind-Archetypus. 1940/1951
Zum psychologischen Aspekt der Kore-Figur. 1941/1951
Zur Phänomenologie des Geistes im Märchen. 1946/1953
Über die Psychologie der Trickster-Figur. 1954
Bewußtsein, Unbewußtes und Individuation. 1939
Zur Empirie des Individuationsprozesses. 1934/1950
Über Mandalasymbolik. 1938/1950

II. Teil: AION 1951

UNTERSUCHUNGEN ZUR SYMBOLGESCHICHTE

Das Ich
Der Schatten
Die Syzygie: Anima und Animus
Das Selbst
Christus, ein Symbol des Selbst
Das Zeichen der Fische
Die Prophezeiung des Nostradamus
Über die geschichtliche Bedeutung des Fisches
Die Ambivalenz des Fischsymboles
Der Fisch in der Alchemie
Die alchemistische Deutung des Fisches
Allgemeines zur Psychologie der christlich-alchemistischen Symbolik
Gnostische Symbole des Selbst
Die Struktur und Dynamik des Selbst
Schlußwort

* Zwei Bände

10. Band: ZIVILISATION IM ÜBERGANG

Über das Unbewußte. 1918
Seele und Erde. 1931/1950
Der archaische Mensch. 1931/1950
Das Seelenproblem des modernen Menschen. 1928/1950
Über das Liebesproblem des Studenten. 1928
Die Frau in Europa. 1927/1965
Die Bedeutung der Psychologie für die Gegenwart. 1933/1947
Zur gegenwärtigen Lage der Psychotherapie. 1934
Vorwort zu «Aufsätze zur Zeitgeschichte». 1936/1946
Wotan. 1936/1946
Nach der Katastrophe. 1945/1946
Das Schattenproblem. 1946/1947
Nachwort zu «Aufsätze zur Zeitgeschichte». 1946
Gegenwart und Zukunft. 1957/1964
Ein moderner Mythus. Von Dingen, die am Himmel gesehen werden. 1958/1964
Das Gewissen in psychologischer Sicht. 1958
Vorrede zu Toni Wolff: Studien zu C. G. Jungs Psychologie. 1959

AUFSÄTZE UND BUCHBESPRECHUNGEN

Die Bedeutung der schweizerischen Linie im Spektrum Europas. 1928
Der Aufgang einer neuen Welt. Eine Besprechung von Keyserlings Buch: «Amerika. Der Aufgang einer neuen Welt.» 1930
Besprechung von Keyserlings Buch: «La Révolution Mondiale». 1934
Amerikanische Psychologie. 1930
Die träumende Welt Indiens. 1939
Was Indien uns lehren kann. 1939

ANHANG

Geleitworte des Herausgebers zum Zentralblatt für Psychotherapie. 1933 bis 1935
Zeitgenössisches. Eine Erwiderung auf Dr. Ballys Artikel: Deutschstämmige Psychotherapie. 1934
Beitrag zu einer Diskussion über Psychotherapie. Schweiz. Ärztezeitung. 1935
Ansprache am achten Kongreß für Psychotherapie. Bad Nauheim. 1935

Begrüßungsansprache am neunten internationalen Kongreß für Psychotherapie. Kopenhagen. 1937
Begrüßungsansprache am zehnten internationalen Kongreß für Psychotherapie. Oxford. 1938

11. BAND:

ZUR PSYCHOLOGIE WESTLICHER UND ÖSTLICHER RELIGION *

WESTLICHE RELIGION

Psychologie und Religion. 1940/1962
Versuch einer psychologischen Deutung des Trinitätsdogmas. 1942/1953
Das Wandlungssymbol in der Messe. 1942/1954
Vorwort zu V. White: God and the Unconscious. 1952
Vorwort zu Z. Werblowsky: Lucifer and Prometheus. 1952
Bruder Klaus. 1933
Die Beziehungen der Psychotherapie zur Seelsorge. 1932/1948
Psychoanalyse und Seelsorge. 1928
Antwort auf Hiob. 1952/1961

ÖSTLICHE RELIGION

Psychologischer Kommentar zu «Das tibetische Buch der großen Befreiung». 1954
Psychologischer Kommentar zum «Bardo Thödol» (Das tibetanische Totenbuch). 1935/1960
Yoga und der Westen. 1936
Vorwort zu D. T. Suzuki: Die große Befreiung. Einführung in den Zen-Buddhismus. 1939/1958
Zur Psychologie östlicher Meditation. 1943/1953
Über den indischen Heiligen. Vorwort zu H. Zimmer: Der Weg zum Selbst. 1944/1954
Vorwort zum «I Ging». 1950
Anhang

12. BAND: PSYCHOLOGIE UND ALCHEMIE 1944/1952

Einleitung in die religionspsychologische Problematik der Alchemie
Traumsymbole des Individuationsprozesses. 1936

* Erschienen 1963

13. Band: STUDIEN ÜBER ALCHEMISTISCHE VORSTELLUNGEN

14. Band: MYSTERIUM CONIUNCTIONIS 1955/1956

15. Band: ÜBER DAS PHÄNOMEN DES GEISTES IN KUNST UND WISSENSCHAFT

16. Band: PRAXIS DER PSYCHOTHERAPIE *

ALLGEMEINE PROBLEME DER PSYCHOTHERAPIE

* Erschienen 1958

Einige Aspekte der modernen Psychotherapie. 1930
Ziele der Psychotherapie. 1929/1950
Die Probleme der modernen Psychotherapie. 1929/1950
Psychotherapie und Weltanschauung. 1943/1946
Medizin und Psychotherapie. 1945
Die Psychotherapie in der Gegenwart. 1945/1946
Grundfragen der Psychotherapie. 1951

SPEZIELLE PROBLEME DER PSYCHOTHERAPIE

Der therapeutische Wert des Abreagierens. 1921/1954
Die praktische Verwendbarkeit der Traumanalyse. 1934/1947
Die Psychologie der Übertragung. 1946

17. BAND: ÜBER DIE ENTWICKLUNG DER PERSÖNLICHKEIT

Über Konflikte der kindlichen Seele. 1910/1963
Einführung zu F. G. Wickes: Analyse der Kinderseele. 1931
Über die Entwicklung und Erziehung des Kindes. 1923
Analytische Psychologie und Erziehung. 1926/1963
Der Begabte. 1943/1963
Die Bedeutung des Unbewußten für die individuelle Erziehung. 1928
Vom Werden der Persönlichkeit. 1934/1947
Die Ehe als psychologische Beziehung. 1925/1950

ABSCHLIESSENDE BÄNDE:

VERSCHIEDENE SCHRIFTEN
BIBLIOGRAPHIE UND ALLGEMEINER INDEX

Ausgewählte Briefe, Seminarberichte, Besprechungen, Vorworte usw.
Bibliographie der Schriften Jungs
Allgemeiner Index der Gesammelten Werke